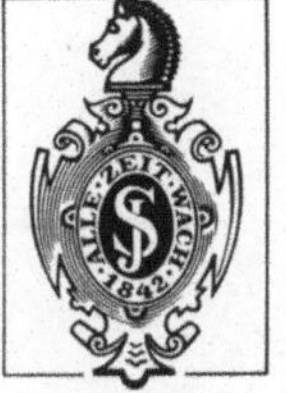

HNO Praxis Heute

6

Herausgegeben von
H. Ganz und W. Schätzle

Mit Beiträgen von

U. Botzenhardt · W. Elies · H. Ganz
T. Haid · J. Haubrich · V. Jahnke
F. Martin · B. Mayer · Cl. Thiel
J. Wilke

Mit 58 Abbildungen und 19 Tabellen

Springer-Verlag Berlin Heidelberg GmbH

Redaktion HNO Praxis Heute:

Professor Dr. med. Horst Ganz
Universitätsstraße 34
D-3550 Marburg/Lahn

Professor Dr. med. Walter Schätzle
Universitätsklinik und Poliklinik für HNO-Kranke
D-6650 Homburg/Saar

ISBN 978-3-642-71118-3   ISBN 978-3-642-71117-6 (eBook)
DOI 10.1007/978-3-642-71117-6

CIP-Kurztitelaufnahme der Deutschen Bibliothek
HNO-Praxis heute. – Berlin, Heidelberg, New York, Tokyo: Springer. Erscheint jährl.
1980 ff.
Bis 1979 im Verl. Lehmann, München.
Bis 1979 u.d.T.: HNO-Erkrankungen.

2122/3130-543210

Mitarbeiterverzeichnis

Botzenhardt, U., Privatdozent Dr. med.,
Rotes-Kreuz-Krankenhaus, Rheumatologische Abteilung,
St.-Pauli-Deich 24, D-2800 Bremen

Elies, W., Privatdozent Dr. med.,
Klinik der RWTH, Abteilung für HNO-Krankheiten
und Plastische Kopf- und Halschirurgie, Pauwelsstraße,
D-5100 Aachen

Ganz, H., Professor Dr. med.,
HNO-Arzt, plastische Operationen. Universitätsstraße 34,
D-3550 Marburg

Haid, T., Privatdozent Dr. med.,
Universitäts-HNO-Klinik, Waldstraße 1,
D-8520 Erlangen

Haubrich, J., Professor Dr. med.,
HNO-Abteilung der Städtischen Krankenanstalten,
Lutherplatz 40, D-4150 Krefeld

Jahnke, V., Professor Dr. med.,
Rudolf-Virchow-Krankenhaus, Hals-Nasen-Ohren-Abteilung,
Augustenburger Platz 1, D-1000 Berlin 65

Martin F., Professor Dr. med.,
Klinikum Großhadern, Klinik und Poliklinik für HNO-Kranke
der Universität, Marchioninistraße 15,
D-8000 München 70

Mayer, B., Dr. med.,
Klinikum der Universität, Hals-, Nasen- und Ohrenklinik,
Voßstraße 5−7, D-6900 Heidelberg 1

Thiel, Cl., Dr. med.,
Deutsche Klinik für Diagnostik, Fachbereich Allergologie,
Aukammallee 33, D-6200 Wiesbaden

Wilke, J., Professor Dr. sc. med. OMR,
Medizinische Akademie, HNO-Klinik, Nordhäuser Straße 74,
DDR-5000 Erfurt

Themenverzeichnis der bisher erschienenen Bände

Mundhöhle/Rachen

Laryngologie – Phoniatrie

Spezielle Tumorkapitel

Allgemeine Themen – Randgebiete

Inhaltsverzeichnis

Tumoren

Fragensammlung zur Selbstkontrolle

Vorwort

Zum sechsten Male kann HNO-Praxis Heute pünktlich zum Kongreß erscheinen, dank ungebrochenen Interesses der Leser und der Bereitschaft von immer mehr namhaften Autoren, Beiträge zu verfassen und pünktlich zu liefern.

Im jetzt vorgelegten Band werden aus dem bisher ausgeklammerten Gebiet Vestibularissystem die für die Praxis wichtigen diagnostischen Maßnahmen sowie der zervikale Schwindel abgehandelt. Der Halsbereich ist mit zwei ebenso „banalen" wie praxisrelevanten Themen vertreten, dem Globusgefühl mit seiner Differentialdiagnose sowie der Indikationsstellung zur Tonsillektomie aus immunologischer Sicht. Vom Kehlkopf wird über die häufige Erscheinung der Stimmlippenknötchen und deren Therapie berichtet.

Die Gruppe der allgemeinen Themen beginnt mit einem Beitrag aus der Allergologie. Die Verfasserin weiß teilweise Erstaunliches über Nahrungsmittelallergien zu berichten. Die Leistungsfähigkeit des Computertomogramms im HNO-Bereich ist dem jungen Assistenten geläufig, der damit heranwächst. Dem älteren Kollegen wird eine zusammenfassende Darstellung willkommen sein.

Der Tumorbeitrag ist diesmal dem adenoid-zystischen Karzinom gewidmet, dessen eigene Gesetze man zum Besten des Patienten kennen muß. Wir begrüßen hier den ersten Autor aus der DDR. Abschließend – nur scheinbar als Antithese – Einiges über nach Tumor aussehende, letztlich harmlose Erkrankungen. Die Abgrenzung erfordert Erfahrung, und Erfahrungen sollen durch HNO-Praxis Heute vermittelt werden.

Wir wünschen dem neuen Band ebensoviel Resonanz wie seinen Vorgängern. Aus Reaktion, Kritik und Anregungen der Leserschaft ergibt sich die Motivation zum Weitermachen.

<table>
<tr><td>Marburg/Lahn</td><td>Horst Ganz</td></tr>
<tr><td>Homburg/Saar</td><td>Walter Schätzle</td></tr>
</table>

Vestibularisdiagnostik
Mit Ratschlägen für die Praxis

T. Haid

1. Einleitung

Die Vestibularisdiagnostik stellt genauso wie die Audiologie oder die Phoniatrie in der HNO-Heilkunde ein sehr bedeutsames und umfassendes Gebiet dar. Sie ist jedoch für zahlreiche HNO-Ärzte ein "Dorn im Auge", denn erstens ist die Gleichgewichtsprüfung wegen ihrer zahlreichen Einzeluntersuchungen eine äußerst zeitraubende Methode ("time consuming test" nach Jongkees 1953). Zweitens können für den Untersucher Schwierigkeiten im Erkennen und Deuten eines Nystagmus sowie in der Beurteilung aller vorgefundenen Meßdaten entstehen. Drittens kommt noch hinzu, daß leider der aufwendige Zeitfaktor und der finanzielle Arbeitsaufwand von seiten der Geräte (Anschaffung, Wartung) noch nicht befriedigend durch die Gebührenordnung berücksichtigt worden sind.

Der HNO-Arzt, egal ob in der Praxis oder in der Klinik, wird täglich mit Patienten konfrontiert, die über mehr oder weniger lästiges Schwindelgefühl klagen. Meist stellt sich als Ursache dieses Symptoms erfreulicherweise eine ungefährliche, aber doch in ihren Auswirkungen lästige Erkrankung heraus. Es kann sich aber hinter dem Symptom Schwindel auch eine ernste Krankheit verbergen. Um Aufschluß darüber zu bekommen, sollte der aufgesuchte Arzt in der Lage sein, eine Vestibularisdiagnostik durchzuführen. Eine sog. "Screening-Untersuchung", d.h. Ausführung nur einiger Einzeluntersuchungen (z.B. Prüfung des Spontannystagmus oder die kalorische Prüfung) ist oft völlig ungenügend. Welche der zahlreichen Teiluntersuchungen einer Vestibularisprüfung, die in einem gut ausgerüsteten Vestibularislabor einer Klinik routinemäßig ausgeführt werden, sollen nun dem praktizierenden HNO-Arzt als unumgänglich angeboten werden?

2. Notwendige Voruntersuchungen

Vor einer Gleichgewichtsuntersuchung sind Voruntersuchungen notwendig:

A) *HNO-Spiegeluntersuchung* (Beurteilung des Trommelfells zum Ausschluß einer Otitis media acuta oder chronica, Grippeotitis, Zoster oticus oder Glomustumor als mögliche Ursache des Schwindels)
B) Audiologische Untersuchung [(a) Tonschwellenaudiogramm (b) gegebenenfalls überschwellige Audiometrie und Hirnstammaudiometrie]

C) Röntgenuntersuchung [(a) Nasennebenhöhlenaufnahme zum Ausschluß eines sinugenen Schwindels (Haid 1981) (b) gegebenenfalls spezielle Felsenbeinaufnahmen wie Stenvers oder Schüller]

3. Indikationen zur Vestibularisprüfung

Die Indikationen zur Durchführung einer Gleichgewichtsprüfung liegen vor bei:

a) Patienten mit systematischem Schwindel (s. S. 7)
b) Patienten mit einseitigem sensoneuralen Hörverlust
c) Erkrankten mit röntgenologischer Seitendifferenz der inneren Gehörgänge
d) zur Überprüfung der Gleichgewichtsorgane (Pilot, Hochkranführer, Taucher sowie unmittelbar vor, während und nach Gabe von ototoxischen Medikamenten)
e) wünschenswert an Patienten ohne Schwindel nach Schädeltrauma oder peripherer Fazialisparese.

4. Zweck der Vestibularisprüfung

Die aus mehreren Teiluntersuchungen bestehende Vestibularisprüfung dient

a) zum Nachweis einer vestibulären Erkrankung (bei Vorliegen eines pathologischen Nystagmus oder pathologischer Reaktion eines experimentell erzeugten Nystagmus)
b) zur Differenzierung einer vestibulären Läsion in
peripher-vestibuläre Störung oder
zentral-vestibuläre Störung oder
Kombination von zentral- und peripher-vestibulärer Störung
c) zur Topodiagnostik
d) zur Feststellung der Diagnose (aus Vestibularisbefunden sowie Berücksichtigung aller vorliegenden Untersuchungsergebnisse)
e) zur Erkennung der Prognose, zur Feststellung der "Schwere" der vestibulären Erkrankung und der Therapiemöglichkeiten.

5. Der Nystagmus

Ein vestibulärer Nystagmus beinhaltet unwillkürliche meist in regelmäßigen Perioden auftretende Augenbewegungen mit einer langsamen (vestibulären) und schnellen (okulären) Phase. Die Nystagmusrichtung wird nach der schnellen Augenkomponente beurteilt.

5.1 Parameter des Nystagmus

a) Die Schlagform (Rucknystagmus = Schlagform des "normalen" Nystagmus, Pendelnystagmus, pendelartiges Rucken, "hüpfender" Nystagmus)

b) die Schlagrichtung ("streng horizontal, horizontal-rotierend, diagonal, vertikal, rein rotierend").

Nach Frenzel kann der Nystagmus mit Hilfe von Symbolen typisiert werden:

    ⟶ (horizontal-rotierender Nystagmus nach links)

    ↗ (diagonaler Nystagmus nach links oben)

    ↑ (vertikaler Nystagmus nach oben)

    ↺ (rein rotierender Nystagmus nach rechts).

Mit weiteren Balken kann die Nystagmusintensität (Amplitude, Frequenz) grob quantitativ beurteilt werden, z.B.

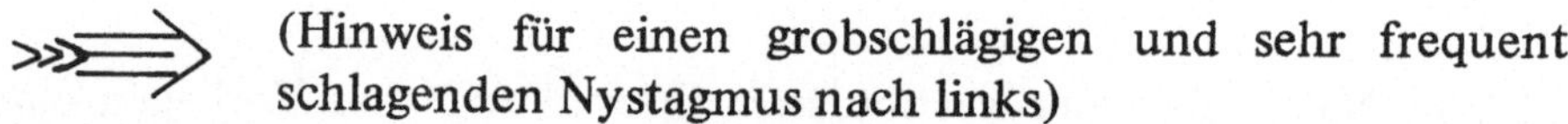

    (Hinweis für einen grobschlägigen und sehr frequent schlagenden Nystagmus nach links)

c) der Schlagtyp (rhythmisch, dysrhythmisch, dissoziiert)
d) das Schlagfeld
e) die Intensität (Frequenz, bzw. Schlagzahl, Winkelgeschwindigkeit der langsamen Nystagmusphase, Amplitude).

5.2 Nystagmusarten

Folgende Nystagmusarten sind zu unterscheiden:

a) der peripher-vestibuläre Nystagmus (s. S. 9)
b) der zentral-vestibuläre Nystagmus (s. S. 9)
c) der Blickrichtungsnystagmus (s. S. 10)
d) der okuläre Nystagmus (okulärer Pendelnystagmus, okulärer Fixationsnystagmus, latenter Fixationsnystagmus)

e) Sonderformen von Augenbewegungen (spontane Augenbewegungen
    mit abnormen Formen, Kippdeviationen, Blickmyoklonien, Pendel-
    deviationen).

6. Objektivierung des Nystagmus

6.1 Die Frenzel-Brille

Eine sehr wertvolle Hilfe zur Erkennung des Nystagmus ist die Leuchtbrille nach Frenzel (+ 15 Dioptrien). Infolge drastischer Verminderung,
bzw. Ausschaltung der Fixation und Bulbusvergrößerung kann ein
vestibulärer Nystagmus des Patienten beim Blick geradeaus in den
allermeisten Fällen gut beobachtet werden. Besonders provokativ erscheint der Nystagmus beim Blick nach oben.

6.2 Die Elektronystagmographie (ENG)

Die erste elektrische Registrierung des Nystagmus (**ENG**) erfolgte 1922 von Schott
und 1929 von Meyers.

Das Auge des Patienten fungiert als elektrischer Dipol, wobei die Cornea positiv
und die Retina negativ geladen sind. Die optische Achse entspricht annähernd der
elektrischen Achse. Durch Plazieren von Elektroden (Silber-Silberchloridelektroden
als Ableiteelektroden und eine indifferente Elektrode zur Erdung) um die Augen
können mit Hilfe eines Vorverstärkers (zur Regelung des Haut-Elektroden-Wider-
standes) und Hauptverstärkers (Signalverstärker) peribulbäre Potentialverschie-
bungen und somit horizontale oder vertikale Augenbewegungen mittels eines Schrei-
bers auf Millimeterpapier registriert werden. Diese Spannungsänderungen sind dem
Blickwinkel von $1^{\circ} -30^{\circ}$ proportional (Pfaltz 1984). Es existieren unterschiedliche
Verstärker für die ENG-Registrierung (Wechselstrom- und Gleichstromverstärker).
Für die Praxis, aber auch für den Klinikroutinebetrieb bewährt sich der Wechsel-
stromverstärker (AC-Verstärker). Das Prinzip des AC-Verstärkers beruht darauf,
daß das "Output"-Signal gegenüber dem "Input"-Signal je nach der Zeitkonstante
exponentiell abnimmt, bis es die Nullinie erreicht hat. Eine AC-Ableitung mit sehr
kurzer Zeitkonstante (~ 1 Sek.) verformt einen Nystagmus. Am geeignetesten zur
Registrierung des Nystagmus ist eine Zeitkonstante von 3−5 Sekunden.

Das Prinzip des Gleichstromverstärkers beruht darauf, daß das "Input"-Signal
und das "Output"-Signal konstant bestehen bleiben. Dadurch ist es möglich, die
momentane Augenposition auf dem Papier festzustellen und eine exakte Geschwindigkeit von Augenbewegungen zu erhalten. Der Nachteil dieses Verstärkers liegt in
einer Drift der isoelektrischen Linie und dem Auftreten von Artefakten.

6.2.1 Vorteile des ENG

a) Genaue Dokumentation von Untersuchungsergebnissen
b) Exaktere Quantifizierung von Meßwerten durch zusätzlich zu be-
    stimmende Parameter

c) Bestimmte Teiluntersuchungen der Gleichgewichtsprüfung sind nur
    mit Hilfe des ENG möglich (z.B. Stuhlpendelung, optokinetische
    Prüfung).

6.2.2 Abläufe einer ENG-Registrierung in der Praxis

Bei der ENG-Registrierung in der Praxis ist es wichtig, wenigstens 2
Kanäle (eine für die horizontale und eine für die vertikale Ableitung
von Augenbewegungen) zu verwenden. Noch vorteilhafter ist eine
mehrkanalige ENG-Ableitung, bei der isoliert Bewegungen an beiden
Augen (z.B. horizontale und vertikale Ableitungen für linkes und rechtes
Auge) registriert und miteinander verglichen werden können. Der Unter-
suchungsraum soll abgedunkelt sein, um ein möglichst konstantes korneo-
retinales Potential zu erhalten, am besten ist Dunkelheit zur Ausschaltung von Fixation des Patienten. Die Papiergeschwindigkeit soll 10 mm/s
betragen. Man geht so vor:

1. Die Haut des zu Untersuchenden mit Alkohol entfetten, bzw. reini-
    gen (Verminderung des Haut-Elektroden-Widerstandes und damit
    Reduzierung von elektrischen Artefakten)
2. Elektrolytpaste auf die Elektroden auftragen zur Erhöhung der
    elektrischen Leitfähigkeit
3. Die Elektroden (alle differenten und eine indifferente) in den richtigen
    Positionen anbringen.
4. Es ist vorteilhaft, die unterschiedlichen Ableitungen zu beschriften:
    a) an den Kabeln die jeweiligen Ableitungen und
    b) auf dem Papier zu Beginn der jeweiligen Untersuchung diese zu
        vermerken, damit eine Auswertung von einem anderen Unter-
        sucher auch nachträglich möglich ist.
5. Voraussetzung zur Quantifizierung des Nystagmus ist eine Eichung
    von horizontalen und vertikalen Augenbewegungen (z.B. mit Hilfe
    eines "Eichkreuzes" an der Wand in etwa 1,5–2 m Entfernung vom
    Patienten). Zur Vereinfachung der Quantifzierung ist es vorteilhaft,
    eine Zeigerauslenkung auf dem Registrierpapier von 2 cm einzu-
    stellen, die einem Blickwinkel von 20° entspricht. Somit entspricht
    eine Zeigerauslenkung von 1 cm = 10°.
6. Die erste Teiluntersuchung beginnt mit der Registrierung des Spon-
    tannystagmus (vorteilhaft ist: zuvor mit **Frenzel**-Brille nach Spon-
    tannystagmus zu fahnden): beim Blick geradeaus zunächst (Abb. 1)
    a) mit geschlossenen Augen (30 Sek.) und danach b) mit geöffneten
    Augen (ca. 15 Sek.) (s. S. 10).
7. Registrierung des Blickrichtungsnystagmus (die jeweilig einzunehmen-
    den Blickwinkel des Patienten nicht weiter lateral als 40°) (s. S. 10).

8. Bei der Lageprüfung (s. S. 11) sollte jede Position 15—20 Sekunden lang aufgezeichnet werden. Entsteht in einer Position ein Nystagmus, sollte er solange beobachtet werden, bis er verschwindet, wenn es sich um einen Lagerungsnystagmus handelt. Im Falle eines Lagenystagmus (> 60 Sek.) nur "kurzzeitige" Intervall-ENG-Registrierung innerhalb von 1 Minute machen, um Papier zu sparen. Die Quantifizierung des Nystagmus kann aus 10-Sekunden-Intervallen errechnet werden.
9. Durchführung der langsamen Pendelblickfolgebewegung zur Untersuchung der Blickmotorik (okulomotorische Untersuchung s. S. 15).
10. Zum Schluß wird die kalorische Prüfung durchgeführt (s. S. 16).

7. Empfohlene Funktionsprüfungen
im Rahmen einer Gleichgewichtsprüfung in der Praxis

7.1 Schwindelanamnese

Einen sehr wichtigen Beitrag zur Diagnose liefert die Schwindelanamnese. Es ist notwendig zu fragen nach

a) Beginn des Schwindels
b) Schwindelart (z.B. Dreh-, Schwank-, Liftschwindel, Fallneigung, mit oder ohne vegetative Begleitsymptomatik als Klassifikation des sog. systematischen Schwindels mit Angaben des Patienten über echte Scheinbewegungen oder Unsicherheitsgefühl, Betrunkenheitsgefühl, Augenflimmern oder Ohnmachtsschwindel als Klassifikation des unsystematischen Schwindels).
c) Schwindelhäufigkeit (täglich, wöchentlich etc.), Schwindeldauer (Sekunden, Minuten, Stunden, Tage, permanent) und nach
d) provokationsauslösenden Ursachen des Schwindels (z.B. durch Kopfdrehung als möglichem Hinweis auf einen HWS-bedingten Schwindel oder eine Vertebralis-Basilarisinsuffizienz, nach abrupten Körperbewegungen, beim Umdrehen oder Hinlegen im Bett oft als Zeichen einer peripher-vestibulären Läsion, oder Verstärkung des Schwindels nach Streß oder Wettersturz).

Nach *Formen des Schwindels* werden unterschieden:

Dauerschwindel
Anfallsschwindel
Lage- oder Lagerungsschwindel

Erkrankte mit *Dauerschwindel* klagen meist über einen plötzlich einsetzenden, intensiven und systematischen Schwindel, der allmählich
nach Tagen bis Wochen an Intensität abnimmt (z.B. Patienten mit
einem akuten einseitigen Labyrinthausfall wie bei der Neuropathia
vestibularis oder unmittelbar nach einer einseitigen Neurektomie des
N. vestibularis), oder sie berichten über ein permanentes oder gar zu-
nehmendes Schwindelgefühl (z.B. Erkrankte mit einem Kleinhirnbrückenwinkeltumor oder mit einer stark reduzierten vestibulären Kompensationsleistung nach einem Labyrinthausfall).

Personen mit einem sog. *Anfalls- oder Attackenschwindel* berichten
über einen schlagartig und intensiv einsetzenden Schwindel, häufig
verbunden mit vegetativer Begleitsymptomatik, der in unterschiedlichen
Intervallen (täglich, wöchentlich etc.) und mit unterschiedlicher Dauer
(Minuten, Stunden) auftreten kann. Ein Paradebeispiel hierfür ist die
Menièresche Erkrankung.

Personen mit einem *Lage- oder Lagerungsschwindel* verspüren einen
mehr oder weniger ausgeprägten Schwindel mit oder ohne Nystagmus
durch Einnehmen einer langsamen (statischen) Position (z.B. bei Mangeldurchblutung des Stammhirns oder bei Tumor in der hinteren Schädelgrube) oder durch eine schnelle (kinetische) Lagerung (z.B. bei Labyrinthfistel, nach einem Ohreingriff wie Stapedektomie, nach Schädeltrauma
mit Absprengung von Otolithenteilchen wie bei der Cupulolithiasis,
bei zerebrovaskulärer Insuffizienz oder bei orthostatischer Dysregu-
lationsstörung).

Zu einer vollständigen "Schwindelanamnese" gehört die Befragung
des Patienten nach audiologischen und neurologischen Symptomen
sowie nach eventuellen Schädelverletzungen, Allgemeinerkrankungen
und nach Einnahme von Genußmitteln und Medikamenten.

7.2 Untersuchung des Spontannystagmus

Bei der Untersuchung des Spontannystagmus unter der **Frenzel**-Brille
wird der Patienten aufgefordert, den Blick möglichst ruhig und geradeaus zu halten. Falls ein Spontannystagmus beobachtet wird, soll
man seine Schlagzahl während 30 Sekunden auszählen. Ein Spontannystagmus unter der **Frenzel**-Brille ist immer pathologisch (Kornhuber
1966; Haid u. Gavalas 1981). Im ENG kann ein Spontannystagmus auch
in der Normalbevölkerung vorkommen (Bergstedt 1961; Fluur u. Eriksson 1961; Mulch u. Lewitzki 1977; Haid u. Gavalas 1981).

Der vestibuläre pathologische Spontannystagmus kann durch eine
Erkrankung des Labyrinthes, des N. vestibularis oder dessen Kerngebiet
oder auch durch eine Läsion in der Medulla oblongata bis zum Kleinhirn

oder Mittelhirn entstehen. Durch "Fernwirkung" auch mehr kortikal gelegener Läsionsstellen kann ebenfalls ein Spontannystagmus auftreten.

Der *peripher-vestibuläre Spontannystagmus* ist meist durch eine horizontal-rotierende Schlagform gekennzeichnet. Ist die Schlagrichtung des Spontannystagmus zum erkrankten Ohr gerichtet, spricht man von einem sog. *Reiznystagmus* (z.B. Anfallsstadium des M. Menière, nach einer Stapedektomie als Folge einer Labyrinthitis serosa). Häufig imponiert der Spontannystagmus als sog. *Ausfallsnystagmus* (Abb. 1). Er schlägt im akuten Stadium der Erkrankung intensiv zum gesunden Ohr und ist ein Zeichen für einen Labyrinthausfall kontralateral zur Schlagrichtung (z.B. Neuropathia vestibularis, nach Neurektomie des N. vestibularis). Ein sog. *Erholungsnystagmus* weist eine Schlagrichtung zum ehemals erkrankten Ohr auf und stellt einen Hinweis auf ein abheilendes Labyrinth dar (Remissionsstadium) (Abb. 1).

Ein *zentral-vestibulärer Spontannystagmus* kann aber genauso aussehen wie ein peripher ausgelöster Spontannystagmus: Ein rein rotierender oder vertikaler Spontannystagmus ensteht zentral, genauso ein klein- oder großamplitudiger und frequenter Spontannystagmus ohne jegliche Schwindelangabe des Patienten. Nimmt ein Spontannystagmus während der Fixation an Intensität zu (Fixationsnystagmus), kann er niemals peripheren Ursprungs sein (zentral oder okulär). Weiterhin gibt es Sonderformen des Spontannystagmus, die zentral oder teilweise auch okulär ausgelöst werden können (Pendelnystagmus, dissoziiert schlagender Spontannystagmus, Nystagmus alternans, Nystagmus retractorius, um nur einige aufzuzählen).

Mit einiger Erfahrung des Untersuchers gelingt es oft, den peripheren von einem zentral-vestibulären Spontannystagmus zu unterscheiden. Häufig treten in den anderen Teiluntersuchungen noch zusätzlich periphere oder zentrale Zeichen hinzu.

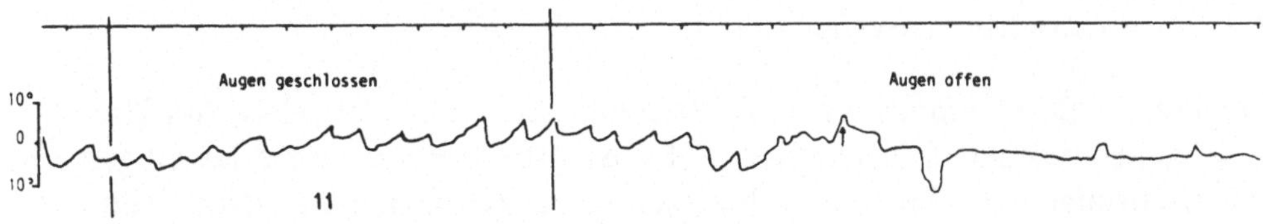

Summenpotential, Horizontalableitung

Abb. 1. 23-jährige Patientin, auf der rechten Seite erkrankt an Neuropathia vestibularis mit einem Spontannystagmus horizontal nach links im ENG (33 Schläge während 30 Sekunden). Verschwinden des Nystagmus nach Fixation (↑)

Der vestibuläre Spontannystagmus kann in drei weiteren Erscheinungsformen auftreten (Frenzel 1955):

1. als richtungsbestimmter Spontannystagmus
2. als regelmäßiger Blickrichtungsnystagmus (s. S. 10)
3. als regelloser Blickrichtungsnystagmus (s. S. 11)

Den richtungsbestimmten Spontannystagmus und den *Blickrichtungsnystagmus* untersuchen wir in neun Blickrichtungen (Haid 1981). Das Schema von Frenzel mit nur fünf Blickrichtungen erfaßt nicht die kombinierten Blickrichtungen, die besonders stark provokativ wirken. Am empfindlichsten reagiert das vestibulo-okuläre System auf den Blick nach oben lateral. Der Patient wird aufgefordert, den Finger des Untersuchers aus ca. 1/2 m zu fixieren: Blick geradeaus, Blick zur Seite links, dann rechts, Blick nach oben Mitte, Blick nach oben links , dann oben rechts und schließlich Blick nach unten Mitte sowie nach unten links und unten rechts. Bei Überschreiten des Blickwinkels von 40° nach lateral kann ein sog. *Endstellnystagmus* (physiologisch) mit einem Blickrichtungsnystagmus verwechselt werden. Der pathologische Blickrichtungsnystagmus schlägt aber im Gegensatz zum Endstellnystagmus auch bei extremem Lateralblick unerschöpflich weiter.

Der richtungsbestimmte horizontal-rotierende Spontannystagmus, der in allen Blickrichtungen konstant in die gleiche Richtung schlägt, stellt einen Hinweis auf eine peripher-vestibuläre Läsion dar (Ausnahme: richtungsbestimmter Spontannystagmus in der vertikalen Richtung). Dieser meist zum gesunden Ohr schlagende Spontannystagmus wird bei akuten und subakuten Läsionen im Endorgan oder im inneren Gehörgang beobachtet (z.B. Neuropathia vestibularis, Felsenbeinfraktur, Labyrinthitis acuta). Je nach Stadium der Erkrankung und einsetzender vestibulärer Kompensation nimmt die Intensität des Spontannystagmus und die Zahl der Blickrichtungen mit Nystagmus allmählich von ipsi- nach kontralateral ab (**Alexanders** Gesetz).

7.3 Der Blickrichtungsnystagmus

Ein *regelmäßiger Blickrichtungsnystagmus* stellt ein zentral-vestibuläres bzw. zentral-okuläres Zeichen dar. Er ist durch einen in die jeweiligen Blickrichtungen schlagenden Nystagmus gekennzeichnet. Nur beim Geradeausblick ist kein Nystagmus vorhanden. Die Ursache des Blickrichtungsnystagmus findet ihre Erklärung in blick-, bzw. fixationsparetischen Vorgängen (Frenzel 1955; Kornhuber 1966). Dieser Nystagmus kann ein Hinweis auf ein Intoxikationssyndrom (z.B. Alkohol) oder auf degenerative Erkrankungen des zentralen Nervensystems (Encephalomyelitis disseminata) sein.

Ein *regelloser Blickrichtungsnystagmus,* auch als ein zentral-vestibuläres Zeichen, besteht aus einer Mischung von blick- und fixationsparetischen und vestibulären Nystagmusvorgängen. Zum Unterschied zum regelmäßigen Blickrichtungsnystagmus liegt auch beim Blick geradeaus ein Nystagmus vor. Der regellose Blickrichtungsnystagmus kommt besonders bei raumfordernden Prozessen der hinteren Schädelgrube oder bei Tumoren im Kleinhirnbrückenwinkel (z.B. großes Akustikusneurinom) vor.

Bei mehreren Patienten mit zentral-vestibulären Störungen (z.B. Encephalomyelitis disseminata, großer Kleinhirnbrückenwinkeltumor) konnten wir zufällig bei der Untersuchung des Blickrichtungsnystagmus ein interessantes Phänomen beobachten, und zwar den sog. *"gestörten Nackenreflex".* Diesen prüft man, indem man den sitzenden Patienten extrem nach oben auf den Finger des Untersuchers blicken läßt. Gleichzeitig hält der Untersucher mit einer Hand den Hinterkopf des Patienten fest. Nach plötzlichem Loslassen der Hand vom Hinterkopf gleicht eine gesunde Person seine Oberkörper- und Kopfverlagerung nach hinten innerhalb von Bruchteilen einer Sekunde aus. Der Patient mit "gestörtem Nackenreflex" beginnt zu taumeln oder fällt nach hinten (Hilfsperson!), weil das Gleichgewicht des Kopfes und des Oberkörpers nicht rasch genug hergestellt werden kann. Der Pathomechanismus des von uns beobachteten "Nackenreflexes" scheint vielfältig zu sein (propriozeptiv, vestibulär, zerebellär).

7.4 Die Lageprüfung

Die Lageprüfung sollte ebenfalls in einem dunklen Raum im Anschluß an die Prüfung des Spontan- und Blickrichtungsnystagmus und vor dem experimentellen Teil der Gleichgewichtsuntersuchung (z.B. kalorische Prüfung) erfolgen. Die Lageprüfung stellt eine sehr wichtige Teiluntersuchung dar und kann in vielen Fällen das einzige pathologische Ergebnis hervorbringen. Sie ist ein Minimalreiz, kann alle 3 Bogengänge, das Otolithensystem und höhere Vestibularzentren beeinflussen und ist somit eine sehr sensitive Untersuchungsmethode.

7.4.1 Methodik der Lageprüfung

In der Erlanger HNO-Univ.-Klinik nehmen die Patienten folgende Positionen ein (Abb. 2):
Kopfhängelage, Kopfdrehung nach rechts, danach nach links, Körperdrehung nach rechts und dann nach links, und schließlich schnelles Aufsitzen.

Diese Positionen werden mit dem Patienten dreimal wiederholt, um zu erkennen, ob ein auftretender Nystagmus reproduzierbar ist. Es kann auch vorkommen, daß ein Nystagmus erst bei der zweiten oder dritten Durchführung der Lageprüfung entsteht. Die kinetische Lageänderung nach Hallpike kann auch einen Nystagmus provozieren

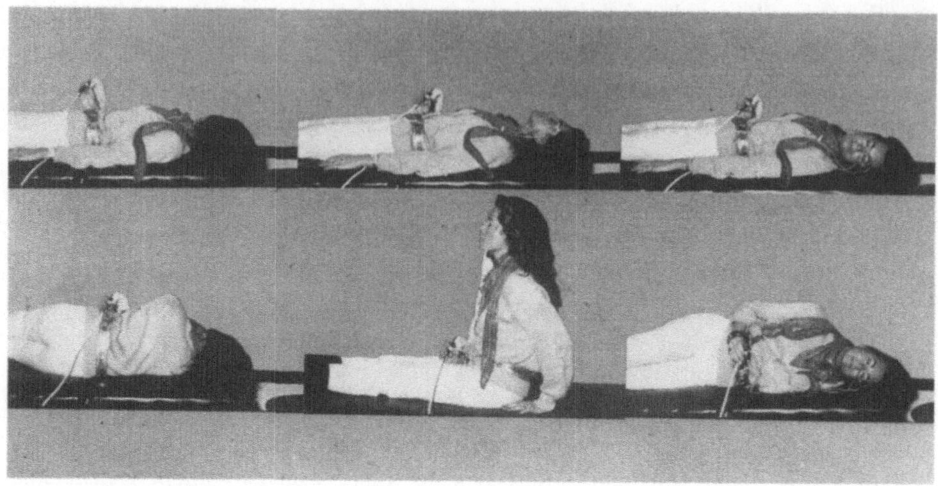

Abb. 2. Die sechs Standardpositionen der Lageprüfung mit ENG-Registrierung

(schnelles Hinlegen des Patienten mit gleichzeitiger Kopfdrehung nach rechts und danach nach links). Der Arzt beobachtet zunächst, ob ein Nystagmus auftritt, oder ein bereits vorhandener Spontannystagmus seine Intensität oder Schlagrichtung ändert. Wenn unter der **Frenzel-Brille** kein Nystagmus zu erkennen ist, sollte die Lageprüfung noch einmal mit ENG-Registrierung erfolgen. Im ENG gilt der registrierte Nystagmus bei geschlossenen Augen als pathologisch, wenn mindestens 5 aufeinanderfolgende Schläge mit mindestens 6°/sec. in einer Position auftreten (Haid u. Gavalas 1981; Barber 1964), oder wenn der Nystagmus in 3 Positionen auftritt (Barber 1964; Bos et al. 1963) oder in 2 Positionen richtungswechselnd vorkommt. Bei ENG-Registrierung mit offenen Augen während der Lageprüfung gilt jeder Nystagmus als pathologisch (Barber 1964).

7.4.2 Nystagmusformen in der Lageprüfung

Folgende Nystagmusformen können in der Lageprüfung unterschieden werden:

A) Der Lagenystagmus (dauert länger als 60 Sekunden = persistierender Nystagmus)

a) ein richtungsbestimmter Lagenystagmus schlägt in allen Positionen in die gleiche Richtung und geht beim Aufsitzen des Patienten oft in den Spontannystagmus wieder über, falls zu Beginn einer vorhanden war. Dieser Typ kann bei peripher-vestibulären Erkrankungen im akuten Stadium vorkommen (z.B. unmittelbar nach Neurektomie des N. vestibularis, Neuropathia vestibularis) aber auch bei zentral-vestibulären Läsionen.

b) ein regelmäßig richtungswechselnder Lagenystagmus zeichnet sich durch eine Rechts-Links-Symmetrie der Nystagmusschläge aus. Dieser Typ kann ein Hinweis für eine toxische Schädigung sein (z.B. Alkohol). Oft liegt dann gleichzeitig auch ein regelmäßiger Blickrichtungsnystagmus vor.

c) ein regellos richtungswechselnder Lagenystagmus ist durch eine Asymmetrie der Nystagmusrichtung gekennzeichnet. Diese Nystagmusform kann ein Hinweis auf eine Erkrankung im Bereich der Medulla oblongata sein.

B) Kombination eines Lage- und Lagerungsnystagmus

Hierbei entsteht in einigen Positionen ein Lagenystagmus (persistierender Nystagmus) und in anderen ein Lagerungsnystagmus (transitorischer Nystagmus). Diese Kombination kann bei einer peripher-vestibulären Erkrankung beim Übergang vom akuten in das subakute Stadium vorkommen, aber auch bei einer zentral-vestibulären Störung, vor allem bei Richtungswechsel des Nystagmus.

C) Der Lagerungsnystagmus (dauert nicht länger als 5–30 Sekunden = transitorischer Nystagmus)

a) der Lagerungsnystagmus kann richtungsbestimmt oder richtungswechselnd erscheinen. Unter der **Frenzel**-Brille sollten wenigstens 5 aufeinanderfolgende einwandfrei erkennbare Nystagmusschläge in einer Position zu sehen sein, um von einem Lagerungsnystagmus zu sprechen. Ein feinschlägiger Lagerungsnystagmus darf nicht mit Bulbusunruhe oder Augeneinstellbewegungen verwechselt werden.

b) der benigne paroxysmale Lagerungsnystagmus dauert meist nur 10–20 Sekunden und hat 5 Charakteristika (Dix u. Hallpike 1952; Kornhuber 1966; Stenger 1965).

1. Latenz

2. Sekundendauer

3. Crescendo-Decrescendo-Charakter des horizontal-rotierenden Nystagmus

4. Gegenläufigkeit (Richtungsänderung des Nystagmus beim Hinlegen und Aufrichten)

5. meist fehlende Reproduzierbarkeit.

Der benigne paroxysmale Lagerungsnystagmus gilt als ein peripher-vestibuläres Zeichen (z.B. Labyrinthfistel, Cupulolithiasis). Sakata et al. (1984) berichten über einen sog. malignen paroxysmalen Lagerungs-

nystagmus mit z.T. ähnlichen Nystagmusformen, die aber zentral-
vestibulär ausgelöst werden (oft zerebellär). Diese Beobachtung können
wir nur unterstützen.

D) Als Sonderformen des Nystagmus kommen in der Lageprüfung vor:

a) der "atypische" Lagerungsnystagmus

Dieser ebenfalls transitorische Nystagmus weist eine längere Nystagmusdauer (meist zwischen 30–60 Sekunden, in einigen Fällen bis
80 Sekunden) auf als der benigne paroxysmale Lagerungsnystagmus
und zeigt auch nicht alle dessen typische Charakteristika. Oder der
Nystagmus ändert plötzlich seine Schlagrichtung, obwohl der Patient
seine Position beibehält. Der "atypische" Lagerungsnystagmus ist
praktisch immer ein zentral-vestibuläres Zeichen und kann ein
Hinweis auf eine Mangeldurchblutung des Stammhirns und Zerebel-
lums oder auf einen Tumor in diesem Bereich sein.

b) lymphokinetische Vorgänge (pendelähnliche Augenbewegungen oder
einige wenige Nystagmusschläge abwechselnd nach rechts und nach
links oft synchron mit Körperschwanken des Patienten nach schnellem
Aufsitzen). Diese Sonderform kann manchmal an Patienten mit
einer Labyrinthfistel oder mit einem kleinen Akustikusneurinom
vorkommen.

Es ist nach unseren Erfahrungen sehr wichtig, die Ergebnisse der
Lageprüfung zu quantifizieren und zu dokumentieren (auf Formblätter
für das Krankenblatt, für Gutachten). Somit besteht auch die Möglichkeit, eine Progredienz, Konstanz oder Remission auf einen Blick durch
Verlaufsbeobachtungen zu erkennen. Diese Aufzeichnung des quantitativ
erfaßten Nystagmus kann mit Hilfe des Positiogramms (Haid 1981)
geschehen.

7.5 Hirnnervenfunktionsprüfung

Zahlreiche vestibuläre Erkrankungen (Akustikusneurinom, Glomustumor etc.) können mit Hirnnervenfunktionsstörungen einhergehen,
die auch für den Otologen wichtig sind (z.B. N. V, VII, VIII und kaudale
Hirnnerven). Zur Feststellung von zerebellären Zeichen dienen der
Finger-Nasen-Versuch und die Diadochokinese.

7.6 Untersuchung der vestibulo-spinalen Reaktionen ("statische Koordinationsprüfung")

Die vestibulo-spinale Prüfung stellt eine Gleichgewichtsprüfung im eigentlichen Sinn dar. Sie untersucht die Standfestigkeit, Seitenabweichung und Drehtendenz. Als erstes wird der **Romberg**-Test durchgeführt. Der Patient wird aufgefordert, etwa 15 Sekunden lang aufrecht, mit geschlossenen Augen und vorgestreckten Armen zu stehen. Zur Ablenkung des Patienten kann der Handgriff nach Jendrassik von Vorteil sein. Beobachtet wird, ob eine Schwank- oder Falltendenz auftritt. Bei einer peripher-vestibulären Ataxie soll die Fallrichtung des zu Untersuchenden durch Rechts- und Linksdrehung des Kopfes beeinflußt werden können, nicht dagegen bei anderen zentralen Ataxieformen (Finke 1968; Scheid 1966). Bei akuten peripher-vestibulären Erkrankungen ist die Falltendenz meist zur erkrankten Seite gerichtet.

Anschließend erfolgt der **Unterberger**sche Tretversuch. Der Patient vollführt mit geschlossenen Augen und vorgestreckten Armen in einem Raum ohne optische und akustische Orientierung 60 Schritte auf der Stelle (Knie bis in die Höhe der Hüften). Je nach Stadium und Schwere einer vestibulären Erkrankung erkennt man eine Falltendenz oder Drehbewegung (erst ab 45° pathologisch, Zilstorff-Pedersen u. Peiteisen 1963; Reicke 1979). Bei akuten peripher-vestibulären Läsionen geht die Drehrichtung meist zur erkrankten Seite.

Zum Schluß wird der Erkrankte aufgefordert mit geschlossenen Augen ca. 4 m geradeaus zu laufen (Blindgang). Der Untersucher achtet auf Ausgleichsvorgänge und eine Seitenabweichung.

7.7 Untersuchung der Blickmotorik

Zur Untersuchung der Blickmotorik (okulomotorisches System) ist für den HNO-Arzt in der Praxis die Durchführung der langsamen Pendelblickfolgebewegung ausreichend. Der Patient wird aufgefordert, ein sich bewegendes Pendel aus einer Entfernung von ca. 1,5–2 m mit den Augen zu verfolgen (Licht; Brillenträgern Brille aufsetzen). Das Pendel soll lateral nicht weiter als 30° ausgelenkt werden und die volle Pendelschwingung (Periode) soll ca. 2,5 Sekunden dauern. Normalerweise entsteht auf dem ENG-Blatt eine regelmäßige und glatte Sinuskurve, auch bei Personen mit peripher-vestibulären Läsionen (Abb. 3). Ein intensiver Spontannystagmus kann zu Überlagerungen und damit zu Störungen des Schriftbildes führen. Patienten mit zentral-vestibulären Läsionen (oder okulären Ursachen) weisen häufig recht charakteristische pathologische Kurven auf (Abb. 4). Nervöse oder unaufmerksame

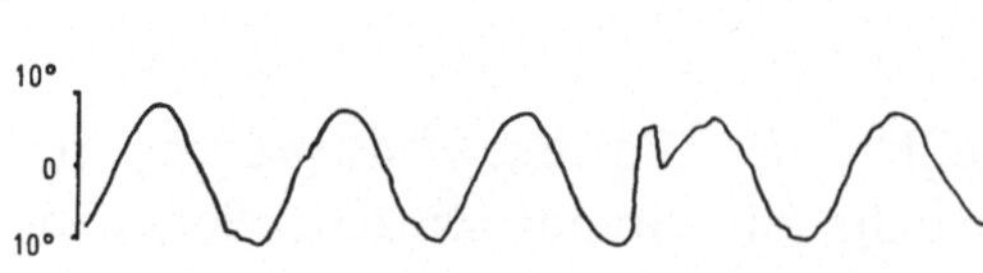

Abb. 3. Typische sinusförmige ENG-Aufzeichnung der langsamen Pendelblickfolgebewegung einer Normalperson; zwischendurch Auftreten eines Blinzelartefaktes

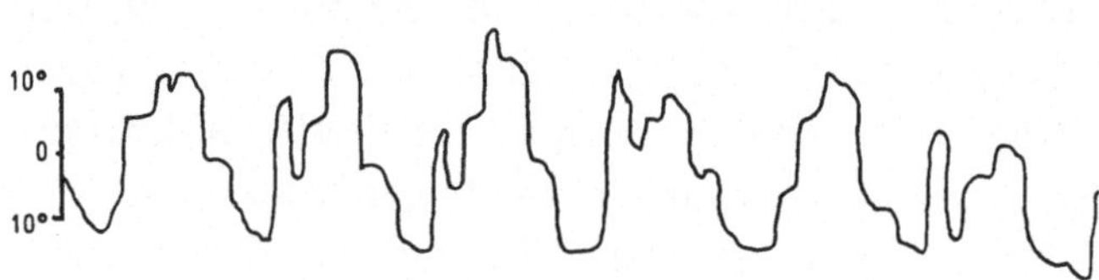

Abb. 4. "Charakteristische" gestörte ENG-Aufzeichnung der langsamen Pendelblickfolgebewegung einer 25-jährigen Patientin mit einem Medulloblastom der rechten hinteren Schädelgrube

Personen verursachen ebenfalls eine gestörte Aufzeichnung der langsamen Blickfolgebewegungen, die erkannt werden sollte.

7.8 Die kalorische Prüfung

7.8.1 Methodik der kalorischen Prüfung

Seit der Einführung der kalorischen Prüfung 1906 durch Barany wurden zahlreiche Methoden angegeben, die Wassermenge, Temperatur und Spüldauer betreffen (Fitzgerald u. Hallpike 1942; Mulch u. Scherer 1980). Diese Untersuchung gehört zu den unverzichtbaren Bestandteilen einer Gleichgewichtsprüfung (Wigand 1976). Zur Vereinheitlichung der Standardisierung wird an der Erlanger HNO-Univ.-Klinik gemäß den Vorschlägen von Mulch und Scherer 100 ml Wasser verwendet. Die Temperatur soll für die Warmspülung 44°C und für die Kaltspülung 30°C betragen und die Spüldauer 30 Sekunden mit einer Pause von 5 Minuten nach jeder Spülung. Zur Erreichung einer vertikalen Lage des zu untersuchenden horizontalen Bogenganges soll der Oberkörper des Patienten aus liegender Position um 30° angehoben werden (bei der kalorischen Prüfung wird streng genommen nur der horizontale Bogengang gereizt und somit nur der N. vestibularis superior). Der gleiche Vorgang kann im

Sitzen durch Verlagerung des Kopfes um 60° nach hinten erzielt werden (Gefahr von propriozeptiven Einflüssen der HWS). Um ein konstantes Vigilanzniveau zu halten, soll der zu Untersuchende einfache Rechenaufgaben lösen (z.B. in Gedanken von 100 rückwärts zählen), damit der vestibulär erzeugte Nystagmus durch Schläfrigkeit nicht an Intensität abnimmt. Die Reihenfolge der Spülungen soll sein: warm rechts; warm links; kalt links, kalt rechts, damit keine "Triggerung" des Nystagmus entstehen kann.

Liegt eine *Trommelfellperforation* am Patienten vor, so ist es ratsam, die Reizung mit Luft auszuführen. Wegen der unterschiedlichen anatomischen Gegebenheiten ist kein richtiger Seitenvergleich mehr möglich, sondern nur die Feststellung einer Erregbarkeit.

7.8.2 Parameter

Der Vorteil der ENG-Registrierung liegt in der größeren Auswahl von Parametern (Schlagzahl, Winkelgeschwindigkeit der langsamen Nystagmusphase, Amplitude und Nystagmusdauer). Außerdem kann zur Zeitersparnis des Arztes eine erfahrene ENG-Laborantin diese Untersuchung ausführen.

Die gebräuchlichsten und aussagefähigsten Parameter sind die Schlagzahl (schnell zu bestimmen) und vor allem die Winkelgeschwindigkeit der langsamen Nystagmusphase (exakte Eichung nötig, recht zeitraubendes Ausmessen ohne On-Line-Auswertung mit Hilfe eines Mikroprozessors). Bewährt hat sich die Auszählung der Schlagzahl während der Kulminationszeit von 30 Sekunden (Torok 1957; Claussen 1976; Haid 1981), sowie die durchschnittliche maximale Winkelgeschwindigkeit während der Kulminationszeit von 10 Sekunden (Henriksson et al. 1972; Pfaltz 1984; Haid 1981).

Die maximale Winkelgeschwindigkeit der langsamen Nystagmusphase (Abb. 5) wird durch Anlegen von Tangenten (Strecke B–C) an drei repräsentativ langsamen

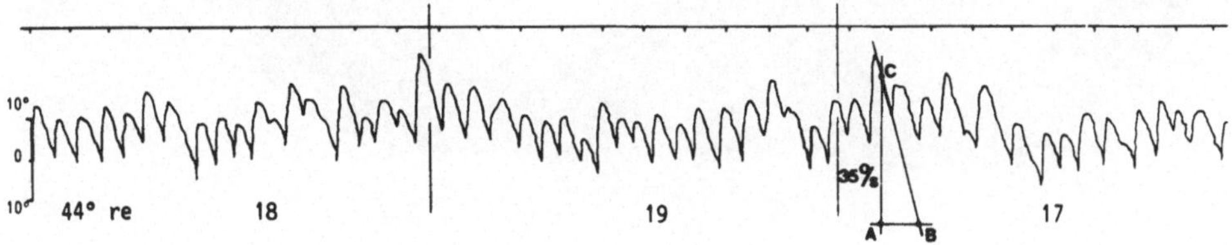

Abb. 5. ENG-Aufzeichnung der kalorischen Prüfung von Rechtsnystagmusausschlägen bei der Warmspülung auf der rechten Seite. Mit Hilfe der angelegten Tangente (*Strecke B–C*) und der Eichung (*20° = 2 cm*) kann die Winkelgeschwindigkeit der langsamen Nystagmusphase (*Strecke A–C = 35 mm = 35°/s*) bestimmt werden, da die Strecke A–B = 1 cm = 1 Sek. entspricht

Phasen innerhalb des Kulminationsintervalls von 10 Sekunden errechnet. Danach wird eine Horizontale von 1 cm (= 1 Sek.) angelegt (Strecke A–B) und schließlich wird vertikal nach oben die Strecke (Gerade A–C) bis zum Schnittpunkt mit der angelegten Tangente mit einem Lineal ausgemessen. Dieser Wert in mm stellt die Winkelgeschwindigkeit der langsamen Nystagmusphase in $^{\circ}$/s dar, da ja zu Beginn eine Eichung als Vergleichswert bestimmt wurde. Das arithmetische Mittel der 3 angelegten Tangenten mit den dazugehörigen Winkelgeschwindigkeiten wird schließlich ausgerechnet. Mit Hilfe eines Mikroprozessors kann sofort neben diesen Parametern noch die mittlere Amplitude, Gesamtamplitude und der zeitliche Reaktionsverlauf ermittelt werden (Wortmann et al. 1984).

Entstehen im ENG infolge Bulbusunruhe oder technischer Schwierigkeiten zahlreiche Artefakte, so kann unmittelbar nach Beendigung der Spülung die Nystagmuszahl während 30 Sekunden auch unter der **Frenzel-Brille** bestimmt werden. Tritt hierbei erst später eine erkennbare Kulmination auf, so ist es ratsam, von da ab erneut 30 Sekunden lang die Nystagmusschläge auszuzählen. Mit Hilfe der sog. "modifizierten **Frenzel-Brille"** (Brillenvorsatz mit Fadenkreuz nach Haid) kann man recht genau aus Amplitude und Frequenz einen Rückschluß auf die Winkelgeschwindigkeit ziehen (Abb. 6).

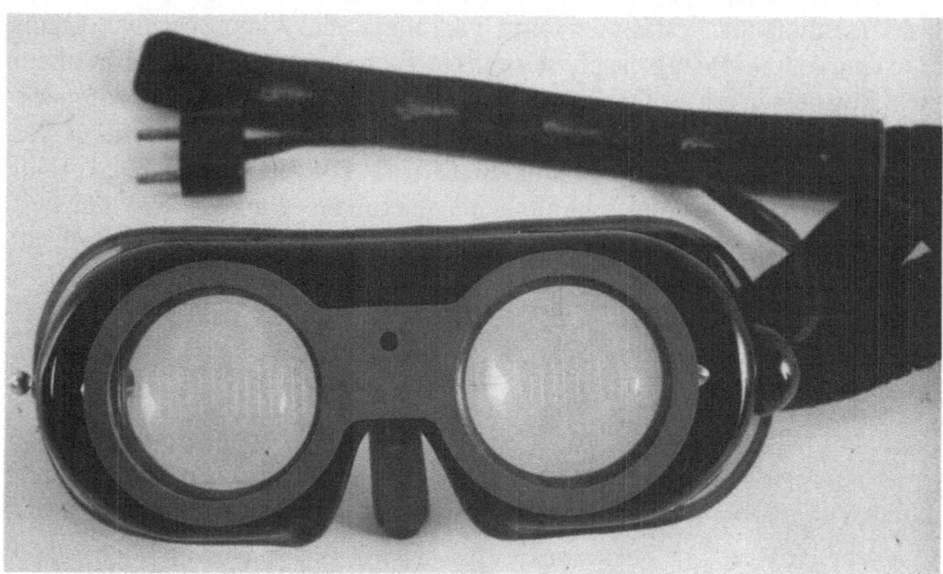

Abb. 6. Frenzel-Brille modifiziert mit einem Fadenkreuz zur annähernden Bestimmung der Winkelgeschwindigkeit

Es ist wichtig, daß bei der kalorischen Prüfung alle vier Spülungen (Warm- und Kaltspülung) durchgeführt werden.

7.8.3 Reaktionsformen in der kalorischen Prüfung

Aus der kalorischen Prüfung werden quantitative und qualitative Informationen gewonnen. Die wichtigsten sind:

1. der Seitenvergleich zwischen rechtem und linkem Labyrinth
2. der Reaktionstyp (einseitiges kalorisches Defizit, gesteigerte Erregbarkeit etc.)
3. die Nystagmusschrift im ENG (sog. petite écriture, Dysrhythmien, Dysmetrie)
4. die Größe der Meßwerte als Hinweis auf pathologische "Annäherungsbereiche" (z.B. eine allgemeine Übererregbarkeit, bzw. Enthemmung infolge Läsionen von inhibitorischen Bahnen oder eine seitengleiche aber "pathologische" Untererregbarkeit auf beiden Labyrinthen infolge Streptomyzinschadens).

Die Einarbeitung der digitalen Meßdaten in ein analoges Befundschema dient dem leichten und schnellen Erkennen von Schadenstypen auf einen Blick. Das Frequenz-Kalorigramm (Haid u. Wigand 1976) gibt eine Aussage über die Schlagzahl während der Kulminationszeit von 30 Sekunden gewonnen aus dem ENG oder unter der **Frenzel**-Brille. Das S.P.V.-Kalorigramm (Abb. 7, Slow-Phase-Velocity) dient der Aufzeichnung der Ergebnisse der Winkelgeschwindigkeit. In diesen Kalorigrammen werden auf einen Blick erkennbar:

a) der Seitenvergleich als wichtigste Aussage
b) alle vier Meßwerte einschließlich der Nystagmusrichtung
c) eine Aussage der vier Meßwerte im Standardkollektiv (Karbaumer 1981).

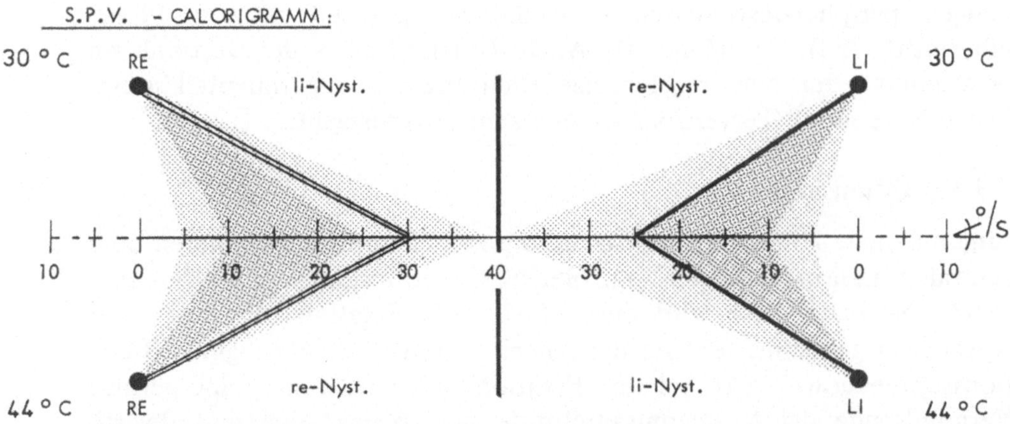

Abb. 7. Beispiel für eine seitengleiche kalorische Erregbarkeit im S.P.V-Kalorigramm; rechts trat in Warm- und Kaltspülung eine Winkelgeschwindigkeit von jeweils 30°/s und links von jeweils 25°/s auf

Eine einseitige *Un- oder Untererregbarkeit* stellt einen Hinweis auf eine peripher-vestibuläre Läsion dar, mit Sitz der Erkrankung im Endorgan oder inneren Gehörgang bis zum Vestibulariskerngebiet.

Eine beidseitige Un- oder Unterregbarkeit kann peripher oder auch zentral verursacht werden. Beispiele für solche peripher-vestibuläre Erkrankungen sind: otobasale Frakturen beidseits, M. Menière beidseits oder Akustikusneurinome beidseits. Als zentrale Ursachen können Hirnstammtumoren, eine basale Meningitis oder eine Encephalomyelitis disseminata in Frage kommen.

Eine sog. *Kalt-Warm-Dissoziation* (Preponderance oder Richtungsüberwiegen des Nystagmus) kann sowohl peripher als auch zentral ausgelöst werden. Diese Reaktionsform ist oft Ausdruck eines Spontannystagmus. Zu ca. 17% wird sie jedoch auch in der Normalbevölkerung gesehen (Frenzel 1955; Jongkees 1953; Decher 1969; Haid 1981). Erst in Kombination mit noch anderen pathologischen Vestibularisbefunden erlangt die Kalt-Warm-Dissoziation eine prognostische Bedeutung.

Eine *gesteigerte kalorische Reaktion* auf beiden Seiten mit petite écriture und in Begleitung starker vegetativer Symptomatik als Hinweis auf eine Enthemmung stellt eine zentral-vestibuläre Läsion dar (z.B. Multiple Sklerose, nach Schädeltrauma, Vertebralis-Basilarisinsuffizienz). Die Ursache liegt in einer Läsion der inhibitorischen Bahnen des Kleinhirns oder von Teilen der Formatio reticularis und der Vestibulariskerne (Lorente de No 1933; Kornhuber 1966; Fredrickson u. Fernandez 1964). Auch für diese Reaktionsform ist zu erwähnen, daß sie erst in Kombination mit zusätzlichen pathologischen Vestibularisbefunden als abnormal anzusehen ist, da sie auch bei vegetativ labilen Personen vorkommen kann. Eine kalorische Übererregbarkeit wird auch bei einigen peripher-vestibulären Erkrankungen gesehen als sog. "Reizlabyrinth" (z.B. M. Menière). Auch Dysrhythmien des vestibulären Nystagmus oder eine regelwidrige Richtung des experimentell ausgelösten Nystagmus (Perversion) werden zentral verursacht.

7.8.4 Fixationsindex

Eine nützliche Hilfe zur Unterscheidung zwischen einer peripheren oder zentralen Läsion kann der sog. okuläre Fixationsindex sein (Demanez 1968). Normalerweise wird durch Licht und Fixation ein vestibulärer Nystagmus gehemmt, ebenso der kalorisch ausgelöste Nystagmus (Fixationssuppression). Tritt bei der Fixation keine oder nur eine geringe Verminderung der Nystagmusamplitude auf, so liegt eine zentral-vestibuläre Störung vor mit Hinweis auf eine Läsion der inhibitorischen Bahnen.

7.8.5 Bestimmung der Seitendifferenz

Zur Feststellung einer Seitendifferenz der kalorischen Prüfung benutzt man die Formel nach Jongkees:

$$\frac{(W_{re} + K_{re}) - (W_{li} + K_{li})}{W_{re} + K_{re} + W_{li} + K_{li}} \times 100 = \% \text{ Differenz}$$

Nach der Schlagzahl liegen die Grenzwerte für die pathologische Seitendifferenz bei 15% und nach der Winkelgeschwindigkeit der langsamen Nystagmusphase bei 25% (Karbaumer 1981). Für die *Nystagmusdauer* (kein rationeller Parameter) werden Differenzwerte um 15–17% angegeben. Mulch u. Scherer berichten von einem "Verhältnis der Erregbarkeit" zwischen rechtem und linkem Labyrinth ausgedrückt durch die Formel:

$$R\,44 + R\,30 : L\,44 + L\,30$$

8. Vestibuläre Zeichen als Hinweis auf eine vestibuläre Erkrankung

A) *Peripher-vestibuläre Zeichen*

1. Richtungsbestimmter Spontannystagmus (oft horizontalrotierend)
2. Eine Unter- oder Unerregbarkeit eines Labyrinthes in der kalorischen Prüfung (in besonderen Fällen: ein Reizlabyrinth oder Un- oder Unterregbarkeit beidseits)
3. Ein Lage- oder Lagerungsnystagmus mit charakteristischen peripheren Merkmalen (Haid 1981)
4. Störung der vestibulo-spinalen Reaktionen mit typisch periphervestibulären Merkmalen
5. Richtungsüberwiegen des Nystagmus bei der Rotationsprüfung oder Stuhlpendelung.

Die pathologischen Ergebnisse einer peripher-vestibulären (otogenen) Erkrankung sind von dem Schweregrad und Ort der Läsion sowie der Dauer der Erkrankung abhängig. Sie weisen auf eine Schädigung des peripheren Endorgans oder eine Schädigung im inneren Gehörgang bis zum Vestibulariskerngebiet hin.

B) *Zentral-vestibuläre Zeichen*

   1. Vertikaler Spontannystagmus
   2. Rein rotierender Spontannystagmus
   3. Kleinamplitudiger und sehr frequenter Spontannystagmus ohne Vertigo
   4. Sonderformen des Nystagmus (Nystagmus alternans, dissoziierter Nystagmus, Nystagmus retractorius etc.)
   5. a) Fixationsnystagmus ⎱ okuläre Ursachen ausschließen
       b) Pendelnystagmus ⎰
   6. Blickrichtungsnystagmus
   7. Ein Lage- oder Lagerungsnystagmus mit charakteristischen zentralen Zeichen (Haid 1981)
   8. Enthemmung beider Labyrinthe in der kalorischen Prüfung
   9. Paradoxe Nystagmusrichtung (Perversion) in der kalorischen Prüfung
  10. Gestörte Blickmotorik (mit Hinweis auf eine Schädigung des okulomotorischen Systems)
  11. Gestörte Fixationssupression
  12. Statische Ataxie
  13. Gestörte Nystagmusschrift (petite écriture, Dysrhythmien)
  14. "Gestörter Nackenreflex"
  15. Kippdeviationen, Blickmyoklonien.

Diese Zeichen deuten auf eine Schädigung des zentralen Vestibularissystems hin. Zahlreiche vestibuläre Erkrankungen gehen mit Kombinationen von peripher- und zentral-vestibulären Zeichen einher (z.B. Kleinhirnbrückenwinkeltumoren).

9. Der Vestibularis-Index

Zur Beurteilung von Therapieerfolg, Schwere einer Schwindelerkrankung oder zur Prognoseerkennung nach Verlaufsbeobachtungen (Feststellung von Remission, Konstanz oder Progredienz) eignet sich der Vestibularis-Index (Haid u. Wigand 1984). Er integriert sowohl die Heftigkeit vom subjektiven Schwindel des Patienten als auch die Schweregrade der objektiven vestibulären Testparameter. Er beziffert die Summe aus jeweils fünf möglichen Intenstitätsgraden zwischen 0 (normal, beschwerdefrei) und 4 (maximale Störung) für folgende sieben Kategorien:

a) Ruheschwindel und
b) Belastungsschwindel (subjektive Angaben des Patienten)

c) Ergebnis der Untersuchung auf Spontan- oder Blickrichtungsnystagmus
d) Funktion des okulomotorischen Systems
e) Resultat der vestibulo-spinalen Reaktionen
f) Ergebnis der Lageprüfung (Positiogramm) und
g) Ergebnis der kalorischen Prüfung.

Dazu ist es wichtig, die objektiven Vestibularisergebnisse zu quantifizieren. Das Ausmaß einer vestibulären Erkrankung kann über diese Codierung zwischen 0 und schlimmstenfalls 28 beziffert werden. Ein an Neuropathia vestibularis Erkrankter würde im akuten Stadium meist mit 24 bewertet werden als Hinweis auf eine "schwere" vestibuläre Läsion. Ein niedriger Vestibularis-Index kann aber auch recht ernste Erkrankungen beinhalten (z.B. Encephalomyelitis disseminata, Akustikusneurinom). Auch der Patient kann sich bei Verlaufsbeobachtungen, anhand der vom Arzt angegebenen Zahlen, über den Zustand seiner Erkrankung informieren. Neben der Feststellung des Erfolges einer medikamentösen oder operativen Behandlung, der "Schwere" einer Schwindelerkrankung und der Prognoseerkennung eignet sich der Vestibularis-Index auch für Gutachten.

9.1 Codierung des Vestibularis-Index

A) *Ruheschwindel*

  0 = nichts
  1 = selten bis gelegentlicher Anflug von Schwindel oder Unsicherheit
  2 = kurzfristiger, milder Schwindel, 1–2 mal wöchentlich ohne Anlaß, milder Dauerschwindel
  3 = kurzfristige, heftige Schwindelattacken mit vegetativer Symptomatik und freie Intervalle, starker Dauerschwindel
  4 = schwere, häufige Schwindelanfälle oder heftiger Dauerschwindel.

B) *Belastungsschwindel*

  0 = nichts
  1 = geringe Schwindelauslösung bei Körper- oder Kopfdrehung, selten, fast zu vergessen
  2 = kurzfristiger, aber deutlich im Bewußtsein ausgelöster Belastungsschwindel, nicht immer reproduzierbar
  3 = heftiger, meist reproduzierbarer Belastungsschwindel
  4 = Auslösen von massiven, langdauernden Belastungsschwindel, Torkeln beim Aufrichten aus der Horizontalen oder schwere Drehempfindung mit Übelkeit oder Brechreiz.

C) *Spontan- und Blickrichtungsnystagmus*

   0 = kein Nystagmus
   1 = sehr feinschlägiger Spontannystagmus beim Blick geradeaus unter
       der **Frenzel**-Brille (oder im ENG), Schlagzahl ca. 10–20 während
       30 Sekunden
   2 = Intensität des Spontannystagmus von 20–30 Schlägen während
       30 Sekunden beim Blick geradeaus unter der **Frenzel**-Brille, oder
       richtungsbestimmter Spontannystagmus in bis zu 3 Blickrich-
       tungen, oder schwacher Blickrichtungsnystagmus
   3 = Intensität des Spontannystagmus von ca. 30–40 Schlägen wäh-
       rend 30 Sekunden beim Blick geradeaus unter der **Frenzel**-
       Brille, oder ein richtungsbestimmter Spontannystagmus in bis zu
       6 Blickrichtungen, oder deutlicher Blickrichtungsnystagmus
   4 = Intensität des Spontannystagmus beim Blick geradeaus unter der
       Frenzel-Brille über 40 Schläge während 30 Sekunden, bzw.
       richtungsbestimmter Spontannystagmus in nahezu allen 9 Blick-
       richtungen (z.B. wie unmittelbar nach Neurektomie des N. vesti-
       bularis oder Neuropathia vestibularis im akuten Stadium), oder
       grobschlägiger und frequenter Spontannystagmus mit geöffneten
       Augen, oder intensiver Blickrichtungsnystagmus.

D) *Blickmotorik*

   0 = nicht gestört
   1 = leichte charakteristische Unregelmäßigkeiten im ENG-Schrift-
       bild
   2 = mittelschwere charakteristische Unregelmäßigkeiten im ENG-
       Schriftbild
   3 = schwere charakteristische Unregelmäßigkeiten im ENG-Schrift-
       bild
   4 = äußerst schwere charakteristische Unregelmäßigkeiten im ENG-
       Schriftbild
       (auch beim Betrachten der Augen des Patienten erkennbar).

E) *Vestibulo-spinale Reaktionen*

   0 = nicht auffällig
   1 = leichte Unregelmäßigkeiten beim Gang oder Treten mit ge-
       schlossenen Augen, nicht jedesmal reproduzierbar
   2 = leichte Abweichungen mit geschlossenen Augen, reproduzierbar
   3 = deutliche Abweichungen, bzw. Auffälligkeiten sowohl im Rom-
       bergschen Stehversuch, Unterbergerschen Tretversuch als auch
       beim Blindgang
   4 = Patient kann sich mit geöffneten Augen kaum allein aufrecht
       halten.

F) *Die Lageprüfung* (Positiogramm)

0 = keine Nystagmusentstehung

1 = geringer Lagerungsnystagmus in 1 bis 2 Positionen (ca. 5 Schläge
während 5 Sekunden) oder ein Kopfschüttelnystagmus

2 = geringgradiger Lagerungsnystagmus in 3 bis 4 Positionen, oder
ein mittelgradiger Lagerungsnystagmus in 1 bis 2 Positionen
(ca. 10−15 Schläge während 8−10 Sekunden), oder ein geringgradiger Lagenystagmus in 1 bis 2 Positionen (< 60 Schläge
während 1 Minute)

3 = geringgradiger Lagerungsnystagmus in 5 bis 6 Positionen, oder
ein mittelgradiger Lagerungsnystagmus (z.B. Typ benigner
paroxysmaler Lagerungsnystagmus), oder ein geringgradiger
Lagenystagmus in 3 bis 4 Positionen, oder ein Lagenystagmus
in mindestens 2 Positionen (60−100 Schläge während 1 Minute)

4 = mittelgradiger Lagerungsnystagmus in 5 bis 6 Positionen, oder
ein schwergradiger Lagerungsnystagmus (Typ benigner paroxysmaler Lagerungsnystagmus), oder ein intensiver Lagenystagmus
(> 100 Schläge während 1 Minute; z.B. unmittelbar nach Neurektomie des N. vestibularis oder bei schweren zentral-vestibulären Läsionen vor allem mit richtungswechselndem Nystagmus)

G) *Die kalorische Prüfung* (Kalorigramm)

0 = seitengleiche und normale Erregbarkeit

1 = leichte "relative" Seitendifferenz (15−20% Karbaumer 1981;
Haid 1981) oder Hinweis auf leichte Überregbarkeit (Schlagzahl
von ca. 80−100 Schlägen/30 Sek. oder Winkelgeschwindigkeit
40−50°/s oder geringe Preponderance (20−30%)

2 = deutliche "relative" Seitendifferenz (> 20%), oder Übererregbarkeit (Schlagzahl von 100−120/30 Sek. mit vegetativer Begleitsymptomatik oder Winkelgeschwindigkeit > 50°/s), oder
Preponderance > 30%

3 = "absolute" Untererregbarkeit (Schlagzahl < 25 Schläge/30 Sek.
oder Winkelgeschwindigkeit von < 5°/s), oder deutliche Übererregbarkeit (ca. 120 Schläge/30 Sek. mit starker vegetativer
Symptomatik)

4 = Unerregbarkeit eines Labyrinthes oder intensive Enthemmung
(> 120 Schläge/30 Sek. mit erheblicher vegetativer Symptomatik sowie Zeichen von Enthemmung in der Stuhlpendelung
oder Rotationsprüfung).

10. Beispiele für Erkrankungen mit Schwindel

1. **Endorgan:** Neuropathia vestibularis, Hörsturz mit vestibulärer Beteiligung, otobasale Fraktur, Commotio (Contusio) labyrinthi, Cupulolithiasis, Fensterruptur, M. Menière, Otosklerose, Otitis media acuta, Otitis media chronica, Labyrinthitis, Labyrinthfistel, Labyrinthläsion nach Zoster-, Grippe-, Mumpsinfektion, sinugener Schwindel, raumfordernder Prozeß (z.B. Glomus-tympanicum-Tumor, Intoxikation)

2. **innerer Gehörgang:** Otobasale Fraktur, otobasale Meningitis, Zoster oticus, Gefäßschlinge oder Arachnoiditis als Ursache einer cochleovestibulären Insuffizienz, Neuropathia vestibularis, akuter Hörsturz mit vestibulärer Beteiligung, raumfordernder Prozeß (z.B. Akustikusneurinom)

3. **Kleinhirnbrückenwinkel und Stammhirn:** Commotio (Contusio) cerebri, otobasale Meningitis, Vertebralis-Basilarisinsuffizienz, Wallenberg-Syndrom, Encephalomyelitis disseminata, Syringobulbie, Kleinhirnbrückenwinkeltumor

4. **Vierhügelplatte und Pons:** Encephalomyelitis disseminata, Commotio (Contusio) cerebri, Meningo-Encephalitis, Syringobulbie, raumfordernder Prozeß

5. **Kleinhirn:** Kleinhirnabszeß, Zerebellitis, Kleinhirntumor oder großer Kleinhirnbrückenwinkeltumor mit Druckwirkung am Zerebellum, M. Wilson, Friedreich-Ataxie

6. **Großhirn:** Schädigung durch "Fernwirkung" oder direkte Schädigung der höher zentral gelegenen vestibulären Bahnen durch einen Tumor, apoplektischer Insult, Trauma, Blutung, Stoffwechselstörung, Degeneration oder vaskuläre Insuffizienz

7. **Cervical:** HWS-Syndrom, basiläre Impression, Insuffizienz der A. vertebralis, A. basilaris, A. carotis interna, Syringomyelitis

8. **Auge:** Augenmuskelparesen, Refraktionsanomalien

11. Zusammenfassung und Schlußfolgerung

Um den Rahmen dieser Arbeit nicht zu sprengen, konnte nur ein Ausschnitt einiger wichtiger Punkte in der Vestibularisdiagnostik, die für den HNO-Arzt in der Praxis von Bedeutung sind, beschrieben werden. Andere bedeutsame Gebiete wie die Anatomie und die Pathophysiologie des vestibulären Systems, die eingehende Methodik von auch noch anderen nützlichen Teiluntersuchungen, die Ätiologie und Vestibularisbefunde von wichtigen vestibulären Erkrankungen konnten in diesem Zusammenhang nicht erörtert werden, ebenso nicht die Symptome, die Therapie und Falldemonstrationen.

Eine Vestibularisdiagnostik mit Hilfe einer sog. "Screening-Untersuchung", d.h. anhand nur ausgesuchter Einzeluntersuchungen, kann zu keiner ergiebigen Diagnose führen. Die Gleichgewichtsprüfung sollte für den praktizierenden HNO-Arzt nach einer umfassenden Schwindelanamnese und einer gründlichen HNO-Spiegeluntersuchung wenigstens folgende Einzeluntersuchungen umfassen:

a) Untersuchung des Spontan- und Blickrichtungsnystagmus
b) die Lageprüfung
c) Untersuchung der Blickmotorik mit Hilfe der langsamen Pendelblickfolgebewegung
d) Prüfung der vestibulo-spinalen Reaktionen
e) Hirnnervenfunktionsprüfung der für den HNO-Arzt wichtigen Hirnnerven
f) die kalorische Prüfung.

Gewiß, die Durchführung all dieser Untersuchungen inklusive Quantifizierung und Beurteilung der vorliegenden Resultate ist für den in der Praxis beanspruchten HNO-Arzt nicht immer leicht und recht zeitraubend (ca. 30 Minuten pro Patient).

Mit Hilfe des Vestibularis-Index kann die "Schwere" einer Schwindelerkrankung (z.B. für Gutachten), der Erfolg der medikamentösen oder operativen Behandlung beurteilt oder eine Aussage über die Prognose aus den Kontrolluntersuchungen gemacht werden. Zur quantitativen Auswertung des Nystagmus hat die Elektronystagmografie (wenigstens 2 Kanäle, besser mehrkanälig zur isolierten Ableitung beider Augen) eine große Bedeutung. Auf die Wichtigkeit der **Frenzel-Brille** in der Vestibularisdiagnostik kann jedoch nicht genug hingewiesen werden. Wichtig ist es, daß der Arzt den Patienten persönlich vestibulär untersucht, um sich ein möglichst genaues Bild der Erkrankung zu verschaffen, und daß er sich nicht nur auf die ihm vorgelegten ENG-Kurven verläßt. Ratsam für den praktizierenden HNO-Arzt ist es, den Patienten zur weiteren neurootologischen Abklärung in eine Klinik zu überweisen, wenn

a) eine ernste vestibuläre Erkrankung diagnostiziert wird
b) keine eindeutige Aussage über das Vorliegen einer peripher- oder zentral-vestibulären Erkrankung gemacht werden kann

c) ein Erkrankter in den Verlaufskontrollen eine reduzierte vestibuläre Kompensationsleistung zeigt

d) ein Hinweis auf einen Tumor im Kleinhirnbrückenwinkel, im inneren Gehörgang oder im Endorgan besteht.

Die Vestibularisdiagnostik zum Wohlergehen des Patienten erfordert von seiten des Arztes neben technisch intakter Ausrüstung ein ausreichendes Wissen auf dem Gebiet der Anatomie, Pathophysiologie und der Klinik des vestibulären Systems.

Literatur

Barany R (1906) Untersuchungen über den vom Vestibularapparat des Ohres reflektorisch ausgelösten rhythmischen Nystagmus und seine Begleiterscheinungen. Mschr Ohrenheilk 40:193

Barber HO (1964) Positional nystagmus testing and interpretation. Ann Otol Rhinol Laryngol (St. Louis) 73:838

Bergstedt M (1961) Studies of positional nystagmus in the human centrifuge. Acta Otolaryngol [Suppl] (Stockh) 165:1

Bos J, Oosterveld WJ, Philipzoon A, Vozza J, Zelig S (1963) On pathological nystagmus. Pract oto-rhino-laryng (Basel) 25:282

Claussen CB (1976) Das Elektronystagmogramm und die neurootologische Kennliniendiagnostik. Hamburg, Edition m + g Dr W Rudat

Decher H (1969) Die zervikalen Syndrome in der Hals-Nasen-Ohrenheilkunde. Thieme, Stuttgart

Demanez JP (1968) L'influence de la fixation oculaire sur le nystagmus postcalorique. Otorhinolaryngol Belg Acta 22:739

Dix MR, Hallpike CS (1952) The pathology, symptomatology and diagnosis of certain common disorders of the vestibular system. Ann Otol Rinol Laryngol (St Louis)

Finke J (1968) Die neurologische Untersuchung. JF Lehmann, München

Fitzgerald G, Hallpike CS (1942) Studies in human vestibular function. Observation on the directional preponderance of caloric nystagmus resulting from cerebral lesions. Brain 65:115

Fluur E, Eriksson L (1961) Nystagmographic recording of vertical eye movements. Acta Otolaryngol (Stockh) 53:486

Frederickson JM, Fernandez C (1964) Vestibular disorders in fourth ventricle lesions. Arch Otolaryngol (Chicago) 80:521

Frenzel H (1955) Spontan- und Provokationsnystagmus als Krankheitssymptom. Springer, Berlin Göttingen Heidelberg

Haid T (1981) Früherkennung des Akustikusneurinoms durch quantitative Neurootologie und radiologische Feindiagnostik. A Frühmorgen, München

Haid T, Galavas G (1981) Untersuchung des Lagewechseltestes mit Hilfe des ENG und der Frenzel Brille. In: Claussen CF (Hrsg) Gesellschaft für Neurootologie und Äquilibriometrie eV, Bd VIII, p 305

Haid T, Wigand ME (1976) Das Frequenz-Kalorigramm. Eine Analogdarstellung der kalorischen Nystagmusreaktion. Laryng Rhinol Otol (Stuttg) 55:654

Haid T, Wigand ME (1984) The vestibular index of patients with cochleo-vestibular-insufficiency after neurolysis of the eighth cranial nerve. Acta Otolaryngol [Suppl] (Stockh) 406:275

Henriksson NG, Pfaltz CR, Torok N, Rubin W (1972) A synopsis of the vestibular system. An effort to standardize vestibular conceptions, tests and their evaluation. Basel, Sandoz Monographs

Jongkees LBW (1953) Über die Untersuchungsmethoden des Gleichgewichtsorgans. Fortschr Hals-Nasen-Ohrenheilkunde

Karbaumer W (1981) Die kalorische Prüfung an 100 Normalpersonen zur Bestimmung von Annäherungsbereichen verschiedener Parameter. Inaugural-Dissertation Erlangen

Kornhuber HH (1966) Physiologie und Klinik des zentral-vestibulären Systems. In: Berendes J, Link R, Zöllner F (Hrsg) Hals-Nasen-Ohrenheilkunde, Bd III. Thieme. Stuttgart, S 2150

Lorente de No R (1933) Vestibulo-ocular reflex arc. Arch Neurol 30:245

Mulch G, Lewitzki W (1977) Spontaneous and positional nystagmus demonstrated only by electronystagmography: physiological nystagmus or functional scar? Arch Otol Rhinol Laryngol (St Louis)

Mulch G, Scherer H (1980) Methoden zur Untersuchung des vestibulären Systems (Teil II): Thermische Prüfung. HNO-Information (Dtsch Gesellsch HNO) 5:7

Pfaltz CR (1984) Grenzen und Möglichkeiten der Elektronystagmograhie (ENG). Laryngol Rhinol Otol (Stuttg) 63:511–516

Reicke N (1979) Standardisierungsvorschlag für die vestibulo-spinalen Prüfungen. ADANO-Tagung München

Romberg G, Ohm von J (1942) Über rhythmische Körper- und Augenbewegungen bei Reizung des Ohres mit langsamen Wechselströmen. Dtsch Z Nervenheil 154:132

Sakata E, Uchida Y, Nakano Y, Takahashi K (1984) Pathophysiology of positional vertigo of the malignant paroxysmal type. Auris Nasus Larynx (Tokyo) 11:79

Scheid W (1966) Lehrbuch der Neurologie. Thieme, Stuttgart

Stenger HH (1965) Schwindelanalyse, Untersuchung auf Spontan- und Provokationsnystagmus In: Berendes J, Link R, Zöllner F (Hrsg) Hals-Nasen-Ohrenheilkunde, Bd III/1, Thieme, Stuttgart

Torok N (1957) The culmination phenomenon and frequency pattern of thermic nystagmus. Acta Oto Laryngol (Stockh) 48:530

Unterberger S (1938) Neue objektive registrierbare Vestibularis-Drehreaktion, erhalten durch Treten auf der Stelle. Der "Tretversuch". Arch Ohr-Nas-Kehlkopfheilkunde 145:478

Wigand ME (1976) Schwindel, ein Leitsymptom der Felsenbeinneurinome. Neurol Psychiat (Bucur) 2:307

Wortmann A, Berg M, Haid T (1984) A new computer analysis of the caloric test. Acta Otolaryngol (Stockh) 406:174

Zilstorff-Pedersen KK, Peitersen E (1963) Vestibulo-spinal reflexes. Arch Otol Rhinol Laryngol (St Louis)

Der zervikale Schwindel. Entstehung, Symptomatik, Abklärung

B. Mayer

1. Einleitende Übersicht

Eine zervikale Ursache ist bei allen Patienten mit Schwindel differentialdiagnostisch zu beachten, in der Praxis und bei Gutachten. Die klinische
Symptomatik zeigt oft ein buntes Bild. Außer Schwindel sind weitere
Symptome im HNO-Bereich wie Kopfschmerzen, Hörstörung, Ohrgeräusch sowie faziale und pharyngolaryngeale Parästhesien möglich.

Zervikale Gleichgewichtsstörungen können in Form von Dreh-
schwindel, Schwankschwindel, akuten Schwindelattacken oder Dauerschwindel auftreten.

Vielfältig sind die Ursachen: muskuläre und ligamentäre Über-
dehnung im Schlaf, muskulärer Hartspann infolge Zugluft, Zwangshaltungen des Kopfes oder Mißbildungen können zervikalen Schwindel
auslösen. Pathophysiologisch unterscheidet man zwischen dem reflektorisch bedingten Propriozeptorenschwindel und dem vaskulär-zervikalen

Schwindel, der über eine Mangeldurchblutung die Vestibulariskerngebiete und das Innenohr treffen kann. Zur Diagnose führen typische anamnestische Besonderheiten und der Nachweis eines pathologischen Zervikalnystagmus im Untersuchungsgang nach Moser (1974), Moser et al. (1972). Die Abklärung von Gleichgewichtsstörungen stellt an den HNO-Arzt wegen der Vielzahl möglicher Ursachen hohe Anforderungen.

2. Anatomische Situation

Schwindel gehört zu den häufigsten Notfallsymptomen in der täglichen Praxis. Ursache können — außer Störungen des ZNS — die Erkrankungen des Innenohres, der Augen, der Haltungs- und Stellungsrezeptoren (Propriozeptoren) von Gelenken, sowie der Sehnen und Muskeln (Boenninghaus 1983) sein. Die Afferenzen dieser Gleichgewichtsorgane führen zu den Vestibulariskernen (Rubin et al. 1978), die an der breitesten Stelle der Rautengrube liegen. Von dort aus schicken sekundäre Neurone ihre Impulse zum Kleinhirn, zum Assoziationsfeld des Hirnstammes, zu den Vorderwurzelzellen des Rückenmarkes und zu den Augenmuskelkernen, so daß über Muskelreflexe die normale Kopf-, Augen- und Rumpfstellung erhalten werden kann.

Wegen dieser Verschaltung kann man auch Störungen des propriozeptiven Systems an pathologischen Nystagmen erkennen.

Der Einfluß von Halsbewegungen auf die Gleichgewichtsfunktion ist schon seit langer Zeit bekannt: Barany schrieb im Jahre 1907 darüber, Magnus im Jahre 1924. Klinisch wurde der Schwindel zervikalen Ursprungs erstmals von Barré im Jahre 1926 beschrieben.

3. Propriozeptives System der HWS

In den Gelenkkapseln, Bändern, Sehnen und tiefen Nackenmuskeln der oberen drei Segmente der HWS befinden sich besonders viele Propriozeptoren, die für die Kontrolle der Rumpf- und Kopfstellung verantwortlich sind (Schimek 1985). Ihre Afferenzen sind direkt neural über den Tractus spinovestibularis mit Vestibulariskernen verbunden.

Philipszoon (1964) stellte fest, daß die propriozeptiven Reize auf gekreuzten vestibulo-spinalen Bahnen über den Fasciculus spinothalamicus anterior zu den Nuclei vestibularis inferior et lateralis verlaufen. Die Reizantwort stellt der propriozeptive Zervikalnystagmus dar, der normalerweise beim Menschen fehlt, da die afferenten Signale vom

Hals durch die Impulse der Labyrinthe unterdrückt werden. Nach beiderseitigem Vestibularisausfall (Tuberkulostatika, Trauma) läßt sich ein Zervikalnystagmus nachweisen, der durch das optische System gehemmt oder unterdrückt wird.

De Jong wies 1967 nach (nach Hülse 1983), daß die akute einseitige Resektion von Nackennerven einen gleichen, wenn auch schwächeren Effekt hat als die ipsilaterale Labyrinthektomie.

Im Experiment konnten durch Ausschaltung der Propriozeptoren im Nackenbereich oder durch Unterbrechung ihrer afferenten Bahnen Schwindel und Nystagmen provoziert werden.

Barré und Lieou erreichten dies schon im Jahre 1926 und 1928 durch Novocain-Injektionen in die Nackenmuskulatur, Cohen (1961) durch Kokainisierung der ersten 4 zervikalen Nerven, Jongkees im Jahre 1963 mit Durchschneidung der 2., 3. und 4. zervikalen Wurzeln.

4. Die Ursachen des zervikalen Schwindels

4.1 Ursachen des propriozeptorischen HWS-Schwindels sind:

- Unfälle wie das HWS-Schleudertrauma
- muskulärer Hartspann infolge Kälte oder Zugluft
- Myalgien
- Schlafen in Bauchlage bei seitwärts rotiertem Kopf
- Spondylarthrogene segmentale Dysfunktionen ("Blockierungen der Kopfgelenke") (Terrahe 1985; Wolff 1963)
- funktionelle Kopfgelenkstörung
- berufliche bedingte Zwangshaltungen des Kopfes
- komplexe degenerative Veränderungen der HWS, oft zusammen mit Reizerscheinungen des Plexus brachialis (Mayer u. Gülzow 1985; Mayer et al. 1985)
- Fehlstellungen der HWS wie z.B. Streckstellung (Mayer et al. 1985)
- Mißbildungen (Kane et al. 1982; Mayer et al. 1984)
- Hypermobilität der HWS (Moser 1974; Terrahe 1985)

4.2 Vaskulärer Halsschwindel

Die Vertebralarterien verlaufen in den Foramina transversaria der Halswirbel (Abb. 1) und zwischen den Wirbeln in den Foramina intervertebralia nach oben, biegen um den hinteren Atlasbogen nach dorsal und medial

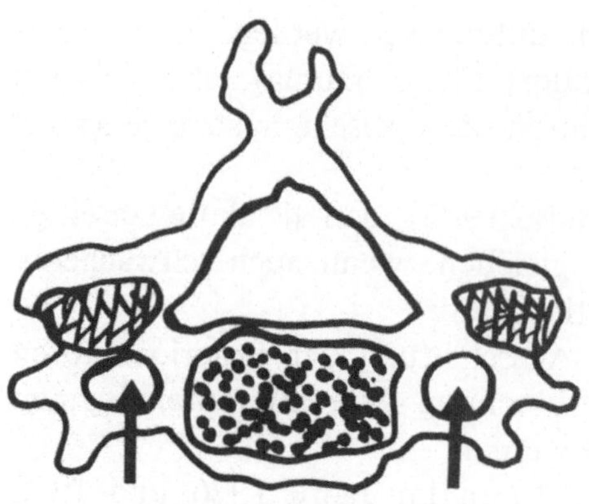

Abb. 1.

um und durchbohren die Membrana atlanto-occipitalis. Sie vereinigen sich dann zur unpaaren A. basilaris. Ihre Endäste versorgen über die A. cerebelli inferior posterior das Vestibulariskerngebiet und die dorso-laterale Oblongata. Über die A. labyrinthi wird das Innenohr versorgt.

Zur pathologischen Erklärung des vaskulären zervikalen Schwindels gibt es drei Theorien, die sicherlich oft nicht getrennt betrachtet werden können.

4.2.1 Vaskuläre Theorie

Die A. vertebralis füllt im Bereich der HWS das gesamte Lumen der Foramina transversaria aus. Sie steht also immer an der Schwelle der Irritation und Kompression.

Schon physiologischerweise drückt der M. scalenus anterior der Gegenseite bei Kopfdrehung auf die Arterie vor ihrem Eintritt in den Wirbelkanal, während es an der homolateralen Seite zur Verminderung der Durchblutung im Bereich des Atlanto-Okzipital-Gelenkes kommt. Krayenbühl u. Yasargil haben 1957 dargelegt, daß der Zufluß aus beiden Aa. vertebrales nur in 26% symmetrisch ausgebildet war, in 42% war die linke und in 32% die rechte Arterie deutlich weiter (Hülse 1983; Pfaltz u. Richter 1958).

Richter und Pfaltz (1958) fanden, daß das Vestibulariszentrum im Hirnstamm auf Reduktion des Blutstromes viel leichter und schneller anspricht als die peripheren Rezeptoren, die mehr auf Verschluß und Verengung des direkt zuführenden Gefäßes reagieren. So kommt es bei transitorischer Mangeldurchblutung zur Verschiebung des zentralen vestibulären Tonusgleichgewichtes und damit zu Nystagmus und Schwindel.

4.2.2 Irritation des N. vertebralis, "neurale Theorie"

Beim N. vertebralis handelt es sich um einen efferenten, vom Ganglion cervicale inferius abgehenden Ramus communicans griseus. Die hintere Wurzel bildet den eigentlichen, hinter der A. vertebralis aufsteigenden N. vertebralis, der schwächere vordere Wurzelanteil wird zum Plexus vertebralis (Pfaltz u. Richter 1958). Sympathische vasomotrische Spasmen der A. vertebralis und ihrer Endäste durch Reizung oder Kompression des N. vertebralis können auch eine Mangeldurchblutung bewirken, ebenso wie eine Irritation des sympathischen Begleitgeflechtes der Aa. vertebrales. Die A. vertebralis erhält ihr vegetativ-nervöses Wandgeflecht aus den Sympathikus-Ganglien. Die A. basilaris ist noch eine Strecke lang seitengetrennt nervös versorgt. So führt eine vegetative Erregung im Plexus vertebralis zu Gefäßkaliberschwankungen und verändert auch die Erregbarkeit der Sinneszellen. Dies bestätigte Seymour im Jahre 1954 nach Untersuchungen der Durchblutung der Stria vascularis sowie nach Ableitung cochleärer Microphonics bei Exitation des Halssympathikus (Zit. nach Hülse u. Partsch 1976).

Barré und Lieou sprachen bei Irritation des sympathischen vertebralen Nervengeflechtes schon im Jahre 1925 vom "Syndrome cervical postérieur" (Moser 1974). In diesem Zusammenhang gibt es auch den Begriff "Migraine cervicale".

4.2.3 Theorie der funktionellen Einheit von Plexus and A. vertebralis

Die im Alter auftretenden Randzacken von Spangenbildungen an den Wirbelkörpern führen zu einer Einengung der Foramina, sodaß das segmentale Nervenbündel irritiert und das Lumen des Transversalkanals mit der A. vertebralis verändert wird.

Auch Gefäßentzündungen – wie z.B. bei der Endangitis obliterans – können vaskulären Schwindel verursachen.

Lumenanomalien der Vertebralarterien und zusätzliche Stenosierungen durch degenerative HWS-Veränderungen oder Gefäßspasmen sind häufig. Zu vaskulärem Schwindel kommt es aber selten, da eine limitierte Kompensation der Blutversorgung über Anastomosen der Aa. communicantes posteriores mit den Karotis-Arterien möglich ist.

Bei einem Patienten mit Blockwirbelbildung der HWS im Rahmen eines **Klippel-Feil**-Syndroms ließ sich eine dekompensierte vertebrale Blutversorgung feststellen (Mayer et al. 1984). Begleitend kam es dabei zu einer cochleären Hörminderung.

Bei vertebralen Mangeldurchblutungen ist meist nicht allein das Gleichgewichtssystem betroffen (Kayser-Gatehalian et al. 1976). Es kann begleitend oder intermittierend zu Hörstürzen, Tinnitus und manchmal zu komplexen neurologischen Krankheitsbildern mit Beteiligung des Hirnstammes kommen, wie z.B.: **Wallenberg-Syndrom** bei Läsion der dorso-lateralen Oblongata mit **Horner-Syndrom**, Hemiataxie, Läsionen der Hirnnerven V, IX und X, sowie dissoziierter Empfindungsstörung. Bei Läsion der lateralen Oblongata kommt es zum **Babinski-Nageotte-Syndrom** oder zum **Cestan-Chenais-Syndrom** mit Beteiligung der Hirnnerven IX und X. Beim Befall der kaudalen Oblongata kommt es zum **Jackson-Syndrom** mit Läsion des XII.-Hirnnerven und einer Hemiparese.

5. Häufigkeit zervikaler Gleichgewichtsstörungen

In unserer Ambulanz beträgt der Anteil der Patienten mit zervikalem Propriozeptoren-Schwindel an der Gesamtzahl der Schwindel-Patienten ca. 10%. Nach Angaben von Moser (1974) waren es 5% bei 1200 Patienten. Bei akuten Schwindelbeschwerden muß also sicher in der Mehrzahl der Fälle nach Zeichen einer peripheren oder zentralen vestibulären Störung gefahndet werden (Hamann 1985).

Höher (15%) ist allerdings der Anteil der Patienten mit pathologischem Zervikalnystagmus ohne Schwindelsymptomatik. Es ist zu vermuten, daß Habituationsmechanismen bereits stattgefunden haben und der Zervikalnystagmus bei diesen Patienten somit als Befund auf subklinischer Ebene zu bewerten ist. Seltener (in weniger als 5% der Schwindel-Patienten) tritt zervikaler Schwindel bei einer Mangeldurchblutung der A. vertebralis auf.

6. Symptomatik der zervikalen Gleichgewichtsstörung

Bei pathologischer Irritation kommt es zu Gleichgewichtsstörungen in Form von akutem Attackenschwindel, rezidivierendem Dreh- oder Schwankschwindel oder "Augenflimmern" (Decher 1969, 1975; Decher u. Sonntag 1966).

Oft ist zervikaler Schwindel begleitet von Irritationssymptomen des N. trigeminus (Terrahe 1985), wie Kopfschmerzen und fazialen Parästhesien. Dies erklärt sich, da ein Anteil der Trigeminuskerne weit nach kaudal in Richtung des Halsmarkes reicht.

Möglich sind auch pharyngolaryngeale Parästhesien. Die Symptome müssen nicht permanent vorhanden sein. Sie können rezidivierend auftreten. Oft kommt es nach einem Trauma zu einer Habituation (Boenninghaus u. Mayer 1985), die möglicherweise auf zentral-kompensatorischen Vorgängen beruht, so daß die Patienten schwindelfrei sind, obwohl pathologische propriozeptive Zervikalnystagmen noch nachzuweisen sind.

In seltenen Fällen kommt es begleitend zu einem Hörverlust, der reflektorisch über das Ganglion vestibulare superius zustande kommen soll (Terrahe 1985).

7. Untersuchung auf zervikale Gleichgewichtsstörung

7.1 Anamnese

Gezielte Fragen sind zu stellen nach einem *Schädel-Hirn-Trauma*, das meist zu einer Beteiligung des HWS führt, nach einem *HWS-Schleudertrauma*, das häufig mit einem Propriozeptorenschwindel einhergeht, nach *Schwindel beim Rückwärtsfahren im Auto* (vaskuläre und propriozeptive Ursachen sind möglich), nach *Schwindel bei schnellen oder normalen Kopfbewegungen* (dabei ist differentialdiagnostisch ein provozierter vestibulärer Schwindel zu beachten), nach *bekannten Mißbildungen der HWS*, nach einer *orthopädischen Therapie wegen eines "Zervikalsyndroms"*.

7.2 Untersuchungsgang

Voraussetzung der Diagnose "Halsschwindel" ist der Nachweis eines *zervikalen Nystagmus* (Causse et al. 1978; Collard et al. 1976; Greiner et al. 1970; Hülse 1982, 1983, 1976; Jongkees u. Philipszoon 1964; Moser 1974; Moser et al. 1972; Reker 1983; Scherer 1985). Dieser wird *bei feststehendem Kopf* — d.h. bei unbewegten Labyrinthen — allein *durch eine Drehung des Halses hervorgerufen*. Klinisch werden der propriozeptive und der vaskuläre Zervikalnystagmus provoziert im Untersuchungsgang nach Moser. Der Patient sitzt auf einem Drehstuhl. Der Kopf wird von einer Hilfsperson festgehalten, um die Labyrinthe ruhig zu stellen (Abb. 2).

Es empfiehlt sich, zunächst orientierend die Beweglichkeit der HWS zu prüfen, um keine Traumatisierung zu verursachen. Sicherheitshalber sollte eine orthopädische und chiropraktische Untersuchung der HWS vorausgehen. Muskulärer Hartspann, Gelenkblockierungen, Rotation von Wirbelkörpern u.a. können die Untersuchung behindern.

Dann folgen langsame Pendelungen zur Gewöhnung, bevor die Suche nach Zervikalnystagmen beginnt.

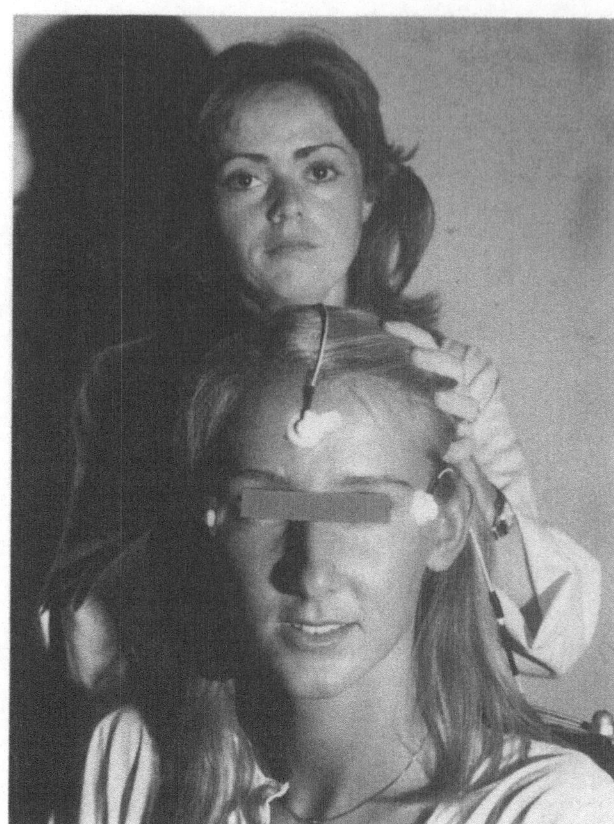

Abb. 2. Untersuchung des Zervikalnystagmus nach M. Moser (Graz): Der Kopf wird von einer Hilfsperson festgehalten. Der Körper pendelt auf einem Drehstuhl sinusförmig hin und her

Die Nystagmus-Registrierung erfolgt im Elektronystagmogramm, da Zervikalnystagmen oft eine sehr geringe Geschwindigkeit haben (weniger als 6 Winkelgrad/sec), so daß eine Beobachtung unter der **Frenzelschen Brille** nicht immer möglich ist. Da der *Zervikalnystagmus sehr stark durch das optische System gehemmt wird,* sollte er bei geschlossenen Augen in einem dunklen Raum abgeleitet werden.

Sicher pathologisch ist ein *propriozeptiver Zervikalnystagmus,* der bereits *bei langsamer Pendelung* gefunden wird, also einer Schwingungsdauer von 10–20 sec, entsprechend 0,05–0,1 Hz. Er wird Zervikalnystagmus Typ II nach Moser genannt (Abb. 3).

Bei schnellen Pendelungen mit einer Periodendauer von 5–10 sec treten auch bei Gesunden Zervikalnystagmen auf, sog. Typ-I-Nystagmen nach Moser.

Die Richtung des propriozeptiven Zervikalnystagmus ist in der Regel der jeweiligen Drehrichtung des Körpers des Patienten entgegengesetzt, also genau umgekehrt wie bei der Pendelprüfung. Normalerweise spricht man also von einem Zervikalnystagmus nach rechts, wenn bei fixiertem Kopf die Drehung des Körpers nach links einen Nystagmus nach rechts auslöst. Tritt der Zervikalnystagmus sowohl bei der Rechts-Drehung nach links und bei der Links-Drehung nach rechts auf, so spricht man von einem bilateralen Zervikalnystamus.

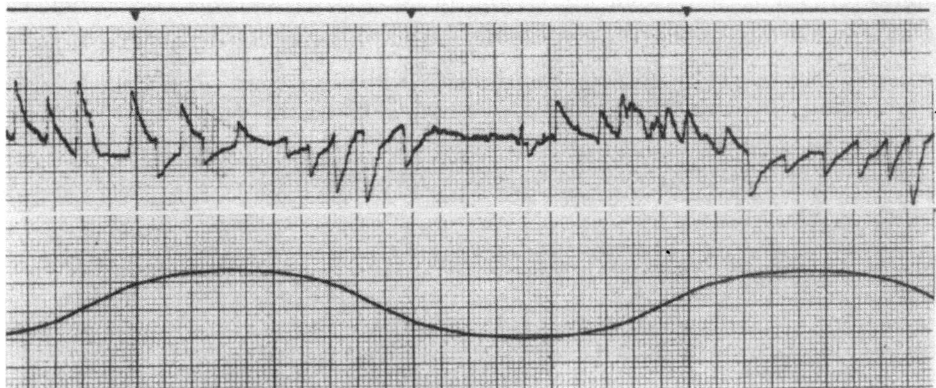

Abb. 3. Pathologischer Zervikalnystagmus vom Typ II nach Moser. Im unteren Kanal sehen Sie die sinusförmigen Drehstuhl- und damit Körperpendelungen, im oberen Kanal den richtungswechselnden Zervikalnystagmus

Den *vaskulären Zervikalnystagmus* sucht man *bei bleibender Auslenkung des Körpers zum Kopf um ca. 60°*. Die Untersuchungsdauer sollte dabei mindestens 30–40 sec betragen, da vaskuläre Nystagmen meist erst nach einer Latenz von mindestens 10–20 sec auftreten. Der vaskuläre Zervikalnystagmus schlägt meist *nur in eine Richtung,* die Schlagrichtung zeigt oft auf die Seite der stenosierten Vertebralarterie (Hülse 1983).

Bei anhaltender Auslenkung des Körpers gegenüber dem Kopf können auch propriozeptive Nystagmen auftreten, sog. Typ-III-Nystagmen (Abb. 4). Diese treten im Unterschied zu den vaskulären Nystagmen nahezu ohne Latenz auf wegen reflektorischer Auslösung und besitzen einen Decrescendo-Charakter, während die vaskulären Zervikalnystagmen durch Zunahme des Sauerstoffdefizits einen Crescendo-

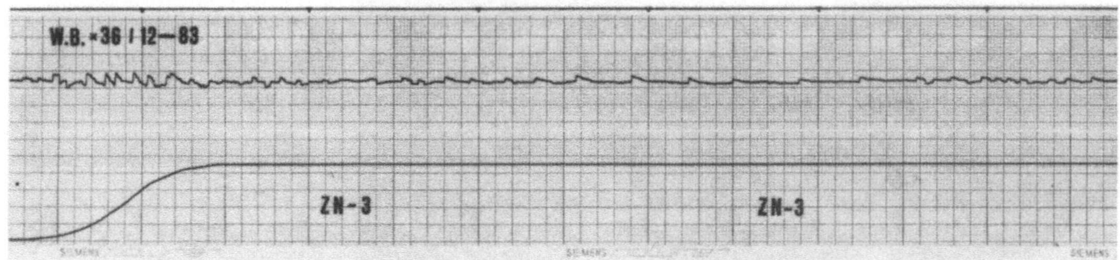

Abb. 4. Zervikalnystagmus Typ III nach Moser: Bei anhaltender Auslenkung des Körpers zum Kopf nimmt die Frequenz der Nystagmen im rechten Bildteil zu: "Crescendo-Charakter", d.h. vaskulärer Nystagmus. Im linken Bildteil sind propriozeptive Nystagmen vom Typ I zu sehen mit "Decrescendo-Charakter", verursacht durch die Drehstuhlauslenkung

Charakter aufweisen. Nach dieser Methode spricht man erst bei 5 deutlichen Nystagmus-Schlägen von einem Zervikalnystagmus.

Eine vertebral-bedingte Minderdurchblutung läßt sich maximal provozieren im **Untersuchungsgang nach Causse**. Dabei wird der Kopf um 30° rekliniert und gleichzeitig um 60° zur Seite rotiert (Position nach De Kleyn (Hülse 1983), bei einer Untersuchungsdauer von jeweils 3 min. (Abb. 5, 6).

Nach H. J. Denecke (1985, pers. Mitteilung) können Anomalien des Abganges der A. vertebralis von der A. subclavia bei Bauchlage des Patienten Schwindelbeschwerden verursachen. Bei Untersuchung im Sitzen wurden von uns bisher unter Beachtung der obengenannten Sicherheitsmaßnahmen keine Komplikationen beobachtet.

Die Frequenz des propriozeptiven und des vaskulären Zervikalnystagmus schwankt zwischen 0,5 und 2,7 Hz. Der Mittelwert der maximalen Winkelgeschwindigkeit liegt bei $17,3^{\circ}$/sec, mit Grenzwerten zwischen 2°/sec und 43°/sec. Die durchschnittliche Amplitude pro Nystagmusschlag in den ersten 10 sec ist im Mittel $4,3^{\circ}$ mit Grenzwerten von $2,0^{\circ}$ und 12° (Hülse 1983). Bei der Winkelgeschwindigkeit und der Amplitude entstehen die größten Werte durch die Halsrotation (Hülse 1983).

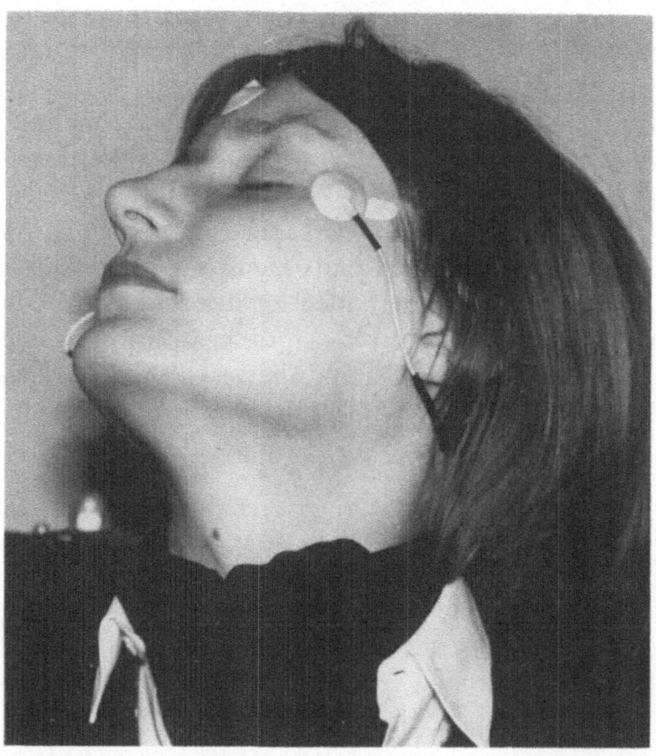

Abb. 5. Untersuchungsgang nach Causse: Der Kopf wird um 30° rekliniert und um 60° zur Seite rotiert, 3 min nach beiden Seiten

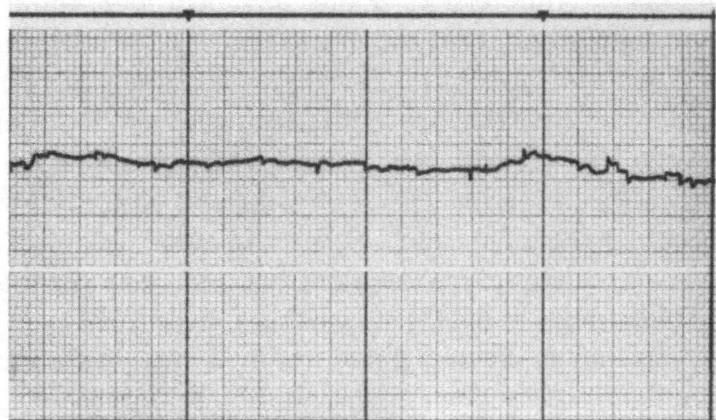

Abb. 6a. Vor der Untersuchung nach Causse zeigen sich noch keine Nystagmen

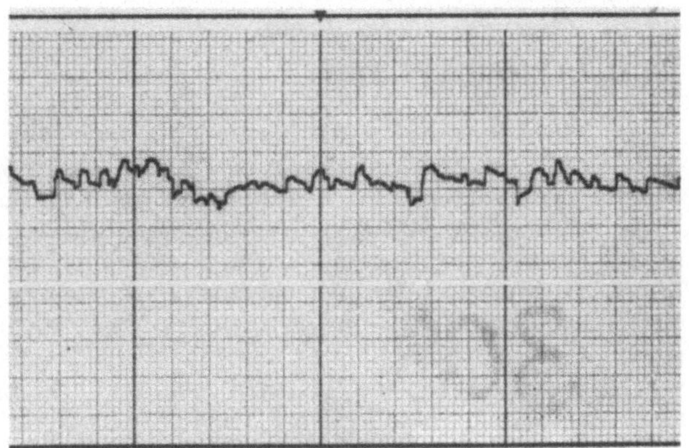

Abb. 6b. Nach der Untersuchung nach Causse: Vaskuläre Zervikalnystagmen

Im Anschluß an die oben beschriebene Methode sollte auch bei Kopfseitneigung, Kopf-Ante- und Kopfretroflexion untersucht werden, da in 7,5% des Patientengutes mit funktioneller Kopfgelenkstörung mit der reinen Körperdrehung kein Zervikalnystagmus, mit Seitneigung, Ante- und Retroflexion jedoch ein deutlicher Zervikalnystagmus registriert werden kann (Hülse 1983).

7.3 Zur Auswertung der Untersuchungsergebnisse

Bei der vertebrovaskulären Insuffizienz entsteht ein Nystagmus durch Minderdurchblutung, d.h. der Zervikalnystagmus bleibt so lange bestehen, wie die Halstorsion aufrecht erhalten wird. Ein Zervikalnystagmus vom Typ I und Typ II ist beim vaskulären Zervikalsyndrom nicht denkbar. Andererseits kann aber bei der funktionellen Kopfgelenkstörung ein Zervikalnystagmus vom Typ III beobachtet werden.

Der propriozeptive Zervikalnystagmus stellt eine "conditio sine qua non" dar bei Gleichgewichtsstörungen im Rahmen einer funktionellen Kopfgelenkstörung. Die Umkehrung dieses Satzes gilt nicht, nämlich daß ein propriozeptiver Zervikalnystagmus einen Schwindel beweist, da ein Zervikalnystagmus auch Symptom auf subklinischer Ebene sein kann. Der vaskuläre Zervikalnystagmus ist bei der vertebrovaskulären Insuffizienz nur in 68% nachweisbar (Hülse 1983).

Besonders nach Schädeltraumen muß differentialdiagnostisch beim Zervikalnystagmus an einen latenten Spontannystagmus gedacht werden. Eine Abgrenzung ist meist dadurch möglich, daß der latente vestibuläre Spontannystagmus nur nach einer Seite schlägt und nicht richtungswechselnd ist (Hülse 1983).

Ein nur einseitiger Zervikalnystagmus ist also immer verdächtig auf einen latenten vestibulären Spontannystagmus, der durch die Manipulation provoziert wurde.

Hülse (1983) fand bei 10,8% der Patienten mit funktionellen Kopfgelenkstörungen einen vertikalen Zervikalnystagmus. Dies ist ein propriozeptiver Zervikalnystagmus, der bei Kopfvorbeuge nach unten und bei Kopfrückneigung nach oben schlägt. Diese kopfhaltungsabhängige Nystagmusrichtung ist zur Abgrenzung von Vertikalnystagmen zentraler Genese wichtig, da bei ihnen der Vertikalnystagmus immer nur in eine Richtung schlägt. Bei einer vertebrobasilären Insuffizienz kann in ca. 18% ein durch Kopfrückneigung provozierter Vertikalnystagmus gefunden werden, der jedoch regelmäßig nach unten schlägt. Nicht-zervikale Vertikalnystagmen werden vor allem beschrieben bei Läsionen des unteren Hirnstammes, wie z.B. im Rahmen einer **Arnold-Chiari**-Malformation, einer Platybasie und bei basilärer Impression.

7.4 Röntgendiagnostik

Da beim zervikalen Schwindel meist eine Bewegung die Beschwerden auslöst, können Untersuchungsmethoden, die eine Momentaufnahme des Patientenstatus wiedergeben, nicht allein zur Diagnostik herangezogen werden (Jenkner 1982; Wolff 1963).

Untersuchungen von Säcker (Zit. nach Gutmann 1968) haben 1957 ergeben, daß Beschwerden in Form eines Zervikalsyndroms nur in etwa 30% zutage treten, wenn röntgenologisch HWS-Veränderungen zur Darstellung gebracht wurden. Zumindest muß Zurückhaltung bei der Beurteilung von Zusammenhängen zwischen der HWS und Schwindel geübt werden, wenn ein Röntgenbild Veränderungen zeigt. Ein Zusammenhang kann angenommen werden, wenn Provokationsmaßnahmen im Bereich der HWS das Beschwerdebild des Patienten auslösen, und wenn ein Zervikalnystagmus festgestellt wird.

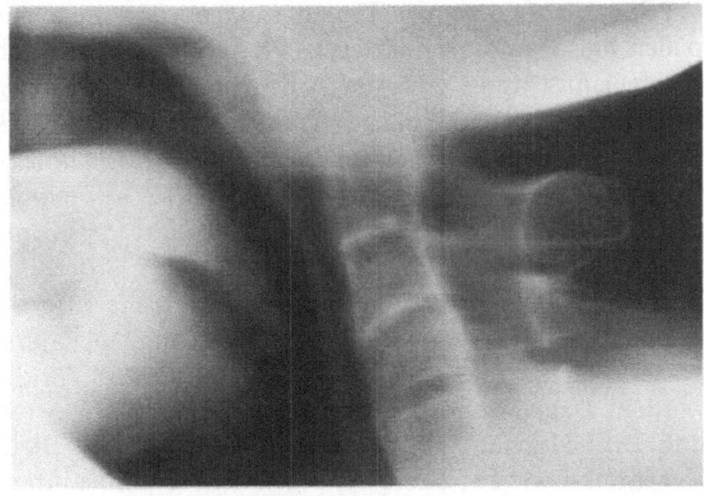

Abb. 7. Blockwirbelbildung beim Klippel-Feil-Syndrom (Tomogramm)

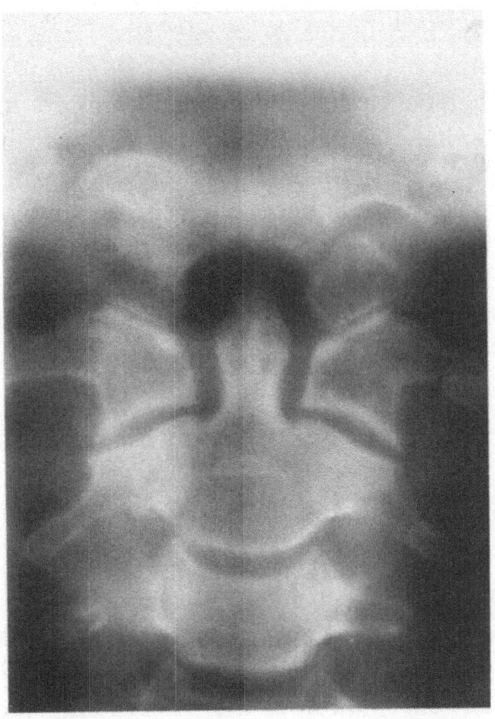

Abb. 8. Schichtaufnahme der Kopfgelenke mit dem Atlanto-Axial-Gelenk und dem Atlanto-Okzipital-Gelenk

Spezialaufnahmen in Provokationsposition sind meist nur bei Orthopäden und Radiologen möglich. Wertvolle Hinweise auf eine funktionelle Kopfgelenkstörung gibt die Aufnahme der Kopfgelenke im sagittalen Strahlengang, peroral, bei geöffnetem Mund (Terrahe 1985). Der Zentralstrahl ist dabei auf den Axis gerichtet (Aufnahme nach Sandberg u. Gutmann, zit. nach Torklus 1975). Diese Aufnahmen lassen Fehlstellungen und Anomalien der oberen HWS und der Kopfgelenke erkennen. Dabei sollte auch der Abstand zwischen dem Processus spinosus und den Bogenansätzen von C2 geprüft werden (Terrahe 1985).

Zusätzlich sollte die HWS im halbschrägen, lateralen und anteriorposterioren Strahlengang (Savary et al. 1973; Torklus 1975) geröntgt werden. Dabei ist insbesondere auf Fehlstellungen (Mayer et al. 1985) und Mißbildungen (Mayer et al. 1984), wie z.B. Blockwirbel (Abb. 7), zu achten sowie auf Stenosierungen der Foramina intervertebralias, durch die die Aa. vertebrales verlaufen. In Zweifelsfällen sollten Tomogramme der Halswirbelsäule und des kraniozervikalen Überganges angefertigt werden (Abb. 8).

8. Therapie

Therapeutische Maßnahmen müssen mit dem Orthopäden abgestimmt werden, wenn der Otologe nicht manual-medizinisch erfahren ist. Bei Muskelverspannungen helfen oft schon die Anwendungen milder Wärme, Lockerungsübungen oder ein für die Nacht verordnetes zervikales Stützkissen (Terrahe 1985). Beim vaskulären Halsschwindel empfiehlt sich als Erstmaßnahme die Vermeidung schwindelauslösender, gefäßkomprimierender Kopfbewegungen (Mayer et al. 1984). Entscheidend für die Behandlung ist die vorherige Gesamtabklärung der HWS und des zervikokranialen Überganges.

9. Zusammenfassung

Die Abgrenzung des Halsschwindels ist nicht nur in der Praxis, sondern auch bei Gutachten von großer Bedeutung (Boenninghaus u. Mayer 1985). Hinweise auf einen zervikalen Schwindel gibt die Anamnese. Zeigt sich ein pathologischer Zervikalnystagmus ohne zusätzlichen Anhalt für otogene oder zentralvestibuläre Störungen, so ist eine zervikale Schwindelursache anzunehmen. Zur weiteren Abklärung empfehlen sich eine orthopädische Diagnostik sowie manual-medizinische Untersuchungstechniken. Die Provokationsmethoden nach Moser sind nach Kontrolle der Halsbeweglichkeit ungefährlich und können auch vom niedergelassenen HNO-Arzt leicht durchgeführt werden.

Literatur

Barré JA (1926) Le syndrome sympathique cervical postérieur. Rev Neurol (Paris) 33:248

Barré JA, Lieou YC (1928) Le syndrome sympathique cervical postérieur. Schuler & Mink, Strasbourg

Boenninghaus HG (1983) Hals-Nasen-Ohren-Heilkunde. 6. Aufl, Springer, Berlin Heidelberg New York Tokyo

Boenninghaus HG, Mayer B (1985) Zervikalnystagmus nach Kopfgelenkverletzung. Laryngol Rhinol Otol (Stuttg) 64:446−447

Causse JB, Gillet B, Conraux C, Causse J (1978) Der Nystagmus infolge der vertebro-basilären Insuffizienz. Rev Laryngol Otol Rhinol (Bord) 99:351

Cohen LA (1961) Role of eye and neck proprioceptive mechanisms in body orientation and motor coordination. J Neurophysiol 24:1

Collard M, Conraux C, Eber AM (1976) Der zervikale Nystagmus: Physiologie, Experimente, Ergebnisse, klinische Bedeutung. Rev Otoneuroophthalmol 48:313

Decher H (1969) Die zervikalen Syndrome in der Hals-Nasen-Ohren-Heilkunde. Thieme, Stuttgart

Decher H (1975) Hörstörungen bei vertebro-basilärer Insuffizienz. Laryngol Rhinol Otol (Stutt) 54:728

Decher H, Sonntag J (1966) Störung des optokinetischen Nystagmus durch zervikale Irritation. Laryngol Rhinol Otol (Stuttg) 45:791

De Jong PTVM, de Jong J, Cohen B et al. (1977) Ataxia and nystagmus induced by injection of local anaesthetics in the neck. Ann Neurol 1:240−246

Greiner GF, Fett M, Conraux C, Dillenschneider E, Collard M, Babin E (1970) Vertige de Menière et atteintes vasculaires vertébro-basilaires à propos de 5 cas. Rev Otoneuroophthalmol 42:319

Gutmann G (1968) Halswirbelsäule und Hals-Nasen-Ohrenkrankheiten. HNO 16:290−298

Hamann KF (1985) Kritische Anmerkungen zum sogenannten zervikogenen Schwindel. Laryngol Rhinol Otol (Stuttg) 64:156−157

Hülse M (1982) Die differentialdiagnostische Auswertung des Zervikalnystagmus. HNO 30:192−197

Hülse M (1983) Die zervikalen Gleichgewichtsstörungen. Springer, Berlin Heidelberg New York Tokyo

Hülse M Partsch CJ (1976) Cervical-Nystagmus, ausgelöst durch Halsrezeptoren. HNO 24:268−271

Jenkner FL (1982) Das Zervikalsyndrom: Manuelle und elektrische Therapie. Springer, Wien New York

Jongkees LBW, Philipszoon AY (1964) Elektronystagmography VII: Neck torsion test. Acta Otolaryngol [Suppl] (Stockh) 189:95−106

Kane RJ, O'Connor AF, Morrison AW (1982) Primary basilar impression: an etiological factor in Menière's disease. J Laryngol Otol 96:931−936

Kayser-Gatehalian MC, Kayser K, Bischoff H (1976) Die Insuffizienz der A. vertebralis und basilaris. Nervenarzt 47:562

Krayenbühl H, MG Yasargil (1957) Die vaskulären Erkrankungen im Gebiet der A. vertebralis und A. basilaris. Thieme, Stuttgart

Mayer B, Gülzow J (1985) "Provozierbarer Schwindel". Der Allgemeinarzt. 7: 365–367

Mayer B, Lenarz Th, Haels J (1984) Zervikal ausgelöste neurootologische Symptome des Klippel-Feil-Syndroms. Laryngol Rhinol Otol (Stuttg), 63:364–370

Mayer B, Rieden K, Mende U (1985) Bedeutung des Röntgenübersichtsbildes der Halswirbelsäule bei Schwindel und pathologischem propriozeptivem Zervikalnystagmus. Laryngol Rhinol Otol (Stuttg), 300–303

Moser M (1974) Zervikalnystagmus und seine diagnostische Bedeutung. HNO 22: 350–355

Moser M, Conraux C, Greiner GF (1972) Der Nystagmus zervikalen Ursprungs und seine statische Bedeutung. Mschr Ohrenheilk 106:259

Pfaltz CR, Richter HR (1958) Die cochleo-vestibuläre Symptomatologie des Cervikalsyndroms. Arch OhrNasuKehlkHeilk u Z HalsNasOhrenheilk 172:519–534

Reker U, (1983) Zervikalnystagmus durch Propriozeptoren der Halswirbelsäule. Laryngol Rhinol Otol (Stuttg), 62:312–314

Rubin AM et al. (1958) Labyrinthine and somatosensory convergence upon vestibulo-ocular units. Acta Otolaryngol (Stockh), 85:54

Savary P, Giguere P, Aube L, Fradet JF (1973) Le nystagmus cervical en electronystagmographie: corrélation radiologique et clinique. Can J Otolaryngol, 24:313

Scherer H (1985) Halsbedingter Schwindel. Hauptvortrag II. 56. Jahrestagung Deutsche Ges HNO KopfuHalsChirurgie, Berlin. In: Verh Ber Dt Ges HNO Heilk, Kopf-u Hals-Chirur, Teil II: Sitzungsbericht. Springer, Berlin Heidelberg New York Tokyo, S 107–123

Schimek JJ (1985) Neurologie und Neurophysiologie der Gelenke und deren Bedeutung für die Funktion des Bewegungsapparates. Dtsch Z Sportmed 36:237–243

Seymour JC (1954) Observations on the circulation in the cochlea. J Laryngol Otol 68:689

Terrahe K (1985) Das zerviko-kraniale Syndrom in der Praxis des HNO-Arztes. Laryngol Rhinol Otol (Stuttg), 64:292–299

Torklus D von (1975) Die obere Halswirbelsäule. Prakt Röntgenatlas und Systematik; 2. Aufl, Thieme, Stuttgart, S 37–45

Wolff HD (1963) Studien an der mittleren HWS. In: Junghanns H (Hrsg). Die Wirbelsäule in Forschung und Praxis, Bd 26, Hippokrates, Stuttgart, S 78

Globusgefühl und unklare Schluckbeschwerden

V. Jahnke

1. Einleitung

Patienten mit Globusgefühl und unklaren Schluckbeschwerden suchen in zunehmender Zahl und Anspruchshaltung den HNO-Arzt auf und sind dort mit ihrem Leidensdruck oft gar nicht willkommen. Dieses vielfältige und problematische Beschwerdebild ist für verschiedene Fachdisziplinen von Interesse, allerdings aus ganz unterschiedlichen Gesichtspunkten; neben der HNO-Heilkunde sind es vor allem die Neurologie, die Innere Medizin bzw. die Gastroenterologie, die Pulmologie (Problem der Aspirationspneumonie), die Radiologie, die Dermatologie, die Orthopädie und die Kieferorthopädie (Einfluß von abnormen Zungenbewegungen beim Schlucken auf die dentoalveolären Strukturen).

Da Patienten mit Schluckbeschwerden meistens relativ schnell den Arzt aufsuchen, liegt es an diesem, das Symptom gewissenhaft abzuklären, ggf. durch Einschaltung anderer Fachdisziplinen und durch Verlaufskontrollen; denn im günstigen Falle handelt es sich um ein Ärgernis, welches den Genuß zu essen und die Lebensqualität beeinträchtigt, schlimmstenfalls aber um das erste Symptom einer lebensgefährlichen Krankheit. Die vielfältigen Ursachen und Ausprägungen von Schluckbeschwerden sind ein so komplexes Thema, daß es hier nicht erschöpfend abgehandelt werden kann. Dieser Beitrag befaßt sich deshalb nur mit einigen Fragen, Informationen und Hinweisen ausführlicher, welche aus HNO-ärztlicher Sicht für die Praxis aktuell sind.

2. Physiologie des Schluckens

Der Schluckakt dient dem aktiven Transport von flüssigen und festen Speisen in den Magen sowie von Schleim aus dem Rachen, ferner der periodischen Öffnung der Tube. Der normale Schluckakt ist charakterisiert durch eine koordinierte Aktivität zwischen laryngealer, pharyngealer und ösophagealer Muskulatur; traditionell wird er in drei Phasen eingeteilt: die orale, pharyngeale und ösophageale (Dobie et al. 1984).

In der willkürlichen *oralen Phase* legt sich die Zunge an den vorderen harten Gaumen und der Bolus ist in einer Konkavität auf dem Zungenrücken. Er gelangt dann in den Oropharynx, und die reflektorische *pharyngeale Phase* wird ausgelöst, unter Relaxation des pharyngoösophagealen Sphinkters, d.h. des queren Teils des M. cricopharyngeus und der obersten 2–3 cm der zirkulären Ösophagusmuskulatur (Abb. 6). In der pharyngealen Phase wird die Glottis reflektorisch verschlossen, der Zungengrund rückt gegen weichen Gaumen und Rachenhinterwand, der Bolus gleitet in den Hypopharynx. Dabei erfordert das normale Schlucken einen Synergismus von respiratorischen und Schluckreflexen. In der späten pharyngealen Phase wird der Bolus mittels peristaltischer Kontraktion des M. constrictor pharyngis durch den offenen M. cricopharyngeus gebracht. In der *ösophagealen Phase* kontrahiert sich der pharyngo-ösophageale Sphinkter, um einen Reflux zu verhindern, die Ösophagusperistaltik beginnt. – Der stereotype, nach der Auslösung autonome Schluckreflex beteiligt die Hirnnerven V, VII, IX, X und XII, er ist zentral gesteuert im Schluckzentrum in der Formatio reticularis der Medulla oblongata.

3. Definition des Begriffes Globusgefühl

Das Symptom oropharyngeale oder pharyngo-ösophageale Dysphagie ist definiert als Schwierigkeit und gegebenenfalls auch Schmerz bei der Nahrungspassage vom Mund zum oberen Ösophagus; das sog. Globusgefühl wird als eine Mißempfindung vorwiegend im Versorgungsgebiet des N. glossopharyngeus angesehen.

Ein Globusgefühl kann durch erkennbare *organische Veränderungen* ausgelöst werden, ebenso wie durch eine röntgenologisch oder endoskopisch nachweisbare *Funktionsstörung* im Bereich des oberen Ösophagussphinkters. Von einem **Globusgefühl im engeren Sinne** spricht man jedoch gewöhnlich, wenn organische Ursachen oder Funktionsstörungen ausgeschlossen wurden und eine *psychogene Ursache* anzunehmen ist. Zur diagnostischen Unsicherheit trägt aber bei, daß der Begriff "funktionell" oft als Synonym für psychogen gebraucht wird oder ausdrücken soll, daß man nichts gefunden hat; andererseits kann eine Funktionsstörung im Sinne eines Spasmus im Bereich des oberen Ösophagussphinkters wahrscheinlich psychogen ausgelöst werden.

Um eine Fehldiagnose und unter Umständen sogar das Nichterkennen einer ernsthaften Krankheit zu vermeiden, muß der HNO-Arzt bei Globusgefühl und unklaren Schluckbeschwerden stets mit größter Gewissenhaftigkeit eine organische Ursache und eine Funktionsstörung ausschließen. Ist dies mit ausreichender Sicherheit geschehen, wird es sich am häufigsten um subjektiv als Globusgefühl erlebte Mißempfindungen im Rachen handeln, für welche oft psychosomatische Faktoren aufdeckbar sind. Gelingt auch dies nicht, wird man sich mit der *vorläufigen Diagnose "unklare Schluckbeschwerden"* begnügen müssen und den weiteren Verlauf beobachten.

4. Diagnostik

Die *Diagnose* von Schluckbeschwerden sollte nach Möglichkeit *ätiologisch* gestellt werden (z.B. Myasthenia gravis, bei welcher die isolierte Schluckstörung oft das erste Symptom, und der HNO-Arzt der zuerst aufgesuchte Arzt ist), ferner *anatomisch* (z.B. HWS-Veränderungen in Höhe C 5–6) sowie *funktionell* (d.h. wie ist der Patient beeinträchtigt).

Der **Ausschluß einer organischen Ursache** für die geklagten Schluckbeschwerden erfordert eine gründliche und oft zeitaufwendige Erhebung der *Anamnese*; dabei sprechen *Schluckschmerzen* (Odynophagie) und eine *Behinderung des Schluckaktes vor allem bei festen Speisen* für eine *organische Ursache,* ebenso wie Regurgitation, Aspiration, Pneumonie und Gewichtsverlust. *Schluckbeschwerden* unabhängig von der Nahrungsaufnahme, *beim Leerschlucken* oder Speichelschlucken, machen eine organische Ursache wenig wahrscheinlich und *weisen auf ein sog. Globusgefühl* hin. Wichtig ist auch die vom Patienten angegebene *Lokalisation der Beschwerden:* Oropharyngeale Dysphagie wird meist in den oberen Halsbereich projiziert, ösophageale supra- oder retrosternal.

Auf der Grundlage der Anamnese kommen gegebenenfalls folgende Untersuchungsverfahren in Frage, wobei auf Befragen oft schon Vorbefunde zur Verfügung stehen, wenn bereits mehrere Ärzte konsultiert worden sind:

Die *Spiegeluntersuchung,* u.a. zum Ausschluß von chronischer Pharyngitis, Tonsillitis oder Laryngitis; Seitenstrangangina; Schleimhauttrockenheit; Zungengrundhyperplasie; Speichelsee im Sinus piriformis.

Die *Palpation* von Zungengrund, Halslymphknoten und Schilddrüse.

Neben der indirekten *Laryngoskopie* wird ggf. die Lupenendoskopie und die Mikrolaryngoskopie sowie die *Ösophagoskopie*, vorzugsweise mit Fiberoptiken, durchzuführen sein.

Die *Schilddrüsenzintigraphie* kann eine Struma als gelegentliche Ursache von Schluckbeschwerden infolge Kompression nachweisen; eine Hyperthyreose soll u.U. zu einem Krampf des oberen Ösophagussphinkters führen können.

Die *Manometrie* ist im allgemeinen nützlicher für die Untersuchung der ösophagealen als der pharyngealen Funktion, da sie bei letzterer als technisch unzureichend gilt (Augustiny et al. 1984; Dobie et al. 1984).

Die *Elektrodiagnostik der Hirnnerven* bei neuromuskulären Störungen nach Trauma oder Hirntumor hat sich in der Klinik als nützlich erwiesen, ist für die Praxis aber kaum aktuell.

Als **röntgenologische Diagnostik** sind vor allem die *Aufnahmen der seitlichen Halsweichteile* und die *Ösophagusbreipassage* zu nennen. Die *seitliche xeroradiographische Aufnahme* ermöglicht eine besonders gute Beurteilung von Knochen und Weichteilen auf einem Bild (Abb. 1b und 2). Die *Doppelkontrastuntersuchung* (Apter et al. 1984) wurde für die Früherfassung von Zungengrundkarzinomen empfohlen. Eine sehr gute Funktionsanalyse ermöglicht die *kinematographische Untersuchung des Schluckaktes* (Augustiny et al. 1984), insbesondere bei neuromuskulären Erkrankungen (z.B. bei unklaren Schluckbeschwerden und normaler Bariumkontrastdarstellung). Auch die *Computertomo-*

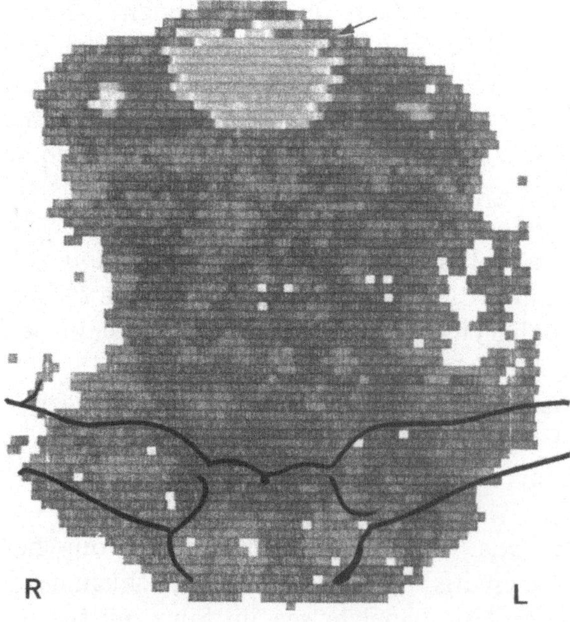

Abb. 1a. Schilddrüsenszintigramm: Walnußgroße Struma am Zungengrund (*s. Pfeil*) mit normaler Aktivitätsspeicherung; kein weiteres Schilddrüsengewebe

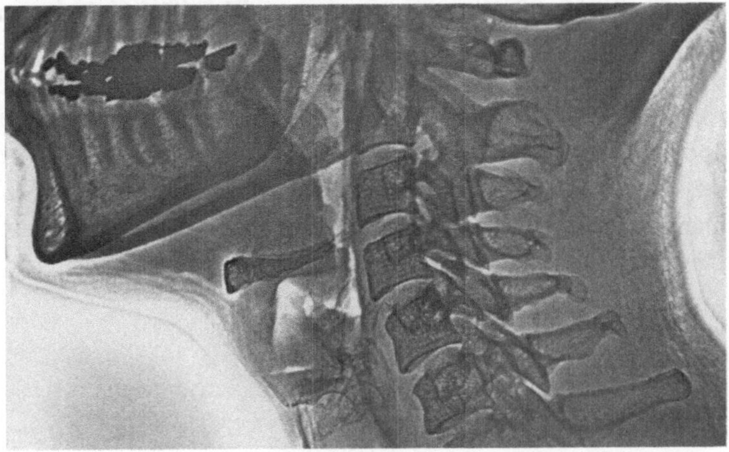

Abb. 1b. Halsweichteile seitlich (Xeroradiographie): Zungengrundhyperplasie und fehlende Epiglottis mehrere Jahre nach Tonsillektomie (diese und die folgenden Röntgenaufnahmen angefertigt von Prof. Dr. Witt, Röntgeninstitut des Rudolf-Virchow-Krankenhauses)

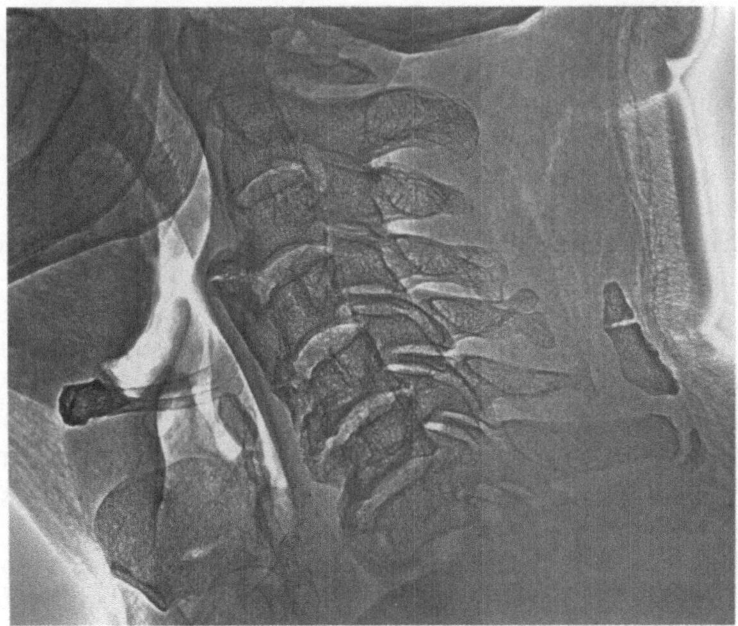

Abb. 2. HWS seitlich (Xeroradiographie): M. Forestier, als Nebenbefund Verknöcherung des Lig. nuchae

graphie und die *Kernspintomographie* (für Zunge und Oropharynx) können indiziert sein, ebenso *Thoraxaufnahmen* und Röntgenaufnahmen der *Nasennebenhöhlen* (zum Ausschluß einer okkulten Sinusitis mit retronasalem Sekretfluß). Bei Globusgefühl ohne feststellbare Veränderungen im HNO-Bereich werden relativ häufig okkulte Veränderungen im Gastrointestinaltrakt festgestellt (einschließlich Ösophagus- und Magenkarzinom), so daß bei diesem Symptom u.U. eine röntgenologische *Untersuchung des Gastrointestinaltraktes* sinnvoll ist.

5. Organische Ursachen von Schluckbeschwerden

Als organische Ursache von Schluckbeschwerden kommen zahlreiche, verschiedene Fachgebiete betreffende Krankheiten in Frage, für deren Aufzählung der Raum hier nicht reicht. Die Veränderungen können neurogen, exogen, endogen oder infektiös bedingt sein (Breuninger 1980). So neigten z.B. Patienten mit AIDS zur Candidainfektion in Pharynx und Ösophagus, so daß als Frühsymptom Schluckbeschwerden auftreten.

Die zur Dysphagie führenden "typischen" HNO-Krankheiten (Collo 1980) werden in diesem Rahmen auch nicht detailliert geschildert; grundsätzlich kann es sich um postoperative, traumatische oder entzündliche Zustände, Fremdkörper oder Tumoren handeln. Diese "pathoplastischen Faktoren" (Breuninger 1980) mit einem morphologischen Substrat sind in ihrer Bedeutung als auslösende Ursache der Symptomatik schwierig einzuschätzen, zumal sicher oft eine psychogene Überlagerung eine Rolle spielt.

Sehr selten als Ursache einer Dysphagie sind eine *Zungengrundstruma* (Abb. 1a, s. auch Beitrag Ganz, S. 136) oder eine nach medial gerichtete *Schleifenbildung der Carotis interna* bei pulsierender Vorwölbung im Bereich der Rachenhinterwand (Abb. 5). Oft nicht erkannt als Ursache von Schluckbeschwerden wird aber die Hyperplasie und rezidivierte *Entzündung der Zungengrundtonsille,* welche einer medikamentösen und operativen Behandlung zugänglich ist. Beschwerden treten gewöhlicht erst nach einer Tonsillektomie auf, wobei es sich um eine kompensatorische Hyperplasie oder um eine weitere Manifestation der allgemeinen Hyperplasie des lymphatischen Rachengewebes handelt (Abb. 1b). Auch ein abnorm langer *Proc. styloideus* (s. auch Beitrag Ganz, S. 133) infolge Verkalkung des Lig. stylohyoideum kann Pharynxparästhesien und Schluckbeschwerden im Oropharynx verursachen (Jahnke 1979). Die Diagnose wird durch lokale Druckempfindlichkeit sowie Palpation und Röntgenaufnahmen des Proc. styloideus gestellt.

Für die **chronische Pharyngitis** gilt, daß keine überzeugenden Korrelationen zwischen den Schluckbeschwerden, dem Spiegelbefund und dem Ergebnis der histologischen Untersuchung bestehen.

Vordringlich ist der Ausschluß von **Tumoren des Oro- oder Hypopharynx**, sowie von Vor- und Frühstadien derselben. Besonders erwähnt sei die sideropenische Dysphagie (Plummer-Vinson-Syndrom) als Präkanzerose für das Postkrikoid-Karzinom, welches nur selten frühzeitig erfaßt wird und ebenso wie das Globusgefühl am häufigsten bei Frauen mittleren und höheren Lebensalters auftritt. Praktisch wichtig ist ferner der Hinweis, daß bei Schluckbeschwerden "reflektorische Ohrenschmerzen" im Bereich der Hirnnerven IX und X (Jahnke 1979) auftreten können als Hinweis auf ein Malignom im Bereich des Oropharynx (Zungengrund, Tonsille oder weicher Gaumen) bzw. Larynx und Hypopharynx (insbesondere Sinus piriformis).

Es ist erstaunlich, wie häufig eine ernsthafte und fortgeschrittene Krankheit als Ursache von Schluckstörungen nicht erkannt wird. Die auf den Abbildungen 1–6 gezeigten Befunde stammen von Patienten, welche sich innerhalb eines Jahres in unserer Klinik wegen Schluckbeschwerden vorstellten, ohne daß bei auswärtigen Untersuchungen die organische Ursache festgestellt wurde. Insbesondere die Fallbeispiele der Abbildungen 4a und 4b sollten als Warnung dienen, voreilig die Diagnose unklarer Schluckbeschwerden oder Globusgefühl zu stellen.

Dem HNO-Arzt stellt sich zunehmend die Frage, ob eine Dysphagie durch **Halswirbelsäulenveränderungen** bedingt ist. HWS-Erkrankungen findet man bei Patienten mit unklaren Schluckbeschwerden und Globusgefühl relativ häufig, aber die Röntgenuntersuchung ist nicht entscheidend. Nach K. Seifert (1985) können sicher auch funktionelle Störungen im HWS-Bereich infolge Fehlhaltung und/oder Fehlbelastung Schluckbeschwerden verursachen, welche durch eine entsprechende Behandlung der Halswirbelsäule verschwinden müßten.

Asymptomatische Osteophyten gibt es bei 20–30% der Bevölkerung, schwere degenerative Veränderungen (Abb. 2–5) können die Kompression des Pharynx und Ösophagus mit entsprechenden Schluckbeschwerden hervorrufen.

Sehr selten ist der in Abbildung 2 dargestellte Befund eines **Morbus Forestier** mit exzessiver ankylosierender Hyperostosis in Höhe HWK 3–4 bei einem 75jährigen Patienten mit starken, seit Jahren zunehmenden Schluckbeschwerden. Anamnestisch war interessant, daß der Patient von Kindesbeinen an im Zirkus als Jongleur auf dem Fahrrad sitzend in maximaler Dorsalflexion der HWS aufgetreten war. Zur Beseitigung dieser erheblichen vertebragenen Dysphagie war die operative Abtragung der Hyperostosis auf transzervikalem Wege (Jahnke 1971) indiziert.

Die Indikation zur Abtragung einer Hyperostosis der HWS mit oder ohne gleichzeitige Cricopharyngeus-Myotomie ist erst gegeben, wenn diätetische Maßnahmen nicht ausreichen und andere Ursachen für die Dysphagie ausgeschlossen sind.

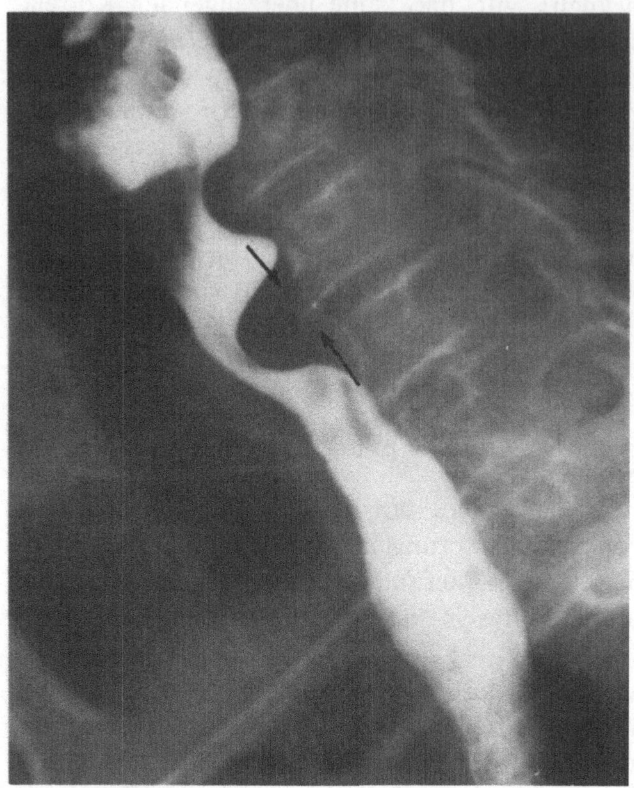

Abb. 3. Hyperostosen
mit fibröser Knochen-
auflagerung und zusätz-
licher spastischer Welle
bei der Ösophagus-
kontrastdarstellung

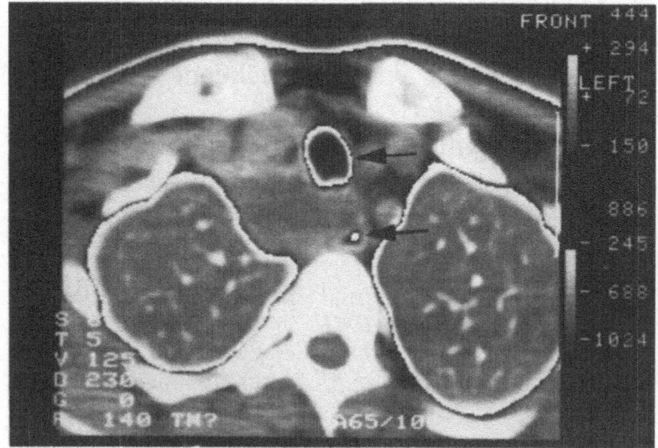

Abb. 4a. Computer-
tomographie des Media-
stinums: Inoperables
malignes Lymphom mit
Übergreifen auf die
Trachea (*oberer Pfeil*)
und den Ösophagus
(*unterer Pfeil*)

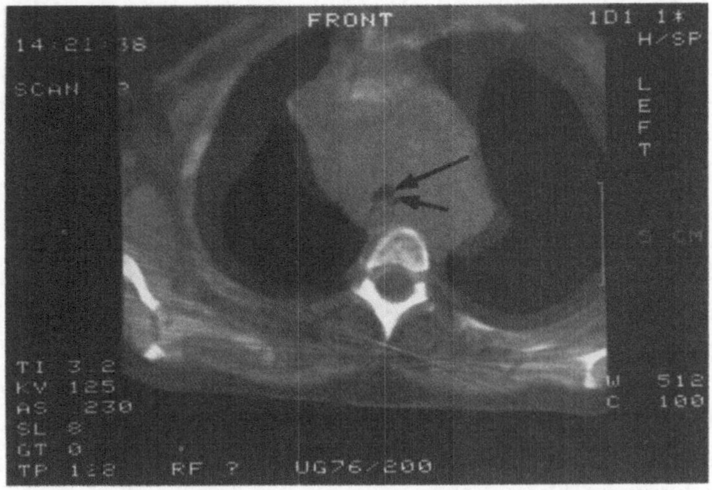

Abb. 4b. Computertomographie des Mediastinums: Struma maligna mit Infiltration von Trachea (*oberer Pfeil*) und Ösophagus (*unterer Pfeil*)

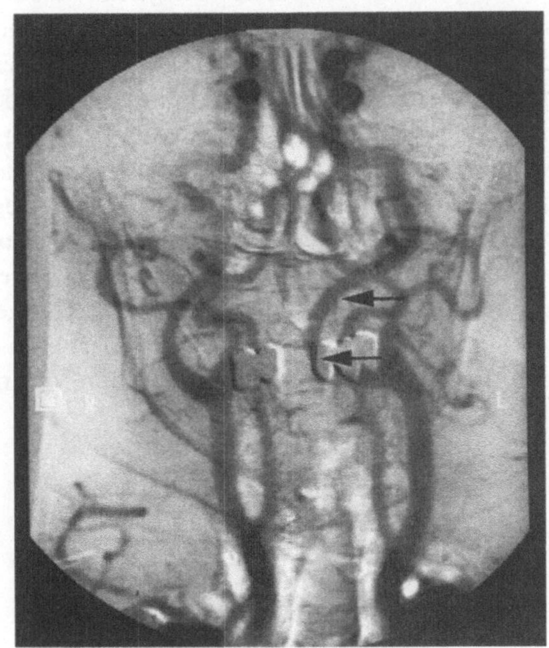

Abb. 5. Subtraktionsangiographie: Nach medial gerichtete Schleifenbildung der linken Carotis interna (*Pfeil*)

6. Funktionsstörungen des pharyngo-ösophagealen Überganges

Besteht aufgrund der Anamnese und eingehenden Untersuchung kein Anhalt für eine organische Ursache der Schluckbeschwerden, sollte man eine Funktionsstörung (Rösch 1979) im Bereich des oberen Ösophagussphinkters ausschließen, was insbesondere eine röntgenologische Untersuchung erfordert (Augustiny et al. 1984). Bei einer derartigen Dysfunktion des pharyngo-ösophagealen Übergangs (Abb. 6) empfindet der Patient meistens das Gefühl, daß ein Bissen unterhalb des Kehlkopfes steckenbleibt.

Früher wurde ein *Spasmus des M. cricopharyngeus* als häufigste Ursache von Funktionsstörungen im Bereich des oberen Ösophagussphinkters angesehen. Klinisch und röntgenologisch ist ein Spasmus schwer erfaßbar, wahrscheinlich kann er durch einen gastroösophagealen Reflux bedingt sein; denn durch sauren Barium-Breischluck wurde die Dysphagie reproduziert und die krikopharyngeale Dysfunktion röntgenologisch dokumentiert.

Häufiger als um einen Spasmus dürfte es sich jedoch um mit zunehmendem Lebensalter steigende *Koordinationsstörungen* des Zusammenspiels beteiligter Muskelgruppen handeln, welche als Störungen der krikopharyngealen Relaxation durch Röntgen-Kinematographie nachgewiesen worden sind. Bei diesen Funktionsstörungen unterscheidet man drei Typen (Augustiny et al. 1984; Dobie et al. 1984): 1) Der Sphinkter öffnet sich verspätet, 2) er relaxiert sich nur unvollständig, möglicherweise infolge neuromuskulärer Degeneration; oder 3) er schließt sich vorzeitig vor dem Durchtritt des Nahrungsbolus, was wahrscheinlich für die Pathogenese des Zenker'schen Divertikels eine Rolle spielt. Die aufgrund von klinischem Befund, Röntgenuntersuchung, Endoskopie und ggf. Manometrie diagnostizierbaren Funktionsstörungen lassen sich nur schwer mit morphologischen Veränderungen korrelieren; zu den

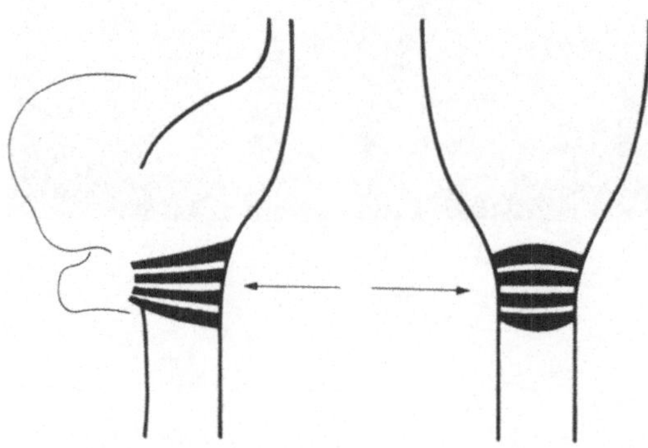

Abb. 6. Anatomie des pharyngo-ösophagealen Übergangs. *Pfeil* zeigt auf M. cricopharyngeus

vielen ursächlich angeschuldigten Krankheitsbildern gehören vor allem neuromuskuläre Erkrankungen wie die Myasthenia gravis, die Polymyositis und zerebrale Durchblutungsstörungen.

7. Ursachen des sog. Globusgefühls

Wenn trotz der in diesem Beitrag besprochenen eingehenden Diagnostik, welche in der Praxis sicher oft nicht realisiert werden kann, eine organische Ursache und eine Funktionsstörung nicht erkennbar sind, wird gewöhnlich die Diagnose "Globusgefühl" gestellt; die Schluckbeschwerden bleiben in diesen Fällen unklar, weil man mit den üblichen Untersuchungsmethoden nichts findet; häufig sind jedoch nur die diagnostischen Fähigkeiten oder Möglichkeiten des Untersuchers unzureichend, so daß es sich wahrscheinlich viel zu oft um eine Verlegenheitsdiagnose handelt.

Das *Symptom Globusgefühl* ist zweifellos ein diagnostisches und therapeutisches Dilemma. Von den in der Literatur benutzten Begriffen sollte man auf "Globus hystericus" unbedingt verzichten, obgleich das Globusgefühl zu den klassischen hysterischen Symptomen gehört. Die übrigen Begriffe der Tabelle 1 sind ebenfalls entbehrlich; der Terminus Globusgefühl erscheint mir aber weiterhin sinnvoll, wenn eine organische Ursache und eine Funktionsstörung nicht erkennbar sind und man vermuten muß, daß sich seelische Konflikte als Globusgefühl äußern, im Sinne einer abnormen Erlebnisreaktion oder Konversionsreaktion.

Die von den Patienten angebenen *Mißempfindungen* sind ganz unterschiedlich, wie die unvollständige Auswahl von Äquivalenzen des Globusgefühls in der Tabelle 2 zeigt. *Kanzerophobie* ist ein ganz typisches Merkmal dieser Patienten und erfordert unsere besondere Aufmerksamkeit für das diagnostische und therapeutische Vorgehen. Sehr oft findet sich zusätzlich zum Globusgefühl eine funktionelle Stimmstörung i.S. einer hyperfunktionellen Dysphonie (Breuninger 1980); Kittel (1985) sieht sogar die Ursache des Globusgefühls in Reizzuständen der sensiblen Rezeptoren des N. laryngicus cranialis infolge übersteigerter Kompensationsmechanismen bei primärer glottischer Insuffizienz. – Das Globusgefühl wird vom Patienten am häufigsten in Höhe des Schildknorpels oder mit wechselnder Lokalisation empfunden, meistens nimmt es bei Streß und Überforderungssituationen zu. 75% sind Frauen, häufig im Rückbildungsalter und mit Zeichen der vegetativen Dystonie. In der Literatur gibt es über psychisch bedingte Schluckbeschwerden nur wenig Angaben.

Tabelle 1. Globusgefühl-Synonyma

Globus-Syndrom
Globus nervosus
Globus hystericus
Halsneurose
vegetative Dysphagie
funktionelle Dysphagie

Tabelle 2. Äquivalenzen des Globusgefühls

Kloß im Hals	Kratzen
Druck im Hals	Brennen
Einengung	Räusperzwang
Fremdkörpergefühl	Schluckzwang
Trockenheitsgefühl	Atemnot
Schleimgefühl	Furcht vor Krebs
Schmerzen beim Leerschlucken	

Neben dem Globusgefühl werden folgende Störungen mit psychosomatischer Bedeutung genannt, bei welchen der Schluckakt als Reflexvorgang mit Abfolge von Tonusverlust und Anspannung nicht zustande kommt (Bräutigam u. Christian 1975; v. Uexküll 1981): Das Luftschlucken oder die **Aerophagie**; hier findet man häufig, daß die Patienten im übertragenen Sinne etwas "herunterschlucken müssen". Jores spricht von einer schweren Protestreaktion gegen eine äußerlich hingenommene Lebenssituation, welche auch dem sogenannten nervösen Erbrechen oder der **Brechneurose** zugrunde liegen soll. Der **Kardiopasmus** oder die **Achalasie** als Behinderung des Eintritts der Speisen in den Magen ist zwar eine neuromuskuläre Störung, emotionale Faktoren sollen für die Auslösung aber wesentlich sein.

Dem **Globusgefühl** liegen nach psychosomatischer Lehrmeinung sehr oft emotionale Erlebnisse zugrunde, die sich in der bekannten Redensart zusammenfassen lassen: "Das kann ich nicht schlucken" oder von der "bitteren Pille", die man schlucken muß. Es sind also irgendwelche Dinge, gegen die ein Mensch protestiert; die nicht bewußte abwehrende Einstellung gegen die Nahrungsaufnahme findet dort ihren Ausdruck, wo der unwillkürliche Schluckakt beginnt. Als emotionale Basis der Symptome sollen dabei *sexuelle Probleme* relativ häufig sein, und es wird postuliert, daß man bei Frauen oft die Verschiebung eines Konfliktes von unten nach oben findet, d.h. einer sexuellen Problematik in den oralen Bereich; die eigentliche Abwehr gilt dann den genitalrezeptiven Phantasien (Bräutigam u. Christian 1975).

Über diese psychosomatischen Faktoren hinaus wird das Problem Globusgefühl noch größer, wenn man psychiatrische Gesichtspunkte berücksichtigt: Denn das Globusgefühl wird als *pathognostisches Zeichen für Hysterie* angesehen, vielen dieser Patienten werden *hypochondrische Züge und eine depressive Verfassung* zugeschrieben; eine Kanzerophobie wundert uns dann nicht. Bei Depressionen fand man in 10% der Fälle als körperliches Äquivalent Druck im Hals mit Schluckstörung (Bräutigam u. Christian 1975); bei 45% der Patienten mit *Schizophrenie* wurden röntgenologisch abnorme Schluckvorgänge beschrieben, 40–50% der Patienten unter *Chlorpromazinbehandlung* hatten das Symptom Dysphagie. Wenn über Dysphagie nach Gebrauch von Phenothiazin und antidepressiven Medikamenten berichtet wird, so ist dies wahrscheinlich meistens durch die dadurch hervorgerufene *Xerostomie* zu erklären.

Verschiedene Autoren haben im Zusammenhang mit Globusgefühl röntgenologisch, endoskopisch oder manometrisch einen Cricopharyngeusspasmus beschrieben, welcher bei zwanghaften Patienten durch eine starke Proteststimmung oder durch Angst im Sinne einer Schluckphobie ausgelöst werden könnte; andere Autoren haben es aber verneint, so daß diese Frage hier nicht endgültig beantwortet ist (Dobie et al. 1984).

Schließlich erscheint der Hinweis wichtig, daß die Psyche auch durch nicht psychogene, d.h. die bereits besprochenen organisch oder funktionell bedingten Schluckbeschwerden sekundär beeinflußt werden kann.

8. Therapeutische Möglichkeiten

Die Therapie des Globusgefühls und unklarer Schluckbeschwerden muß entsprechend den diagnostischen Ergebnissen individuell sein. Eine *kausale Behandlung* sollte versucht werden, wenn ein *organischer Befund* als Ursache in Frage kommt (z.B. Operation von Struma, HWS oder Proc. styloideus). Wurde endoskopisch oder röntgenologisch ein Spasmus oder eine andere Funktionsstörung im Bereich des oberen Ösophagussphinkters (Abb. 6) festgestellt, und werden Beschwerden bei der Nahrungspassage angegeben, kann das Schlucken in ausgewählten Fällen durch *Myotomie des M. cricopharyngeus* einschließlich der Konstriktor- und angrenzenden Ösophagusmuskulatur verbessert werden. Hervorragende Ergebnisse bringt die Myotomie bei der Operation des Zenker'schen Divertikels; weitere Indikationen können bei Polymyositits und anderen neuromuskulären Krankheiten gegeben sein, wenn der Bolus zu spät am oberen Ösophagussphinkter ankommt oder der Larynx nicht bei dessen Öffnung hilft. Die Besserung nach Myotomie beweist aber nicht, daß die

Funktion des oberen Ösophagussphinkters pathologisch war, wie wir es z.B. bei der Durchtrennung eines normalen Sphinkters nach horizontaler Kehlkopf-Teilresektion erleben. — Als weiterer operativer Eingriff wird bei Dysphagie gelegentlich die *zervikale Hypopharyngostomie* durchgeführt, am einfachsten in Lokalanästhesie im Sinne einer pharyngokutanen Fistel dorsal zum Sinus piriformis. Indikation ist die Langzeit-Sondenernährung zum Einführen der Nährsonde durch den Hypopharynx in den Ösophagus bei Nasen-, Nasennebenhöhlen- und Nasenrachentumoren sowie für Patienten mit neuromuskulären Krankheiten, Bulbär- und Pseudobulbärparalyse, Poliomyelitis, Myasthenia gravis und ösophagealer Dysfunktion. Erwähnt sei auch die *operative Korrektur des Schluckaktes und der Stimme* nach Denecke bei ein- oder beidseitiger Schlucklähmung mit krikopharyngealer Myotomie, die Spanimplantation in die gelähmte Stimmlippe, Resektion der gelähmten Pharynxwand und Resektion aus dem hinteren Gaumenbogen.

Treten Schluckbeschwerden unabhängig vom Essen im Sinne des **Globusgefühls** auf, ist es vorrangig, durch *Aufklärung über die normalen Untersuchungsbefunde und die Harmlosigkeit des Symptoms* der Kanzerophobie entgegenzuwirken. Das Globusgefühl kann man dem Patienten ohne Bedenken als Verkrampfung des Ösophagusmundes erklären und mögliche psychosomatische Zusammenhänge nennen. Es ist nicht ratsam, dem Patienten organische Befunde als Ursache des Globusgefühls anzubieten, falls man nicht selbst davon überzeugt ist; auch sollte keine Überweisung an andere Fachdisziplinen erfolgen, ohne selbst weiterhin als Ansprechpartner zur Verfügung zu stehen.

Medikamentöse Behandlungsversuche sind oft enttäuschend, sie dürfen nicht voreilig und ohne überzeugende Begründung unternommen werden. In Frage kommen Spasmolytika, Sekretolytika, Psychopharmaka und Sedativa für das vegetative Nervensystem. Einem früheren Vorschlag von Koburg (pers. Mitteil.) entsprechend verordnen wir gegebenenfalls Medazepam (Nobrium®) 2x5 mg täglich für 4–6 Wochen "zur Muskelentspannung"; die Patienten fühlen sich allgemein gelöst und entspannt, mit der Unruhe und Angst verschwindet in der Regel auch das Globusgefühl. Mit der von anderen Autoren vorgeschlagenen logopädischen Behandlung haben wir selbst keine Erfahrungen.

Das bei Patienten mit Globusgefühl so wichtige *ärztliche Gespräch* hat informativen Charakter und beinhaltet den Versuch, die psychischen Zusammenhänge bei der Entstehung des Symptomes zu erklären, Ratschläge zu erteilen und zu beruhigen. In der HNO-Praxis fehlt in der Regel die dafür notwendige Zeit, aber im Idealfall muß der Arzt auch zuhören können und den Eindruck vermitteln, daß er die Beschwerden ernst nimmt. Für die Lehre von den so häufigen psychosomatisch bedingten Beschwerden besteht zweifellos Nachholbedarf im Medizinstudium sowie in der Weiterbildung und Forbildung auch des HNO-Arztes, damit unsere Patienten angemessen betreut werden können.

Die Behandlung der emotionalen Störungen durch *aufdeckende Psychotherapie* ist nur indiziert, wenn weitere neurotische Symptome und ein starker Leidensdruck vorhanden sind. Voraussetzungen sind auch eine Dauer der Beschwerden von möglichst weniger als zwei Jahren, ein nicht zu hohes Alter und ein guter Differenzierungsgrad des Patienten sowie die Motivation und das sichere Einverständnis, an einen Psychotherapeuten oder Arzt für psychosomatische Medizin überwiesen zu werden.

Wesentlich ist beim Globusgefühl also, daß der Patient aufgrund des ärztlichen Gespräches seine Probleme (z.B. familiäre und berufliche Konflikte) und die Zusammenhänge klar erkennt und weiß, daß er kein Karzinom hat. Medikamente können machmal vorübergehend als zusätzliche Hilfe eingesetzt werden.

Literatur

Apter AJ, Levine MS, Glick SN (1984) Carcinomas of the base of the tongue: Diagnosis using double-contrast radiography of the pharynx. Radiology 151:123

Augustiny M, Wolfensberger M, Brühlmann W (1984) Die Bedeutung der Röntgen-Kinematographie bei der Diagnose von Funktionsstörungen des pharyngo-ösophagealen Übergangs. HNO 32:494

Bräutigam W, Christian P (1975) Psychosomatische Medizin. Thieme, Stuttgart New York

Breuninger H (1980) "Funktionelle" Mißempfindungen im Rachen. In: Berendes J (Hrsg). Aktuelle Probleme der HNO-Heilkunde. Dtsch Ärzte-Verlag, Köln-Lövenich

Collo D (1980) Die Differentialdiagnose der Dysphagie. In: Berendes J (Hrsg). Aktuelle Probleme der HNO-Heilkunde. Dtsch Ärzte-Verlag, Köln-Lövenich

Dobie RA, Pillsbury III HC, Postma DS, Lanier B (1984) Otolaryngologic approach to swallowing disorders. Am Acad Otolaryngol — Head and Neck Surg Foundation, Washington

Jahnke V (1971) Der transcervicale Zugang bei Eingriffen an den obersten Halswirbeln. HNO 19:148

Jahnke V (1979) Kopf- und Gesichtsschmerz aus HNO-ärztlicher Sicht. HNO 27:397

Jahnke V (1985) Globusgefühl und unklare Schluckbeschwerden — Diagnostik und Therapie in Klinik und Praxis. Vereinigung Westdtsch HNO-Ärzte, 89. Tagung, 26.–27.4.85, Dortmund (unveröffentlicht)

Kittel G (1985) Globusgefühl und seine Äquivalenzen. Vereinigung Westdtsch HNO-Ärzte, 89. Tagung, 26.–27. 4. 85, Dortmund (unveröffentlicht)

Rösch W (1979) Funktionsstörungen der Speiseröhre. Fortschr Med 97:127

Seifert K (1985) Globusgefühl und unklare Schluckbeschwerden als Symptome einer funktionellen Störung der Halswirbelsäule. Vereinigung Westdtsch HNO-Ärzte, 89. Tagung, 26.–27. 4. 85, Dortmund (unveröffentlicht)

Uexküll v (1981) Lehrbuch der Psychosomatischen Medizin, 2. Aufl. Urban & Schwarzenberg, München Wien Baltimore

Zur Tonsillektomie aus immunologischer Sicht

J. Haubrich und U. Botzenhardt

1. Allgemeine Vorbemerkung

Die Tonsillen sind, wie andere Teile des Waldeyer'schen Rachenringes auch, ein spezialisierter Teil des Immunsystems des Menschen. Sie nehmen vom anatomischen Aufbau her und in der Zusammensetzung der in ihnen produzierten Antikörper eine Mittelstellung zwischen den Lymphknoten und den Peyer'schen Plaques ein; zusammen mit diesen, der Milz und anderen Strukturen gehören sie zu den sekundären lymphatischen Organen. In diesen Organen werden Effektorfunktionen der Immunantwort ausgeübt.

Die *Besonderheit der Tonsillen* ist ihre Lage und ihr spezieller anatomischer Aufbau. Am Rachenring gelegen, gehören sie zu den ersten Stellen, an denen antigenes Material mit dem Immunsystem in Berührung kommt. Dies geschieht nicht, wie etwa in den Lymphknoten, über ein vas afferens, sondern durch Penetration durch die epitheliale Oberfläche, die die Tonsillen zum Rachenlumen hin abgrenzt. Dieser Penetrationsprozeß wird durch die zahlreichen Krypten der Tonsillenoberfläche erleichtert. Diese vergrößern die zur Verfügung stehende Fläche enorm, und antigenes Material wird in der Tiefe dieser Krypten festgehalten.

So kommt es hier immer wieder zu einer ersten immunologischen Auseinandersetzung des Organismus mit dem über den Respirationsbzw. Digestionstrakt aufgenommenen Antigen. Gerade im immunologisch noch nicht geprägten Organismus des Kindes entstehen an dieser Stelle immer wieder Vergrößerungen des in Funktion befindlichen immunologischen Organs. In den allermeisten Fällen wird man dies als Ausdruck einer aktiven, physiologischen Auseinandersetzung des imuno-

logischen Effektorgans Tonsille mit körperfremdem, antigenem Material
ansehen dürfen. Aus dieser Tonsillenvergrößerung allein eine Indikation
zu deren Entfernung ableiten zu wollen, erscheint aus heutiger Sicht
verfehlt; ebenso muß aber gesagt werden, daß eine alleinige Entfernung
der Gaumenmandeln wohl das Immunsystem bei dessen zahlreichen
Kompensationsmöglichkeiten kaum so beeinträchtigen wird, daß eine
nennenswerte Minderung der Immunleistung entsteht.

2. Funktion des Immunsystems — neuere immunologische Erkenntnisse

Die Funktion der Tonsillen als Organe des Immunsystems soll nun in
den größeren Zusammenhang unserer heutigen Kenntnise dieses Systems
insgesamt gestellt werden. Gerade im Bereich der Immunologie sind in
den letzten Jahren und Jahrzehnten stürmische Fortschritte zu verzeichnen, von denen hier einige Aspekte kurz dargestellt werden sollen.
Die Fülle dieser neuen Erkenntnisse hat zwar auf den ersten Blick unsere
Vorstellungen von der Funktion des Immunsystems komplizierter
gemacht, zugleich lassen sich jetzt aber Antworten auf einige früher nicht
gelöste Fragen geben und gezielte Eingriffsmöglichkeiten in das immunologische System definieren.

Grundlegend für die Weiterentwicklung unserer Kenntnisse über das
Immunsystem war die Entdeckung der Dichotomie des lymphozytären
Systems in einen humoralen und einen zellulären Schenkel (Good et al.
1964). Träger der Effektorfunktion des humoralen Schenkels sind die
B-Lymphozyten, welche sich zu Plasmazellen differenzieren und Antikörper produzieren können. Gleichberechtigt hierzu konnten die *T-
Lymphozyten* als selbständige Gruppen definiert werden, denen zunächst
ebenfalls wichtige immunologische Effektorfunktionen, später dann aber
auch zusätzlich Regelfunktionen im Immunsystem zugeschrieben werden
konnten (Tabelle 1).

Beide Lymphozytentypen entstehen aus pluripotenten Vorläuferzel-
len. Die Zugehörigkeit zum B- und T-Zellsystem ergibt sich aus dem jeweils
durchlaufenen Reifungsorgan. Für die T-Zellen ist dies der Thymus,
für die B-Zellen das beim Menschen noch nicht identifizierte Äquivalent
der Bursa Fabricii der Vögel. Haben die Lymphozyten einmal diese
Reifungsorgane des Immunsystems durchlaufen, so sind sie irreversibel
als B- oder T-Zellen geprägt.

B- und T-Lymphozyten lassen sich von ihrer Funktion und von der
Ausprägung gewisser Oberflächenantigene her trennen. So weisen wir auf
den B-Lymphozyten als wichtigstes Erkennungsmerkmal Immunglobuline
nach, auf reifen T-Zellen dagegen den sog. E-Rosettenrezeptor. Hierunter
ist eine Struktur zu verstehen, an die sich Schaferythrozyten binden; eine

Tabelle 1. Funktion von B- und T-Lymphozyten

B-Lymphozyten

Antikörpersynthese
Antikörper-vermittelte zelluläre Zytotoxizität
Allergie vom Soforttyp (IgE)
Immunregulation (Rückkoppelung, idiotypische Antikörper)

T-Lymphozyten

Abwehr von Viren, Pilzen bzw. Bakterien
Allergie vom Spättyp
Transplantationsabstoßung
Immunregulation (Helfer-, Suppressorlymphozyten)

Tatsache, die seit langem zur Isolierung von T-Zellen aus Lymphozyten-
gemischen genutzt wird.

Weder B- noch T-Zellen werden heute noch als homogene Sub-
population angesehen. So können B-Zellen nach produziertem Immun-
globulintyp in Untergruppen aufgeteilt werden; seit Entwicklung der
monoklonalen Antikörper ist eine Unterteilung auch bei T-Zellen ge-
lungen (Reinherz et al. 1980). Die wichtigsten der dabei definierbaren
T-Zelluntergruppen sind die *T-Effektorlymphozyten,* die *T-Helfer-* und
die *T-Suppressorlymphozyten.* Die Benennung dieser T-Zellen bezieht
sich auf tatsächlich ausgeübte Funktionen im Immunsystem. So sind
die T-Helferlymphozyten in der Lage, Immunantworten zu verstärken,
T-Suppressorlymphozyten schwächen sie ab. Ein Teil dieser Funktionen
wird dabei durch humorale Überträgerstoffe, die sog. *Interleukine*
vermittelt.

Auch im Bereich des B-Zellsystems gibt es mit Sicherheit Regulator-
funktionen. So wird zum einen eine Feedback-Hemmung der Anti-
körperbildung durch den produzierten Antikörper selbst beschrieben
(Stockinger et al. 1979), zum anderen auch die Bildung sog. idiotypi-
scher Antikörper. Idiotypische Antikörper sind Immunglobuline, die sich
gegen die Antigenbindungsstelle eines vorher produzierten Antikörpers
richten. Die *Antigenbindungsstelle,* deren Struktur dem körperfremden
Antigen ja komplementär ist, stellt per se ebenfalls ein Neoantigen dar.
Ohne weiter in die Tiefe dieser Zusammenhänge zu gehen, die auch in
ihrer tatsächlichen Bedeutung für die physiologische Regulation des
Immunsystems noch definiert werden müssen, soll an dieser Stelle doch
der Begriff des "immunologischen Netzwerkes" eingeführt werden,
worunter die Gesamtheit der sich in einem ständigen dynamischen
Gleichgewicht befindlichen Regelvorgänge innerhalb des Immunsystems
verstanden werden muß (Jerne 1974). Wie auch im Nervensystem, im

Gerinnungs- und im Komplementsystem existiert im Immunsystem eine Vielzahl von sich gegenseitig beeinflussenden, teils hemmenden, teils fördernden Faktoren. Die jeweils der Situation angemessene Nettoimmunreaktion ist als Summe aller dieser Einflüsse zu verstehen. Die räumliche und zeitliche Begrenzung einer Immunantwort erscheint in diesem Zusammenhange als eine wichtige, aktive Leistung des Immunsystems, die ebenso gestört sein kann wie die Induktion einer Immunantwort.

Wie läuft nun nach heutiger Vorstellung die *Induktion einer Immunantwort* ab?

Neben dem Vorhandensein spezifischer Lymphozyten ist hierfür mindestens ein weiterer Zelltyp erforderlich, nämlich die *Makrophagen*. Viele Immunreaktionen lassen sich im Experiment ohne die Gegenwart von Makrophagen bzw. makrophagen-ähnlichen Zellen nicht auslösen. Es ist nicht klar, ob eine physiologische Immunantwort ohne Beteiligung von Makrophagen überhaupt möglich ist. Makrophagen nehmen das Antigen auf und "präsentieren" es den Lymphozyten in einer immunogenen Form. Zugleich schütten Zellen dieses Typs Interleukin I, eine lymphozytenaktivierende Substanz, aus. Interleukin I wirkt dabei auf *T-Helferzellen*, aber nur, wenn gleichzeitig auch deren Antigenrezeptor besetzt wird. Sind diese Vorbedingungen erfüllt, so schüttet die T-Helferzelle Interleukin II aus. Dieses aktiviert nun seinerseits *T-Effektorzellen*,

Tabelle 2. Schema der Induktion einer Immunantwort

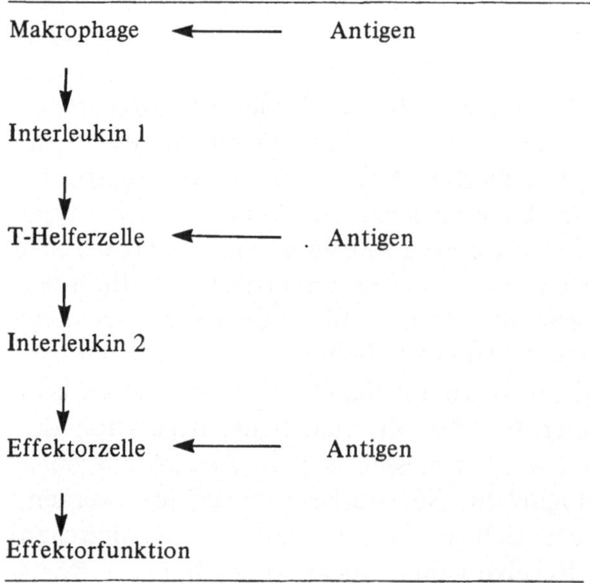

aber wiederum nur dann, wenn auch deren Antigenrezeptor besetzt ist. Die an sich immunologisch unspezifischen Interleukine können also nur dann ihre Wirkung als Zellkommunikationshormone entfalten, wenn ihre Zielzellen zugleich ihr jeweiliges spezifisches Antigen "sehen". Auf diese Weise wirken unspezifische und spezifische Faktoren bei der Auslösung einer Immunantwort zusammen. Ein potenzierender Effekt entsteht durch die gleichzeitige Freisetzung sog. Lymphokine, welche ihrerseits neue Makrophagen an den Ort der Immunreaktion anziehen, und durch die Freisetzung mitogener Faktoren. Gleichzeitig werden aber auch Faktoren freigesetzt, die zu einer Vermehrung von Suppressorzellen führen, womit bereits eine Komponente der Autoregulation einsetzt (Tabelle 2).

3. Die Verhältnisse in der Tonsille

Aus dem eben Angeführten wird deutlich, daß zur Induktion einer Immunantwort eine enge Nachbarschaft aus phagozytierenden Zellen, Lymphozyten der T- und der B-Zellreihe sowie die Möglichkeit eines intensiven Antigenkontaktes Voraussetzung sind. Alle diese Bedingungen treffen auf die Tonsillen zu. Schon lange ist bekannt, daß alle notwendigen Partner einer Immunreaktion in der Tonsille verfügbar sind und daß Antigene in die Tonsillen hinein zu penetrieren vermögen (Saito u. Terrahe 1978). Auch mit den neueren immunologischen Markierungsverfahren konnten antikörperproduzierende Zellen und T-Zellen aller erwähnten Subtypen in den Tonsillen gezeigt werden (Yamanaka et al. 1983). Alle bekannten Immunglobulinklassen konnten in B-Zellen der Tonsillen nachgewiesen werden (Speirs et al. 1974), wobei die IgG-produzierenden Zellen überwiegen. Beachtenswert ist zusätzlich aber die relativ große Anzahl der IgA-Produzenten, also derjenigen Plasmazellen, die das sog. "Schleimhautglobulin" IgA herstellen. Diesbezüglich nehmen die Tonsillen eine *Mittelstellung zwischen den Peyer'schen Plaques,* in denen IgA überwiegt, *und den Lymphknoten* ein, wo IgG das am meisten gefundene Immunglobulin darstellt.

    Immunmorphologische Untersuchungen zeigen einen klaren, funktionalen Aufbau des Immunsystems in den Tonsillen. An den Grenzen zwischen Epithel und lymphozytenreichen Zonen kann man Makrophagen und die ihnen funktionell ähnlichen dendritischen Zellen finden (Yamanaka et al. 1983; McMillan et al. 1983). In enger Nachbarschaft zu diesen Zellen kann man T-Helferzellen identifizieren, die überhaupt im Raum zwischen den Follikeln der häufigste Lymphozytentyp sind. Auch die IgG-Produzenten liegen hier. Die IgM-produzierenden Lymphozyten sind dagegen mehr im Follikelbereich anzutreffen, IgA-produzierende wiederum nahe der epithelialen Oberfläche. T-Suppressorzellen sind generell nur wenig vorhanden und gleichmäßig verteilt, in einzelnen Follikeln aber auch in höherer Konzentration vorhanden (Si et al. 1983).

4. Klinische Rückschlüsse

Aufgrund der immunologischen Fakten ist es nicht möglich, einer allzu großzügigen Indikation zur Tonsillektomie beim Kind zuzustimmen. Andererseits sollte man nicht in das Gegenteil verfallen und eine notwendige Tonsillektomie zum Nachteil des Patienten hinauszögern. Es kann kein Zweifel daran bestehen, daß die Tonsillektomie bei der richtigen Indikation ein segensreicher Eingriff bleiben wird, dessen Nutzen aufgrund langjähriger klinischer Beobachtung an vielen Patienten überzeugend belegt ist. In der Auseinandersetzung um die Tonsillektomie — die Entfernung eines mit Immunaufgaben betrauten Organs — muß festgehalten werden, *daß es bis heute keinen Parameter gibt, der nach dem Eingriff auf eine nachhaltige Schädigung des Immunsystems hindeuten könnte.* Das bedeutet indes nicht, daß die immunologischen Aufgaben der Gaumenmandeln bei der Entscheidung zur Tonsillektomie vernachlässigt werden könnten. Nach den dargestellten Sachverhalten muß in den Tonsillen ein in jeder Beziehung vollständiges lymphatisches Organ mit einer seiner anatomischen Lage angepaßten, spezialisierten Funktion und besonderem Aufbau gesehen werden. Die immunologischen Funktionen haben sehr wahrscheinlich in den ersten 4—5 Lebensjahren eine Bedeutung. *Konsequenz:* Der immunologische "Lernprozeß" im frühen Kindesalter, an dem die Gaumenmandeln in erheblichem Maß beteiligt sind, sollte den Arzt zum sorgfältigen Abwägen bei der Indikation zur Tonsillektomie veranlassen.

Indikationen zur Entfernung der Gaumenmandeln sind die rezidivierenden Anginen, deuten doch die Entzündungsschübe in gewisser Weise schon auf eine Störung der Funktionen in den Gaumenmandeln hin. Anders verhält es sich bei der Hyperplasie der Gaumenmandeln als Indikation zur Tonsillektomie: physiologische Immunvorgänge bedingen besonders im Kindesalter eine Hyperplasie der Gaumenmandeln, die nicht als Krankheitssymptom gewertet werden kann und somit keine Operationsindikation darstellt. Nur in den Fällen, bei denen die Hyperplasie der Gaumenmandeln extreme Ausmaße erreicht, die zur medianen Kontaktfläche und damit zu Schluck- und auch Atemstörungen führt, muß die Entfernung der Gaumenmandeln diskutiert werden. Nicht selten ist die Tonsillenhyperplasie ein Zeichen eines kürzlich abgelaufenen entzündlichen Prozesses, so daß nach einigen

Wochen eine deutliche Rückbildungstendenz zu erkennen ist (zusammenfassende Literatur: Terrahe 1979; Fleischer 1982; Gladtke 1982; Haubrich 1983).

In den letzten Jahren ist interdisziplinär viel über die Indikation zur Tonsillektomie geschrieben und diskutiert worden. Dabei kann man die erfreuliche Feststellung treffen, daß dem so oft emotional abgehandelten Thema mit einer sachlichen Argumentation begegnet wird. Die Argumente liegen überwiegend im immunologischen Bereich, wobei die Tonsillen als ein Teil des Immunsystems angesehen werden können. Die dargelegten Fakten müssen in dem Entscheidungsprozeß zur Tonsillektomie besonders beim Kind berücksichtigt werden. In dieser differenzierten Betrachtungsweise wird die Tonsillektomie nicht zu einem umstrittenen Eingriff, sondern behält ihren Stellenwert als eine über Jahrzehnte klinisch erprobte Behandlungsmethode von Erkrankungen im Tonsillenbereich.

Literatur

Fleischer K (1982) Pathologisch-anatomische Gesichtspunkte zur Tonsillektomie. Laryngol Rhinol Otol (Stuttg) 61:54

Gladtke E (1982) Kinderärztliche Gesichtspunkte zur Tonsillektomie. Laryngol Rhinol Otol (Stuttg) 61:56

Good RA, Papermaster BW (1964) The ontogeny and phylogeny of adaptive immunity. Adv Immunol 4:1−75

Haubrich J (1983) Tonsillektomie: Indikation aus heutiger Sicht. Deutsches Ärztebl, 80. Jahrgang, 47

Jerne NK (1974) Towards a network theory of the immunesystem. Ann Immunol 125 C 373

McMillan EM, Brubaker DB, Peters S, Jackson I, Beeman K, Wasik R, Stoneking LE, Resler DR (1983) Demonstration of cells bearing the Oct. 6 determinant in human tonsil and lymph node. Cancer Immunol Immunother 15:221

Reinherz EL, Schlossmann SF (1980) The differentiation and function of human T-lymphocytes. Cell 19:821

Terrahe K (1979) Tonsillektomie − eine umstrittene Operation. Laryngol Rhinol Otol (Stuttg) 58:1

Saito H, Terrahe K (1978) Immunfunktion und Immunpathologie der Gaumentonsillen. Handbuch HNO-Heilkunde, Bd 3, Thieme, Stuttgart

Si L, Roscoe G, Whiteside TL (1983) Selective distribution and quantitation of T-lymphocyte subsets in germinal centers of human tonsils. Arch Pathol Lab Med 107:228

Speirs JI, Konowalchuk J, Perelmutter L (1974) Immunoglobulin production by tonsil lymphocytes before and after Epstein-Barr virus transformation. Cell Immunol 1982, 74:64

Stockinger B, Botzenhardt U, Lemmel EW (1979) On the feedback regulation of humoral immune responses. Immunology 36:87

Yamanaka N, Sambe S, Harabuchi Y, Kataura A (1983) Immuno-histological study of tonsil. Acta Otolaryngol (Stockh) 96:509

Stimmlippenknötchen – Klinik und Therapie

F. Martin

1. Einleitung

Der Begriff "Stimmlippenknötchen" bezieht sich auf den laryngoskopischen Befund von bilateralen, korrespondierenden Epithelverdickungen an den freien Stimmlippenrändern, welche sich auf der pathophysiologischen Basis einer hyperfunktionellen Dysfunktion des Phonationsapparates entwickeln. Stimmlippenknötchen kommen wohl selten ohne eine Fehlbelastung oder den stimmlichen Mißbrauch der hyperfunktionell eingestellten laryngealen Muskulatur vor. Andererseits führt die hyperfunktionelle *Euphonie,* wie sie für den Sänger typisch ist, nicht zum Auftreten von Stimmlippenknötchen, so daß der im klinischen Sprachgebrauch synonym benutzte Begriff "Sängerknötchen" als irreführend und in pathogenetischer Hinsicht unzutreffend verlassen werden sollte.

Auch die historische Bezeichnung "Stimmbandknötchen" erscheint unzweckmäßig, da das Knötchen in einer Veränderung der epithelialen Deckschicht und des subepithelialen Verschieberaumes besteht und sich keine morphologische Beziehung zum elastischen und kollagenen Bindegewebe des Ligamentum vocale ergibt.

Demgegenüber spricht die Bezeichnung "Schreiknötchen", wie sie vor allem bei Kindern gebräuchlich ist, noch am zutreffendsten den funktionellen Schädigungsmechanismus an, der sich durch emotionsbeladene Stimmüberforderung, zu hohe Tonlage, Forcieren und überhöhten subglottischen Druck charakterisiert. Dennoch hat sich allgemein der eher neutrale Terminus **"Stimmlippenknötchen"** eingebürgert.

2. Häufigkeit, Alters- und Geschlechtsverteilung

Böhme (1983) gruppiert die Knötchenträger zutreffend in Frauen, Kinder und Sänger ein und ermittelt die zugeordnete Häufigkeit mit 12:5:1. *Stimmlippenknötchen sind beim erwachsenen Nichtsänger in aller Regel eine Veränderung des Frauenkehlkopfes.* Wir selbst haben — wie Kleinsasser (1976) — bisher keine echten Knötchen beim Mann gefunden. Bei den Frauen unseres Krankengutes handelte es sich vorwiegend um Lehrerinnen (Sportlehrerinnen), überforderte junge Mütter und Kindergärtnerinnen. Nach Böhme und Rosse (1969) liegt der Erkrankungsgipfel zwischen dem 21. und 25. Lebensjahr, nach Kleinsasser (1976) erkranken die Patientinnen vorwiegend zwischen dem 25. und 35. Lebensjahr. Nach dem 50. Lebensjahr sind Knötchen äußerst selten zu finden.

Die Verhältnisse liegen bei den Sängern anders. Lacina (1972) fand Knötchen bei den Frauen doppelt so häufig wie bei den Männern, die hohen Stimmen (Sopran und Tenor) waren gegenüber den anderen Stimmgattungen im Verhältnis 2,5:1 bevorzugt. Interessanterweise fanden sich in seinem Krankengut aber auch Altistinnen relativ häufig betroffen, was Lacina auf forciertes Singen in den reinen Registern zurückführt.

Bei den Kindern ergibt sich nach Angaben von Toohill (1975) zwischen knötchentragenden Knaben und Mädchen ein Zahlenverhältnis von 3:1. Der Häufigkeitsgipfel fällt mit dem 5. bis 10. Lebensjahr in den Lebensabschnitt der gruppentypischen Auseinandersetzungen und Aktivitäten. Ein allgemeiner Rückgang der kindlichen Stimmlippenknötchen mit der Pubertät muß, insbesondere bei Mädchen, keine Regel sein, wie Röhrs (1979) nachweisen konnte.

3. Ätiologie und Pathomechanismus

Habermann (1980) faßt in zutreffender Weise zusammen, daß die Hyperfunktion als Wurzel des Entstehens der Stimmlippenknötchen betrachtet werden muß. Wir selbst sind der Auffassung, daß ohne Hyperfunktion auch keine Knötchen entstehen können. So führt z.B. die Hypofunktion mit ihrer ligamentären Schlußinsuffizienz (Abb. 1) zum Kontaktgranulom, dem männlichen Pendant der Stimmlippenknötchen, jedoch niemals zu Stimmlippenknötchen selbst. Allgemein hat sich die Vorstellung durchgesetzt, daß der Entstehung der Stimmlippenknötchen ein typisches physikalisches Schädigungsprinzip zugrunde liegt (Brodnitz u. Froeschels 1954; Wyatt 1977). Voraussetzung hierfür ist die vermehrte Spannung der Stimmlippen mit dorsal leicht geöffnetem Glottisspalt. Hierdurch schwingen lediglich die ligamentären Anteile der Stimmlippen (Abb. 2). Voraussetzung für eine organische Schädigung in der Mitte des schwingenden Systems ist dabei langanhaltender oder exzes-

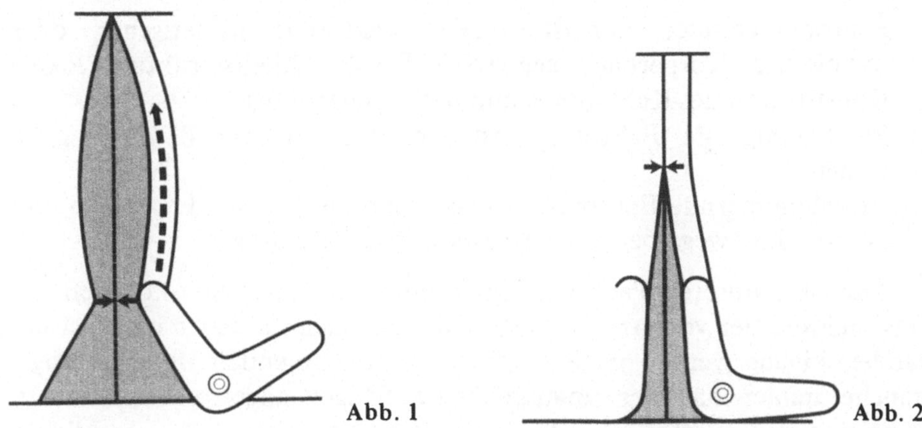

Abb. 1   Abb. 2

Abb. 1. Schematische Darstellung der Stimmlippenkonfiguration bei der hypofunktionellen Dysphonie. *Gestrichelter Pfeil:* Spannungsfähigkeit der Stimmlippen ist reduziert, es resultiert ein Internusspalt. Kompensatorisch schlagen die Aryknorpel bei der Phonation gegeneinander (*kleine Pfeile*)

Abb. 2. Schematische Darstellung der Stimmlippenkonfiguration bei der hyperfunktionellen Dysphonie. Bei gespannten Stimmlippen besteht ein Glottisspalt in der hinteren Kommisur. Das Maximum des mechanischen Aufpralls beider Stimmlippen aufeinander liegt im Bereich der Mitte der schwingenden Stimmlippen (*Pfeile*)

siver Gebrauch. Der Wirkungsgrad des Stimmorgans beträgt bei der
Wandlung von alveolärer Energie in akustische Energie maximal 1%,
somit müssen 99% der respiratorischen Energie im Schwingungsmechanis-
mus der Stimmlippen dissipieren und somit in Form von Wärme im
Stimmlippengewebe entweichen. Hinzu kommt, daß bei hohen Frauen-
und Kinderstimmen die Anzahl der Stimmlippenkontakte pro Zeiteinheit
gegenüber Männern mindestens doppelt so groß ist und außerdem die
Kontaktfläche kleiner. Somit prallen die Stimmlippen genau in der Mitte
des schwingenden Vibrators aufeinander und führen zu einer umschriebenen Epithelschädigung der sehr kleinen Kontaktflächen an der Stelle
der höchsten mechanischen Irritation.

Natürlich führt nicht jede exzessive Hyperfunktion zum Auftreten
von Stimmlippenknötchen. Bei Knötchenträgern sind neben dem forcier-
ten Sprechen, Schreien oder Singen mit erhöhter Grundfrequenz immer
begünstigende Faktoren zusätzlich im Spiel. Wir betrachten sie als
adjuvante Faktoren, die wiederum nur auf dem Boden einer Hyperfunktion zur multifaktoriellen Genese der Stimmlippenknötchen bei-
tragen.

Diese begünstigenden Faktoren hat Arnold (1962) in 3 Punkten zu-
sammengefaßt:

1. Prädisponierende, konstitutionelle Faktoren: athletischer oder
   pyknischer Körperbau, aggressive Persönlichkeitsstruktur, lokale
   Konstitution des Kehlkopfes und des Ansatzrohres.
2. Beschleunigende Faktoren: Allergie, neurohormonelle Dysregula-
   tionen.
3. Verschlimmernde Faktoren: Tabak, Alkohol, Infekte der oberen und
   unteren Luftwege bei gleichzeitiger Sprechbelastung.

Auch bei unseren Patienten mit Stimmlippenknötchen konnten wir
stets mehrere der von Arnold (1962) angegebenen Faktoren nachweisen.
Darüber hinaus werden im Zeitalter einer zunehmenden Unterhaltungs-
branche immer häufiger unausgebildete Sänger angetroffen, die ihre
Stimme in unphysiologischer Weise überfordern. Aber auch ausgebildete
Sänger haben in umschriebenen Tonbereichen ihres Stimmumfanges
Schwierigkeiten, eine harmonische Balance ihres Brustregister- und Kopf-
registermechanismus zu realisieren. Viele Sänger versuchen dann durch
Forcieren ein Ansprechen der Stimme mit Gewalt zu erreichen. Auf die
sogenannte Registerdivergenz als Ursache der Knötchenbildung bei
Sängern hat insbesondere Lacina (1972) verwiesen. Heinemann (1981)
betont die auffällige Häufigkeit von Sprechstörungen bei Kindern mit
Stimmlippenknötchen, die er auf eine allgemeine Koordinationsschwäche
der Artikulations- und Phonationsmotorik zurückführt.

4. Morphologie

In morphologischer Hinsicht läßt sich bei verschiedenen Autoren keine einheitliche Interpretation der Stimmlippenknötchen finden. Besonders die Abgrenzung gegenüber Stimmlippenpolypen erscheint problematisch, so daß gelegentlich die Meinung vertreten wird, daß sich Polypen aus Stimmlippenknötchen entwickeln können (v. Eicken 1922; Silbiger 1928; Baker 1963). Für die klinisch kleinen, jungen Knötchen ergibt sich jedoch eine gewisse morphologische Übereinstimmung. Klasen (1948) bezeichnete das Sängerknötchen als "umschriebene Epithelhyperplasie mit subepithelial-ödematös aufgelockerter Schleimhaut". Kleinsasser (1976) interpretierte den histologischen Befund als "ein etwas hyperplastisches, manchmal sogar akanthotisches Epithel über einem durch Ödem aufgelockerten ... submukösen Bindegewebe". Nach Behrendt (1964) sind junge oder unreife Knötchen durch eine lymphozytäre oder plasmazelluläre Infiltration des Gewebes bzw. eine ödematöse Aufquellung desselben bei unverletztem Epithel gekennzeichnet.

Größere Probleme bereitet die histologische Differenzierung älterer Knötchen von Stimmlippenpolypen, weil sich beide durch eine Faservermehrung im subepithelialen Raum auszeichnen können. Behrendt (1964) hebt bei reifen Knötchen die Akanthose und Parakeratose des Epithels hervor. Kleinsasser (1976) beschreibt bei älteren Knötchen das durch Faservermehrung verdichtete submuköse Bindegewebe, während er die Polypen in den teleangiektatischen Polypen und den Gallertpolypen unterteilt. Hiernach besteht der teleangiektatische Polyp histologisch aus einem Konvolut verschieden weiter kavernöser, dünnwandiger Bluträume, der Gallertpolyp aus einem lockeren, feinfaserigen Bindegewebe, das von schleimigen Massen durchtränkt ist. Eine fibröse Verdichtung des Bindegewebes fand Kleinsasser nur vereinzelt als Ausdruck eines Alterungsprozesses des Polypenkernes.

Es liegt die Vermutung nahe, daß die unterschiedlichen morphologischen Befunde Ausdruck der unterschiedlichen klinischen Stadien der Stimmlippenknötchen darstellen. Geht man von einem mechanistischen Schädigungsprinzip bei der Entstehung der Stimmlippenknötchen aus, so kommt es analog dem mechanischen Trauma im Initialstadium zu einem lokalen Ödem im Bereich des mechanisch vorwiegend beanspruchten subepithelialen Raumes. Bei fortgesetzter mechanischer Irritation schließt sich die Epithelverdickung als Ausdruck einer funktionellen Anpassung an, erst in späteren Stadien lassen sich reaktive Veränderungen durch Bindegewebsneubildungen im subepithelialen Raum erkennen.

Diese Einteilung in verschiedene Entwicklungsstadien der Stimmlippenknötchen erscheint uns von großer klinischer Bedeutung als Teil-
aspekt der einzuschlagenden Therapie (siehe Kapitel 8).

5. Symptomatologie

Stimmlippenknötchen machen sich bemerkbar durch eine Störung der
Sing- und Sprechstimme, durch Rauhigkeit der Stimme und Heiserkeit,
durch die Unmöglichkeit, in bestimmten Tonhöhen und Registern zu
singen, durch Ermüdung und Diplophonie. Allerdings ist das Ausmaß
der Symptomatik abhängig von Sitz, Größe und Entwicklungsstadium
der Knötchen, wie auch von den besonderen Ansprüchen des Knötchen-
trägers an seine Stimme. So fühlen sich Berufssänger bereits bei kleinen
Knötchen indisponiert, die Stimme spricht in bestimmten Registern
nicht an, insbesondere auch nicht im Piano, und die Leistungsfähigkeit
ist durch eine rasche Ermüdung beeinträchtigt. Technisch gut ausgebildete Sänger bemerken häufig erst in der entspannten Sprechstimmlage
ein Knarren der Stimme bis hin zur Diplophonie, müssen jedoch beim
beginnenden Knötchen aufgrund von technischen Ausgleichsmechanis-
men noch keine Probleme bei der Produktion der Singstimme zeigen.
*Für Sprechberufe typisch ist die initial vorübergehend belastbare Stimme
mit nachfolgender rascher Ermüdbarkeit,* temporärer Heiserkeit und der
Fähigkeit zur Regeneration nach Stimmpausen. Bilden sich die Stimmlippenknötchen unter der fortgesetzten Stimmbelastung nicht zurück,
so bleibt die Stimme überhaucht durch mangelnden Glottisschluß, belegt, rauh und heiser. Daneben finden sich in aller Regel die typischen
Mißempfindungen im Hals, wie Brennen, Schmerzen, Globusgefühl,
Trockenheit und Schluckbeschwerden als Ausdruck einer hyperfunktionellen Dysphonie.
Bei Kindern überwiegt die gepreßte Stimmgebung mit ihrem rauhen,
überhauchten und häufig nasalen Beiklang.

6. Diagnostik

Für eine exakte Beurteilung der unterschiedlichen Erscheinungsformen
der Stimmlippenknötchen, insbesondere auch bei diskreten Befunden
und im Rahmen differentialdiagnostischer Erwägungen, halten wir die
indirekte Laryngoskopie mit dem Kehlkopfspiegel allein für unzureichend.
Allerdings gehen wir in unseren diagnostischen Bemühungen nicht so

weit wie Kleinsasser (1976), der bei jeder mit dem Spiegel als Knötchen diagnostizierten Veränderung zunächst eine Mikrolaryngoskopie anschließt. Wir halten nach der Spiegeluntersuchung als nächsten Schritt die funktionelle Laryngoskopie, d.h. die Untersuchung der Stimmlippen bei Respiration und Phonation in unterschiedlichen Tonhöhen (Registern) und bei unterschiedlichen Lautstärken mit Hilfe des *Lupenlaryngoskops* und der *Stroboskopie* für angemessen. Die Mikrolaryngoskopie sollte erst bei therapeutischen und differentialdiagnostischen Bemühungen zum Einsatz kommen.

6.1 Lupenlaryngoskopie

Die Lupenlaryngoskopie bietet gegenüber der Untersuchung mit dem Kehlkopfspiegel eine ganze Reihe von Vorzügen: Bei einer nicht unerheblichen Anzahl von Patienten kann der Endolarynx mit dem Spiegel funktionell nicht vollständig beurteilt werden. Dies gilt insbesondere für die Produktion tiefer Töne im Brustregister, bei der die Epiglottis den Einblick verstellt. In dieser Situation ist es manchmal sinnvoll, *in tiefer Tonlage auf dem Vokal u phonieren* zu lassen, wodurch sich der Hypopharynx erweitert und den Einblick auf die Stimmlippen freigibt. Gerade beginnende, weiche Stimmlippenknötchen lassen sich nur bei entspannten Stimmlippen – somit im Brustregister – erkennen. Sie werden bei der üblicherweise angewendeten Phonation auf äh-hi durch Spannung der Stimmlippen in das Niveau des freien Stimmlippenrandes gezogen und können somit gänzlich übersehen werden. Die Phonation auf dem Vokal u ist jedoch nur bei annähernd geschlossenem Mund möglich und die laryngeale Beobachtung nur dem Endoskop zugänglich. Darüber hinaus erleichtert der Vergrößerungseffekt des Lupenlaryngoskops die Abgrenzung der Knötchen von den relativ häufigen, kleinen Zysten und Polypen, welche in der Regel jedoch einseitige Veränderungen darstellen.

Zusätzlich sollten Patienten mit schlecht einsehbarem Kehlkopf die Position nach Türck einnehmen, wodurch in aller Regel der Einblick bis in die vordere Kommissur möglich wird.

Darüber hinaus eignet sich die Lupenlaryngoskopie vortrefflich für die Fotodokumentation und für die gleichzeitige Sichtbarmachung des Befundes für den Patienten auf einem Sichtgerät.

Laryngoskopisch variieren Stimmlippenknötchen nach Form und Lokalisation. Kleine beginnende Knötchen finden sich bilateral symmetrisch, sind glasig-durchscheinend und weich, sie verändern ihre Form mit der funktionellen Untersuchungssituation. Sie können punktförmig, breitbasig, halbkugelig und spitzkegelig in Erscheinung treten.

Die *Lokalisation* der Stimmlippenknötchen charakterisiert das Maximum der phonatorischen Stimmlippenauslenkung. Insbesondere bei Kindern erstrecken sich die Stimmlippenschwingungen auch auf den kartilaginären Anteil der Stimmlippe. Bei ihnen finden wir daher vorwiegend Stimmlippenknötchen im mittleren Stimmlippendrittel. Anders liegen die Verhältnisse bei Erwachsenen und bei chorsingenden Kindern. Hier liegt die maximale Beanspruchung der Stimmlippen in der Mitte des ligamentären Stimmlippenanteils. Hieraus wird verständlich, daß bei Erwachsenen und singenden Kindern Stimmlippenknötchen vorwiegend am Übergang vom vorderen zum mittleren Stimmlippendrittel lokalisiert sind.

6.2 Stroboskopie

Da Stimmlippenknötchen immer auf dem Boden einer hyperfunktionellen Stimmstörung entstehen, kann auf die Stroboskopie als Hauptdiagnostikum funktioneller Stimmstörungen nicht verzichtet werden. Die zugrundeliegende Hyperfunktion wird neben der erhöhten mittleren Sprechstimmlage des Patienten sowie dem laryngoskopisch faßbaren persistierenden Glottisspalt im Bereich der hinteren Kommissur und den oftmals vorspringenden Taschenfalten durch die stroboskopische *Verkürzung der Amplituden* und durch verminderte bis aufgehobene Randkantenverschiebungen gekennzeichnet. Beim Verdacht auf Stimmlippenknötchen läßt sich stroboskopisch abschätzen, ob der Befund akut und somit rasch reversibel oder aber chronisch ist. Akute Stimmlippenknötchen zeigen im stroboskopischen Bild noch keine wesentlichen Veränderungen gegenüber den restlichen schwingenden Stimmlippenanteilen, während chronische Knötchen durch ihre derbere Konsistenz eine eingeschränkte Schwingung erkennen lassen.

6.3 Mikrolaryngoskopie

Nicht immer sind laryngeale Befunde auf den ersten Blick so eindeutig, daß gemeinsam mit dem Patienten unverzüglich eine Abtragung in Mikrolaryngoskopie vereinbart werden kann. Wir haben es uns in zweifelhaften Fällen zur Regel gemacht, die *Diagnose nach einwöchiger Stimmruhe zu überprüfen.* Bei Sängern sind akute Knötchen nach dieser Zeit in aller Regel reduziert oder verschwunden, weiche Stimmlippenknötchen bei Patienten mit Sprechberufen häufig deutlich reduziert, so daß in dieser Situation auf eine mikrolaryngoskopische Abtragung verzichtet werden kann. Bei unverändertem Befund, insbesondere aber bei einseitigen Stimmlippenveränderungen, darf auf die Mikrolaryngoskopie nicht verzichtet werden, zumal sich, wie Kleinsasser (1976) mit Recht betont, ein hoher Prozentsatz vermeintlicher Knötchen als kleine Zysten oder Polypen entpuppt.

7. Differentialdiagnose

In aller Regel bereitet die laryngoskopische Diagnose von Stimmlippenknötchen keine Schwierigkeiten, zumal es sich hier um bilateral-symmetrische Veränderungen an typischer Stelle handelt. Nach unserer Beobachtung stellt sich eine gewisse Asymmetrie des Befundes nur dann ein, wenn sich weiche Knötchen in der Rückbildungsphase befinden (Abb. 3). Sie verschwinden dann nicht exakt zum selben Zeitpunkt, sondern zeichnen sich durch ein gewisses seitendifferentes Nacheinander in ihrer Größenabnahme aus. Auch ein diskreter Larynxschiefstand kann eine Asymmetrie von Stimmlippenknötchen vortäuschen. Sollten sich vermeintliche Stimmlippenknötchen nach einwöchiger Stimmruhe in ihrer Größe nicht verändern, so sollte differentialdiagnostisch bei bilateralen Befunden in erster Linie an *Varixknötchen* gedacht werden. Häufiger treten sie einseitig auf. In unserem Krankengut sahen wir sie bei Männern wie Frauen etwa gleich häufig. Angehörige von Stimmberufen sind vorwiegend betroffen. Unter den Berufssängern fanden wir nur *bei Tenören* mit Vorliebe für das Fortesingen *bilaterale Stimmlippenvarizen.*

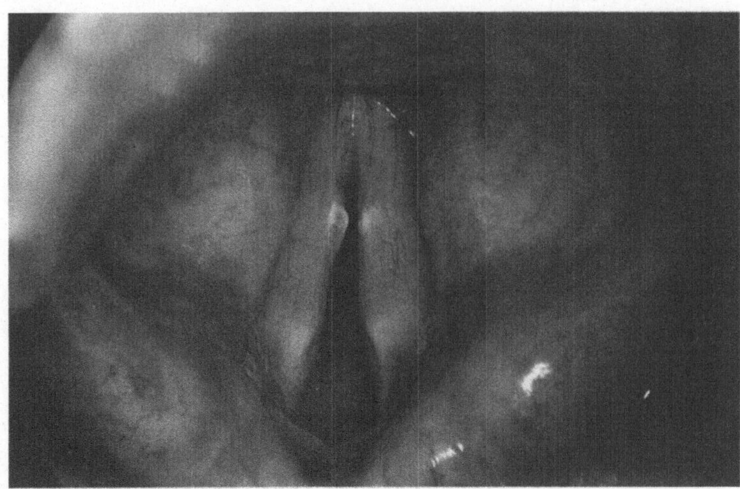

Abb. 3. Asymmetrische Stimmlippenknötchen in der Rückbildungsphase

Bei einseitigen knötchenähnlichen Prozessen muß die differential-diagnostische Abgrenzung in erster Linie die **Stimmlippenpolypen** berücksichtigen. Nach Kleinsasser (1976) sind Stimmlippenpolypen die mit Abstand häufigste gutartige stimmstörende Veränderung im Kehlkopf. Nach seiner Statistik sind 75–80% aller Patienten mit Stimmlippenpolypen männlichen Geschlechts im bevorzugten Alter zwischen 30 und 50 Jahren. 90% aller Stimmlippenpolypen sind solitär, nur etwa 10% treten doppelseitig oder einseitig multipel auf.

Laryngoskopisch finden sich kleine Polypen in der Regel breitbasig den vorderen Stimmlippenbereichen aufsitzend. Mit der Größenzunahme der Polypen verschmälert sich ihre Ansatzbasis. Gelegentlich können jedoch auch große Stimmlippenpolypen breitbasig imponieren und sind dann gelegentlich von **Reinkeödemen** nicht zu differenzieren. Nach Kleinsasser (1976) imponieren Gallertpolypen als grau-weiße, etwas durchscheinende, weiche Gebilde mit dünnem Epithel und spärlicher Kapillarzeichnung. Demgegenüber sind die teleangiektatischen Polypen grau-rote bis dunkelrote, manchmal hämangiomartig wirkende Veränderungen. Die laryngoskopische Abgrenzung gegenüber Stimmlippen-knötchen fällt besonders dann schwer, wenn ein reaktives umgebendes Ödem vorherrscht (Abb. 4).

Nach den Stimmlippenpolypen kommt den **Stimmlippenzysten** eine nicht zu unterschätzende Bedeutung zu. Diese intraepithelial gelegenen, umschriebenen Veränderungen können ein- oder mehrkammerig auftreten. Männer und Frauen sind gleichermaßen betroffen. Zysten können in allen Lebensabschnitten in Erscheinung treten mit einem

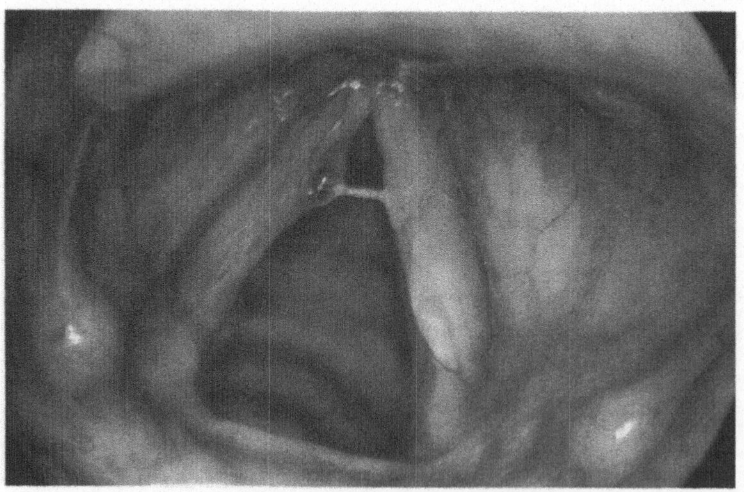

Abb. 4. Stimmlippenpolyp mit umgebendem reaktivem Ödem

Maximum im mittleren Lebensalter. Stimmlippenzysten lassen sich lupenlaryngoskopisch durch den Wechsel von Respirationsstellung und Phonationsstellung im allgemeinen besser beurteilen als stroboskopisch. Durch die phonationsbedingte Kompression ihres gelblichen Inhalts scheinen die Zysten unter dem sehr dünnen Epithel deutlich hervor (Abb. 5a, b). Oft werden sie jedoch erst bei der Mikrolaryngoskopie erkannt.

Einen häufigen differentialdiagnostisch gegenüber Knötchen abzugrenzenden Befund stellen **Randverdickungen** der Stimmlippenschleimhaut **während der Mutation** dar. Sie sind gegenüber weichen Knötchen

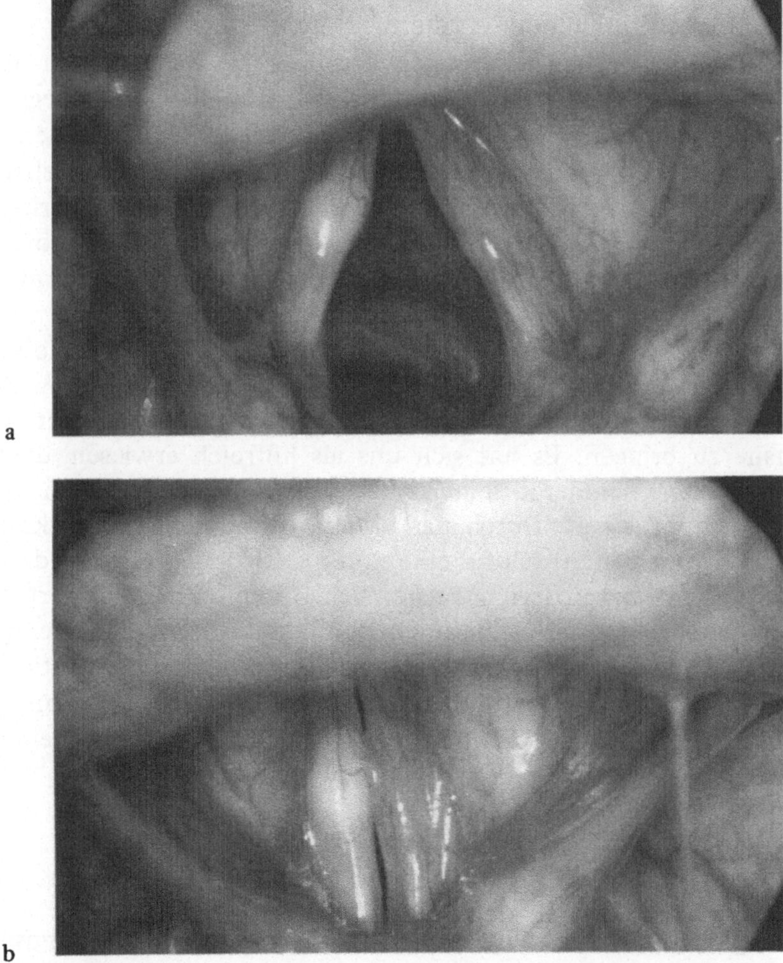

Abb. 5a, b. Stimmlippenzyste rechts **a** bei Respirationsstellung der Stimmlippen; **b** Phonationsstellung der Stimmlippen. Deutlichere Abgrenzung der Stimmlippenzyste

stroboskopisch durch eher erweiterte Amplituden und verstärkte Randkantenverschiebungen, trotz dorsal offenem Glottisspalt, deutlich
abzugrenzen.

Wir sind nicht der Auffassung, daß **Malignome** in der Differentialdiagnose der Stimmlippenknötchen von Bedeutung sind. Sie haben
eher in der Differentialdiagnose der Stimmlippenpolypen ihren Platz.

8. Therapie

Ausgangspunkt der Behandlung von Stimmlippenknötchen sollte zunächst immer das ausführliche Arzt-Patienten-Gespräch sein. Erst wenn
der Patient sich mit der Vorstellung vertraut gemacht hat, daß es sich
bei seiner Erkrankung um die organische Schädigung einer funktionellen
Störung handelt, wird er auch bereit sein, eine evtl. sich über Monate
hinziehende Stimmbehandlung auf sich zu nehmen. Wir begegnen immer
wieder Patienten, die im Rahmen eines Infektes Knötchen entwickeln
und heiser werden. Die Betroffenen wollen dann zunächst nicht ein-
sehen, daß ihre Stimmgebung vor dem Auftreten der Heiserkeit bereits in
pathologischer Weise verändert gewesen sein soll. Sie erhoffen sich von
einer sofortigen Abtragung der Knötchen allein bereits eine Normalisierung der Stimme. In dieser Situation ist es im Hinblick auf die häufig
langwierige Therapie, aber auch bezüglich einer Rezidivprophylaxe
zwingend notwendig, dem Patienten eine Vorstellung von den Zusammenhängen des funktionellen Schädigungsmusters seiner Erkrankung
nahe zu bringen. Es hat sich uns als hilfreich erwiesen, dem Patienten
auf einem Sichtgerät seinen organischen Befund an den Stimmlippen
zu demonstrieren. Durch das visuelle Erfahren seiner Erkrankung entwickelt der Patient häufig eine konkrete Vorstellung von den zugrundeliegenden, komplizierten Pathomechanismen. Auch fördert die Demonstration des sich verkleinernden Befundes während der Therapie die über
eine oft längere Zeit immer wieder erforderliche Motivation. Andererseits kann der Patient durch die optische Demonstration eines nicht
rückbildungsfähigen Knötchens leichter in die Mitentscheidung für die
mikrochirurgische Abtragung eingebunden werden.

8.1 Therapie bei Erwachsenen

Ausgangspunkt jeder Therapie — konservativ oder chirurgisch — sollte
eine Stimmruhe über 3—5 Tage sein mit Rauchverbot, Gabe von Anti-
phlogistika und evtl. Prednisolonstoß. Hierunter kommt es bei weichen

Knötchen zur deutlichen Rückbildung, so daß sich eine mikrochirurgische Abtragung erübrigt. Es sollte dann unverzüglich eine Stimmübungsbehandlung mit dem Ziel angeschlossen werden, den harten Stimmeinsatz abzubauen, die übermäßige stimmliche Lautstärke zu reduzieren, die gepreßte Stimmgebung zu beseitigen und die überhöhte Sprechstimmlage abzusenken. Auch bei harten Knötchen führen die initialen Maßnahmen unter Umständen zu einer Verminderung des umgebenden Ödems und zu einer besseren Abgrenzung des Knötchens selbst, so daß dieses dann lediglich in einem sehr umschriebenen Bereich mikrochirurgisch abgetragen werden sollte. Gelegentlich bildet sich auch das Knötchen einer Seite zurück, so daß nur noch auf der anderen Seite chirurgisch vorgegangen zu werden braucht.

Die chirurgische Abtragung hat äußerst vorsichtig zu erfolgen, ein übermäßiger Zug am Knötchen ist unter allen Umständen zu vermeiden. Die Abtragung soll im Niveau des freien Stimmlippenrandes scharf erfolgen. Als postoperative Stimmruhe ist ein Zeitraum von 8—10 Tagen zumeist ausreichend. Erfolgte die *Abtragung mit dem Laser,* so ist zu beachten, daß die Wundheilung längere Zeit in Anspruch nehmen kann als bei üblicher chirurgischer Technik. Die stets nach dem Eingriff erforderliche *Stimmübungsbehandlung* sollte nach Abklingen der entzündlichen Schwellung im Wundbereich unverzüglich angeschlossen werden. In der Regel sind 20—25 Stimmübungsbehandlungen ausreichend, um eine ökonomische, abdomino-diaphragmale Atmung, einen weichen Stimmeinsatz mit gutem Glottisschluß und eine Normalisierung der mittleren Sprechstimmlage zu erreichen. Nur bei stroboskopisch erkennbarem, *postoperativem Stimmlippenstillstand,* der von Schönhärl (1960) in 16 von 20 Fällen beobachtet werden konnte, ist gelegentlich eine längere Behandlungsdauer erforderlich. Darüber hinaus sollten die im Kapitel 3 genannten begünstigenden Faktoren, insbesondere jene der beschleunigenden und verschlimmernden Kategorie, im therapeutischen Spektrum Berücksichtigung finden.

Beim *Sänger* werden vorwiegend weiche Stimmlippenknötchen vorgefunden, sie verschwinden unter der genannten konservativen Behandlung in der Regel nach einer Woche. Beim Sänger kann man schon nach 3-tägiger Stimmruhe mit leichten Pianoübungen in der Mittellage beginnen, wenn noch sichtbare, aber deutlich rückläufige Knötchen bestehen und keine entzündlichen Begleitreaktionen nachweisbar sind. Die weitere Behandlung liegt anschließend in der Hand des Gesangspädagogen.

Auch beim Sänger läßt sich die mikrochirurgische Abtragung chronischer Knötchen nicht umgehen. Sie sollte jedoch erst nach einer Gesangspause von 4—6 Wochen durchgeführt werden. Voraussetzung für den Erfolg einer chirurgischen Behandlung ist allerdings die konsequente postoperative Mitarbeit des Patienten. Sie umfaßt ein absolutes Sprech- und Singverbot bis zum Abschluß der Wundheilung und die Bereitschaft zu einer oft Monate dauernden gesangstechnischen Reedukation. Dennoch werden sich berufliche Enttäuschungen nicht immer vermeiden lassen.

8.2 Therapie bei Kindern

Die Behandlung der kindlichen Schreiknötchen ist sowohl ein Aufgabenbereich des Arztes als auch der Eltern, welche zunächst auf die Harmlosigkeit des Befundes aufmerksam gemacht werden sollten. Da die Kinder zumeist kein Störungsbewußtsein haben, ist die Einflußnahme auf ihr lautstarkes Schreien begrenzt. Somit läßt sich das auslösende Schädigungsmuster bei diesen Kindern nur selten beseitigen. Wir halten daher auch ein *Abtragen der Knötchen vor der Pubertät für nicht indiziert*, zumal sich die Knötchen in aller Regel mit der Pubertät zurückbilden. Gelegentlich können, insbesondere bei Mädchen, nach der Pubertät noch Residuen verbleiben, die dann abgetragen werden sollten. Nur bei extremer Heiserkeit und sehr großen fibrosierten Knötchen, die allerdings selten auftreten, führen wir gelegentlich bereits vor der Mutation eine Abtragung durch, insbesondere dann, wenn die Kinder spielerischen Formen von leichten Stimmübungen, am sinnvollsten im Rahmen einer musikalischen Früherziehung, zugänglich sind. Eine Behandlung mit Sedativa oder strenge Erziehungsmaßnahmen von seiten der Eltern sind dagegen unangebracht. Der Einfluß der Eltern sollte eine vermehrte Hinwendung zu ihrem aggressiven und unausgeglichenen Kind beinhalten und die Durchführung gewaltloser Spiele ohne Sieger möglich machen.

Daneben hat sich das Ausschalten von begünstigenden Begleiterkrankungen, wie Allergie, Infekte der oberen Luftwege oder hyperplastische Adenoide, als adjuvante Therapie gut bewährt.

Literatur

Arnold GE (1962) Vocal nodules and polyps: Laryngeal tissue reaction to habitual hyperkinetic dysphonia. J Speech Hear Disord 27:205−217

Baker DC (1963) Polypoid vocal cord. NY State J Med 63:3098−3099

Behrendt W (1964) Zur morphologischen Feinstruktur des Stimmlippenknötchens. Arch Ohr-Nas-Kehl-Heilk 184:99−108

Böhme G (1983) Klinik der Sprach-, Sprech- und Stimmstörungen. Fischer, Stuttgart New York

Böhme G, Rosse E (1969) Zur Häufigkeit, Altersverteilung, Therapie und Prognose von Stimmlippenknötchen. Folia Phoniat (Basel) 21:121—128

Brodnitz FS, Froeschels E (1954) Treatment of nodules of vocal cords by chewing method. Arch Otolaryngol 59:560—565

Eicken v (1922) Zur Ätiologie der Sängerknötchen und Stimmbandpolypen. Zentralbl Hals-Nas-Ohrenheilk 2:152—153

Habermann G (1980) Funktionelle Stimmstörungen und ihre Behandlung. Arch Otorhinolaryngol (NY) 227:171—345

Heinemann M (1981) Stimmlippenknötchen — auch eine Definitionsfrage. Sprache Stimme Gehör 5:27—31

Klasen H (1948) Zur Pathogenese der Sängerknötchen. HNO 1:505—512

Kleinsasser O (1976) Mikrolaryngoskopie und endolaryngeale Mikrochirurgie. Schattauer, Stuttgart New York

Lacina O (1972) Das Vorkommen von Stimmlippenknötchen bei den Sängern. Folia Phoniat (Basel) 24:345—354

Röhrs M (1979) Katamnestische Erhebungen an Patienten mit Stimmlippenknötchen. Dtsch Ges Sprach- u. Stimmheilk Berlin (unveröffentlicht)

Schönhärl E (1960) Die Stroboskopie in der praktischen Laryngologie. Thieme, Stuttgart

Silbiger B (1928) Zur Therapie der Sängerknötchen. Wien Med Wochenschr 78:966—968

Toohill RJ (1975) The psychosomatic aspects of children with vocal nodules. Arch Otolaryngol 101:590—595

Wyatt GL (1977) The chewing method and the treatment of the speaking voice. In: Cooper M, Hartung-Cooper MH (eds). Approaches to vocal rehabilitation. Charles C. Thomas Publ, Springfield, 111, p 274

Nahrungsmittel-Allergien im Hals-Nasen-Ohren-Bereich

Cl. Thiel

Einleitung

Während Inhalations-Allergien, bakterielle und virale Infekte, unspezifische Irritantien, chemische Noxen sowie das Inhalationsrauchen als mögliche Ursachen akuter und chronisch-rezidivierender Affektionen der oberen Luftwege, des Larynx und des Pharynx immer in die differentialdiagnostischen Erwägungen einbezogen werden, wird die mögliche Auslösung durch Nahrungsmittel-Allergien und -Intoleranzen im weitesten Sinne relativ selten bedacht und dementsprechend auch selten diagnostisch abgeklärt. Erst in jüngster Zeit gewinnen diese Allergien vermehrt an Interesse (McGovern et al. 1983). Viel seltener, aber möglich, ist das Auftreten einer allergischen Parotitis (Kämmerer 1956). Auch allergisch bedingte Fazialisparesen wurden beschrieben (Hansen 1943).

Es scheint historisch zu sein, daß die Diagnose einer Allergie in bezug auf die oberen Luftwege und benachbarte Organsysteme meist ausschließlich mit einer Inhalations-Allergie (Blütenstäube, Schimmelsporen, Tierepithelien, Milben u.a.) verknüpft wird. Dies ist insofern erstaunlich, als bekannt ist, daß Allergene — egal, auf welchem Wege sie in den Organismus penetrieren — hämatogene Fernreaktionen an vielen Organsystemen, bevorzugt sogar im Bereich der oberen Luftwege und der Konjunktiven auslösen können. Beispielhaft genannt sei der drohende *anaphylaktische Schock* und seine Äquivalente (Richet 1907; Ring

1984), auf dem Boden einer Medikamenten-Allergie, respektive -Intoleranz, eines Transfusionszwischenfalles, einer intravenösen Kontrastmittelgabe, u.a. Dieses bedrohliche Ereignis kündigt sich häufig mit *typischen Prodromi* in Form von Niesattacken, Rhinorrhö, Konjunktivitis, Zungenbrennen und Schluckbeschwerden an (Hoigné 1963; Becker et al. 1976). Diese Reaktionen wurden von Pirquet (1906) als spezifisch veränderte Reaktionsweise entsprechend der Anaphylaxie-Experimente von Richet (1907) erkannt und gedeutet. Nicht nur der sogenannte Serum-Schock, auch der lebensmittelinduzierte und ggf. auch der durch einen Hauttest induzierte anaphylaktische Schock beginnt oft in ähnlicher Weise. Die geschilderten Symptome werden als erstes und ernstes Warnsymptom gewertet. Demnach muß man auch erwarten, daß verschiedene Allergene, die nicht nur per inhalationem die entsprechenden Organsysteme erreichen, in gleicher Weise sogenannte Minimalvarianten eines anaphylaktischen Geschehens ("Schockfragmente") auslösen können. Bekanntermaßen sind die Schleimhäute im Kopfbereich besonders reaktionsfreudig, wahrscheinlich infolge der Vielzahl lokal angesiedelter (Antikörper-besetzter) immunkompetenter Zellen, wie beispielsweise Mastzellen u.a. Inwieweit die gute Durchblutung der Kopfregion darüber hinaus förderlich ist, bleibt zu diskutieren. Ebenso reaktionsfreudig sind auch die Konjunktiven, so daß sie hier mit einbezogen werden können.

Des weiteren ist zu bedenken, daß entsprechend der Kontaktregel nach Hansen (1967) üblicherweise dasjenige Organ primär mit einer allergischen Reaktion antwortet, welches den ersten Allergenkontakt hat. Dies scheint für Inhalations-Allergene verbindlich und verständlich, wird aber recht selten für Nahrungsmittel-Allergien in Erwägung gezogen, was aber naheliegend wäre.

Mund- und Rachenraum zählen zur oberen Etage des Gastrointestinaltraktes. Die nahe Lokalisation zur oberen Etage des Respirationstraktes, der Glottis und der Speicheldrüsen, macht eine Mitreaktion dieser Organsysteme durchaus möglich. Da alle Organsysteme, die zu den "Grenzflächen" der Umwelt zählen, mitreagieren können, sind gelegentlich auch exokrine Drüsen anteilig betroffen. Mastzellen sind im menschlichen Organismus weit verbreitet, ihre Konzentration ist in den Arealen am höchsten, die mit Fremdstoffen direkt in Kontakt kommen (Pepys u. Edwards 1979). Sie spielen für die Ätiologie von Asthma, Rhinitis, Konjunktivitis, aber auch für intestinale und kutane abakterielle allergische Entzündungen eine zentrale Rolle (Siraganian 1983).

Fehlt das Symptom "Juckreiz", oder treten die allergischen Reaktionen verzögert oder verspätet auf, was gar nicht selten ist, so ist dem oft uncharakteristischen Lokalbefund (Rötung, Schwellung und

Schleimsekretion) die primär allergische (immunologisch bedingte) Pathogenese nicht immer eindeutig abzulesen. Das *Symptom Juckreiz* aber ist *nicht immer* zwingend als Hinweis auf eine allergische Reaktion zu werten; auch der banale Virusinfekt kann mit Juckreiz einhergehen, vergleichbar mit dem Juckreiz verschiedener nicht allergisch bedingter Dermatosen.

2. Stigmata der Atopie

Atopische Patienten zeigen nicht selten verschiedene Stigmata der Atopie wie beispielsweise eine *Exfoliatio linguae areata* (Ullmann 1981), auch als *Lingua geografica* bekannt. Des weiteren finden wir häufig eine konstitutionell *rissige Zunge,* nicht selten auch eine *Pharyngitis granularis.* Fehlen diese Zeichen, so ist eine Allergie natürlich nicht ausgeschlossen. Insbesondere häufig zu beobachten ist eine Lingua geografica bei Nahrungsmittel-Allergien verschiedenster Organmanifestationen mit Sensibilisierung gegen tierische Proteine (z.B. Milch). Über die Ätiologie der Lingua exfoliativa areata wird in Hals-Nasen-Ohren-ärztlichen Lehrbüchern wenig berichtet. Wahrscheinlich ist dieses Phänomen multikausal bedingt, es spricht aber aufgrund verschiedener klinischer Befunde einiges dafür, daß es häufig bei atopischen Patienten zu beobachten ist.

3. Zur Terminologie

Wir wissen heute, daß Reaktionen, die durch Nahrungsmittel und Nahrungsbestandteile im weitesten Sinne ausgelöst werden, nicht immer ausschließlich auf eine Antigen-Antikörper-Reaktion zurückzuführen sind. Sie entstehen auch nicht immer ausschließlich auf dem Boden einer Typ-I-Allergie (IgE-vermittelt). Auch an der Nasenschleimhaut gibt es Typ-III-Reaktionen (IgG-vermittelt). Sogar Typ-IV-Reaktionen (dem Kontakttyp entsprechend) sind gemäß der Klassifzierung von Coombs und Gell (1968) möglich.

Den allergischen Reaktionen stellen wir heute sogenannte *pseudoallergische Reaktionen* (PAR) gegenüber (Dukor et al. 1985), sie werden auch als *Intoleranzreaktionen* bezeichnet. Eine Immunreaktion konnte hierbei bisher nicht nachgewiesen werden. Die pathogenetischen Vorgänge solcher pseudo-allergischer Reaktionen sind bisher nicht eindeutig geklärt. Bei Fehlen einer primären Immunreaktion entziehen sie sich einem Nachweis über Hauttests oder serologische Untersuchungen. Da diese pseudo-allergischen Reaktionen (PAR) den echten allergischen Reaktionen sowohl klinisch als auch hinsichtlich morphologischer Veränderungen ähnlich sein können, und sich neben Urtikaria, Quincke-Ödem und Asthma bronchiale überaus häufig im Bereich der oberen Luftwege manifestieren, zählen diese Patienten ebenso zur Klientel des Allergologen, aber auch des Hals-Nasen-Ohren-Arztes.

Häufig handelt es sich um Patienten mit *chronisch-polypöser Rhino-Sinusitis,* sowie nachfolgendem *Asthma bronchiale*[1]. Als potentielle Auslöser werden heute verschiedene Hilfsstoffe der Lebensmittelindustrie betrachtet, wie beispielsweise Konservierungsstoffe (Benzoesäure, Sorbinsäure, Sulfite u.a.), Farbstoffe (z.B. Azo-Farbstoffe, Tartrazin u.a.), die in Lebensmitteln und Medikamenten vorkommen (Ippen 1985; Wortmann 1979). Aber auch *natürliche Salizylate,* wie sie in verschiedenen Obstsorten, alkoholischen Getränken (speziell Wein), Nüssen und anderen Pflanzen vorkommen (Wüthrich 1981; Thiel u. Fuchs 1983), kommen als potentielle Auslöser in Frage. Im Gegensatz zu den allergischen Reaktionen, die wir als "anaphylaktisch" bezeichnen, werden diese Reaktionen als "anaphylaktoid" benannt. Als Modell-erkrankung ist das sogenannte *Aspirin-Asthma* anzusehen, welches nicht selten mit einer *polypösen Rhino-Sinusitis* als Vorfelderkrankung einer später deszendierenden Asthmaerkrankung einhergeht (Enzmann u. Rieben 1983; McGovern et al. 1983; Kleinhans 1984; Chaffee u. Settipane 1974). Salizylate werden primär in verschiedenen Pflanzen synthetisiert. Das Aspirin verdankt seinen Namen der Tatsache, daß Salizylate, die dem Aspirin strukturell nahestehen, in Spiräen häufig vorkommen (A-Spiräen = Aspirin).

Im Gegensatz zu der üblichen Meinung, daß eine *Eosinophilie* auf eine immunologisch-allergische Reaktion hindeutet, sind Sekret- und Gewebeeosinophilien höheren Ausmaßes bevorzugt bei Patienten mit pseudo-allergischen Reaktionen zu finden. Werte von über 8% im peripheren Blut sind häufiger assoziiert mit pseudo-allergischen Reaktionen als mit allergischen Reaktionen (Ausnahmen: allergische broncho-pulmonale Aspergillose u.a.).

4. Nahrungsmittel-Allergene und mögliche Expositionsquellen

Unverträglichkeitsreaktionen durch die orale Zufuhr von Nahrungs-mitteln sind schon seit Jahrhunderten bekannt. Sie wurden primär mit

---

[1] Siehe auch Beitrag Ganz in Band 5

dem Terminus *"Idiosynkrasie"* belegt. Nicht nur in medizinischen Niederschriften, sondern auch in literarischen Werken finden sich schon sehr früh Beobachtungen über die Auslösung verschiedenster klinischer Krankheitsbilder durch Hühnereier, Erdbeeren, Fisch, Muscheln, Schalentiere u.a. Einen umfassenden Überblick gibt die verdienstvolle medizinhistorische Darstellung von Schadewaldt (1979). Beschränkt man sich zunächst darauf, Einzelbeobachtungen beschreibend darzulegen, so wurden später zu Beginn dieses Jahrhunderts und in den Folgejahren auch experimentelle Untersuchungen in-vivo und in-vitro mit Nahrungsmittel-Allergenen durchgeführt (Hansen 1943, 1967; Werner 1967). Nahrungsmittel-Allergene können sowohl lokal wirksam werden (über Resorption und Persorption — permukös), sie können aber auch auf hämatogenem Wege Fernreaktionen verschiedenster Organsysteme auslösen (Schadewaldt 1979; Hansen 1943, 1967; Kimmig u. Schmidt 1967).

Der aufmerksame Leser der älteren Literatur wird zu dem Schluß kommen, daß wir heute nur *bedingt über neue Nahrungsmittel-Allergene sprechen* können. Ein prinzipieller Wandel hat sich allerdings insofern vollzogen, als der aktuelle Allergenkatalog von Nahrungsmitteln (mit verschiedensten Verwendungsmöglichkeiten) eine drastische Erweiterung erfahren hat — nicht zuletzt durch den Import ausländischer Produkte als auch durch die Expansion der Lebensmitteltechnologie, die sich vielfältiger potentieller Nahrungsmittel-Allergene zu verschiedenen Zwecken bedient, wie auch der Medikamentenindustrie, die ebenfalls verschiedene potentielle Nahrungsmittel-Allergene und Hilfsstoffe einsetzt.

Inwieweit dies für die Hals-Nasen-Ohren-ärztlichen Belange von Bedeutung sein kann, soll im Folgenden erläutert werden.

Der Begriff *Nahrungsmittel-Allergie* legt zwar nahe, daß pathologische Reaktionen im Zuge der oralen Zufuhr potentieller Nahrungsmittel-Allergene *zum Zwecke der Ernährung* entstehen. Dies ist aber nicht ausschließlich der Fall, bedenkt man alleine die zahlreichen Genußmittel. Speziell was den Hals-Nasen-Ohren-ärztlichen Bereich betrifft, aber auch andere Bereiche, so muß der Begriff "Nahrungsmittel-Allergie" sehr weit gefaßt werden, da verschiedene Nahrungsmittel potentiell auch andere Verwendungsmöglichkeiten haben als ausschließlich der Ernährung zu dienen. Vielfältige Verwendungsmöglichkeiten umfassen auch vielfältige Expositionsmöglichkeiten. Hier ist ein entscheidender Unterschied zu den Inhalations-Allergien zu sehen.

Was am Beispiel des anaphylaktischen Schockes erläutert wurde, trifft für sehr viele Nahrungsmittel-Allergene zu — egal auf welchem Wege die Allergenzufuhr erfolgt. Wo die Manifestation letztendlich stattfindet, ist im wesentlichen von der Disposition einzelner Individuen, von der Art des Allergens und auch von den lokalen Faktoren abhängig, die für die lokale Antikörperdeposition wie auch -elimination mitverantwortlich sind (lokale Immunität).

Dem sekretorischen IgA, welches als sogenanntes "Schleimhautschutz-Immunglobulin" betrachtet wird, kommt wahrscheinlich eine besondere Bedeutung zu, nicht nur für die lokalen Verhältnisse im Hals-Nasen-Ohren-ärztlichen Bereich, sondern auch für den gesamten Magen-Darm-Kanal.

Als Beispiele für die breite Verwendungsmöglichkeit von Nahrungsmitteln sollen zwei nicht seltene Allergene genannt werden. Diese Beispiele sind auf viele andere potentielle Allergene gleichermaßen anzuwenden. Tabelle 1 zeigt die vielfältigen Verwendungsmöglichkeiten von Hühnerei (und dessen Fraktionen), welches — abgesehen von seiner Funktion als Grundnahrungsmittel oder auch Binde- und Verschönerungsmittel — noch weitere Anwendungsmöglichkeiten hat und somit zum okkulten Allergen werden kann. Hühnerei findet beispielsweise Anwendung auch im therapeutischen Bereich, was für Hals-Nasen-Ohren-ärztliche Belange durchaus Konsequenzen haben kann, wie die Verwendung von Hühnereilysozym in Lutschtabletten (Frubienzym®) bei Pharyngolaryngitis. Auch auf injektivem Wege können Spuren von Hühnerei appliziert werden (Grippeimpfstoff). In entsprechenden Berufszweigen kann Hühnerei auch zum Inhalations-Allergen werden (Eipulverherstellung und -verarbeitung). Astronautenkostformen enthalten nicht selten Fraktionen des Hühnereies (Ovalbumin).

Tabelle 2 zeigt die breite Verwendungsmöglichkeit von *Kamille*, welches ein sehr potentes Allergen von Fall zu Fall sein kann. Die Kamille sei stellvertretend genannt für eine große Gruppe von Pflanzen und Pflanzenauszügen (meist aus Kräutern), sowie deren Wirkstoffe, die nicht selten Anwendung finden als Lokaltherapeutika in Form von Nasen-

Tabelle 1. Verwendungsmöglichkeiten von Hühnerei

— Grundnahrungsmittel

— Binde- und Schönungsmittel

— Genußmittel (Eierlikör)

— Bestandteil von Medikamenten (Frubienzym®, Retterspitz)

— Bestandteil von Impfstoffen (Grippe)

— Kosmetikum (Shampoo v. Ei)

— Astronautenkost (Ovalbumin)

Die Aufnahme des Allergens kann erfolgen: oral, permukös, systemisch, perkutan

Tabelle 2. Verwendung von Kamille

Medizinisch-therapeutisch

Organ	*Applikation*	*Vermutete Wirkung*
	Spülungen	Verdauungshilfe
Konjunktiven	Sitzbäder	Schweißtreibend
Ohren	Tees	Windtreibend
Niere	Tropfen	Sedierend
Blase	Dragees	Antiphlogistisch
Magen-Darm-Kanal	Tabletten	Spasmolytisch
Gallenwege	Inhalationslösungen	u.v.a.
Atemwege	Tinkturen	
Haut	Salben	
	Umschläge	
	Verbände	

Kosmetik: Seifen, Badezusätze, Kopfwaschmittel, Cremes, Salben

tropfen, Nasensalben, Nasensprays, Inhalationslösungen sowie oral zugeführter Antitussiva und Banaltherapeutika (Hustensäfte und Hustentees). Auch Schnupfenmittel seien hier in vielfältigen Darreichungsformen zu erwähnen. Als Hausmittel ist die Kamille sehr beliebt für die Selbstmedikation. Auch im Bereich der Mund- und Zahnheilkunde werden verschiedene Pflanzenauszüge als Lokaltherapeutika häufig eingesetzt.

Daß die Kamille ein Kontakallergen sein kann, ist schon seit langem bekannt (Hausen 1979). Über eine mögliche Typ-I-Rekation (IgE-vermittelt) wurde bisher kaum berichtet. Hansen (1943) berichtet über Einzelfälle einer Unverträglichkeit von Kamillentee. Die damaligen Beobachtungen gaben allerdings wenig Aufschluß darüber, ob es sich bei diesen Unverträglichkeitsreaktionen um antigene Wirkungen handelt.

Im Zuge größerer und fortlaufender Untersuchungsserien an Pollenallergikern seit 1980 haben wir u.a. auch die Kamille hinsichtlich ihrer Sensibilisierungseigenschaften überprüft. Es zeigte sich, daß Patienten mit einer Pollenallergie (bevorzugt bei Sensibilisierung gegen Kräuterpollen – aber auch Blumen- und Baumpollen) überaus häufig eine Sensibilisierung gegen Kamille (bis zu 80%!) aufweisen. In botanischer Verwandtschaft stehen verschiedene andere Kräuter und Gewürze, für die dies ebenso – wenn auch nicht immer mit Regelmäßigkeit – zutreffen kann.

Diese Untersuchungen ergaben aber auch, daß nicht nur Pflanzen, die wir zu den Kompositen zählen, beteiligt sein können. Die Berücksichtigung dieser Aspekte ist entscheidend für die Diagnostik, die sich nicht nur auf die Durchführung von Hauttests beziehen muß, sondern auch auf eine subtile Exploration hinsichtlich der Nahrungsgewohnheiten, aber auch anderer Lebensgewohnheiten unter Einbeziehung therapeutischer Maßnahmen bei chronischen Erkrankungen der oberen und tieferen Luftwege. Im Zuge unserer Untersuchungen wurde evident, daß diese Aspekte nicht nur hinsichtlich der Diagnostik von Bedeutung sind, sondern auch gravierende Konsequenzen hinsichtlich nachfolgender Karenzmaßnahmen bei gestellter Diagnose haben können.

Tabelle 3 zeigt die Sensibilisierungsfrequenz gegen verschiedene *Kräuter und Gewürze* bei Patienten mit einer Pollenallergie (Thiel u. Fuchs 1981; Thiel et al. 1984).

Tabelle 3. Häufigkeit (%) positiver Hauttest- und RAST-Befunde bei 170 Patienten mit einer Sensibilisierung gegen Beifußpollen

Kamille	81 %
Soja	81 %
Curry (Mischgewürz)	80 %
Knoblauch	78 %
Anis	76 %
Sellerie	76 %
Zwiebel	76 %
Karotte	74 %
Fenchel	64 %
Dill	64 %
Koriander	63 %
Kümmel	62 %
Apfelsine	61 %
Petersilie	59 %
Paprika	57 %
Tomate	56 %
Pfefferminz	56 %
Schnittlauch	33 %
Senf	28 %
Pfeffer	26 %
Kurcuma	19 %

Durch RAST-Inhibitionstests konnten wir in Zusammenarbeit mit anderen Autoren (Thiel et al. 1985) zeigen, daß gemeinsame Allergenfraktionen sowohl in Beifußpollen einerseits als auch in einigen Kräutern und Gewürzen (die auch zum Teil Gemüse sind) vorhanden sein müssen. Das Ergebnis dieser Untersuchungen ist in Tabelle 4 dargestellt.

Bei diesen Untersuchungen zeigte sich, daß es gelegentlich ohne Belang war, ob die Pollenallergie latent oder manifest war. Für die Klinik bedeutet dies, daß Patienten mit einer perennialen Rhinopathie im Hinblick auf den hohen Prozentsatz der Pollenallergiker in der Bevölkerung auch bei Fehlen saisonaler Gipfel mit Pollenextrakten getestet werden sollten. Fallen diese Tests positiv aus, so können sie als indirekter Hinweis für eine *mögliche Sensibilisierung* gegen Kräuter und Gewürze gewertet werden. Neben Kamille erwiesen sich auch *Anis* und *Fenchel* als potente Allergene. Abbildung 1 zeigt den Ausfall einer Nasenschleimhautprovokation mit Kamillosan-M® bei einem Patienten

Tabelle 4. Positiv-Ergebnisse von RAST-Inhibitionstests mit Beifußpollenextrakt (No. 10/116) und verschiedenen Gewürzen in % (Thiel et al. 1985)

Beifußpollen	93,6 %
Kamille	61,9 %
Anis	57,1 %
Salbei	48,4 %
Pfeffer	45,7 %
Coriander	45,2 %
Sellerie	44,0 %
Dill	43,6 %
Kümmel	37,7 %
Ingwer	36,5 %
Kurcuma	35,3 %
Paprika	33,9 %
Kardamon	30,4 %
Senf	24,0 %
Piment	23,7 %
Zimt	21,5 %
Nelken	20,9 %
Basilikum	16,5 %
Pfefferminz	− keine Inhibition

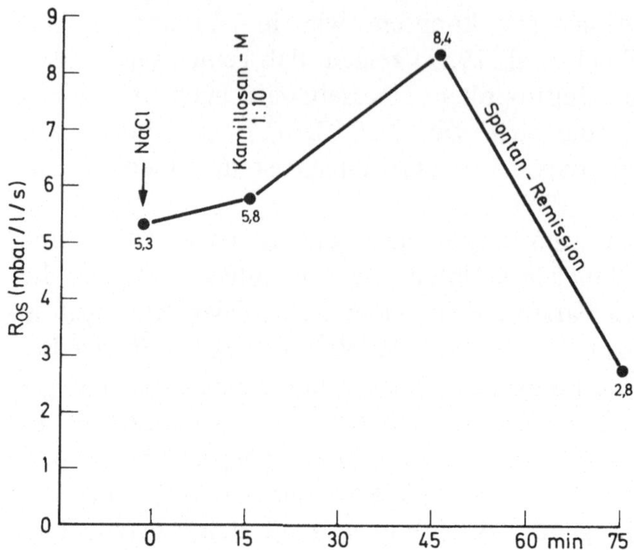

Abb. 1. Nasenschleimhautprovokation mit Kamillosan-M (Inhalt: Kamillenauszug mit 100% aeth. Ölen, Azulen, Pfefferminzöl, Salbeiöl, Anisöl, Cineol, Latschenkiefernöl, Bergamottöl, Methylsalicylat)

mit einer Pollenallergie bei gleichzeitiger Sensibilisierung gegen Kräuter und Gewürze. Kalveram u. Forck (1985) berichten über die allergene Potenz verschiedener Kamillezubereitungen. Offenbar sind gemeinsame – sensibilisierende – Faktoren in allen Präparationen (Hundskamille, Römische Kamille u.a.) vorhanden. Nicht nur die Kamille ist ein beliebtes Therapeutikum. Verwendung finden auch Anis- und Fenchelextrakte, Kampfer, Menthol, Salbei, Thymian, u.v. a.

Allergene dieser Provenienz sind nicht nur im medizinisch-therapeutischen Bereich anzutreffen (Hustentherapeutika, Lokaltherapeutika), sie finden Verwendung in alkoholischen Getränken (z.B. Pernod), in Hustenbonbons, Gebäck und Kuchen. Anis kann auch zum Inhalations-Allergen bei Patienten werden, die Vögel im Hause halten. Schon seit vielen Jahren wird dem Vogelsand Anis zugesetzt. Da weit über die Hälfte der Deutschen Ziervögel hält, ist eine breite Exposition als gegeben zu betrachten. In einzelnen Fällen konnten wir die aktuelle Pathogenität von Anis im Vogelsand durch natürliche Expositionstests nachweisen. Auch Einreibungen (Transpulmin®, Wick VapoRub®) können sowohl auf inhalativem Wege als auch über eine perkutane Resorption eine allergische Reaktion im Hals-Nasen-Ohren-ärztlichen Bereich auslösen und unterhalten. Eine auszugsweise Liste gängiger Präparate mit Pflanzenauszügen in verschiedenen Anwendungs- und Darreichungsformen gibt Tabelle 5.

Tabelle 5. Einige gängige Therapeutika in verschiedenen Darreichungsformen auf der Basis von Pflanzenauszügen:

Antitussiva/Expektorantia	*Mund- und Rachentherapeutika*
Broncholind®	Kamillosan®-M
Wick Formel 44® Hustensaft	Anginasin® Spray
Gelomyrtol® forte	Dynexan®
Pertussin®	Kamistad®
Sinupret®	Trachisan®
Bronchicum® Elixier	Stringiet®
Bronchoforton®	Wick Medinait®
Ipalat® Sirup	u.a.
Makatussin® Saft	
Optipect®	*Rhinologika*
Pectamed®	Turipol®
Tussamag®	Pumilen®
Benadryl®	Soledum®
Monasirup®	Tyrosur®
Pinimenthol® Kapseln	Endrine®
Transpulmin®	Piniol®
Expectal®	Emser Nasensalbe echt®
Aspecton®	Wick® Inhalierstift
u.a.	u.a.
Externa (Antitussiva/Expektorantia)	*Teezubereitungen*
Wick VapoRub®	Hustentee Bronchiflux®
Bronchoforton®	Kneipp® Hustentee
Transpulmin®	Piracon® Hustentee
Pinimenthol®	Solubifix®
Expectal® Balsam	u.a.
Ipalat® Balsam	
u.a.	

Diese Ausführungen zeigen, daß im Hals-Nasen-Ohren-ärztlichen Bereich zahlreiche potentielle Allergenquellen zu bedenken sind. Abgesehen von der Eigenmedikation des Patienten ist auch die iatrogene Auslösung einer chronischen Affektion der oberen Luftwege speziell bei Pollenallergikern zu bedenken. Ähnliches gilt auch für die Mundpflege (Zahnpasta, Mundwässer) und den Bereich der Zahnheilkunde, wo ebenfalls nicht selten Lokaltherapeutika mit Pflanzenauszügen Einsatz finden (Menthol, Eugenol, Arnika u.a.).

Wie wir in unseren fortlaufenden Untersuchungen zeigten konnten, sind zwar bevorzugt Patienten mit einer Pollenallergie in einem Prozentsatz von etwa 85% betroffen, jedoch zeigten etwa 15% der untersuchten Patienten eine Sensibilisierung gegen Kräuter und Gewürze *bei Fehlen einer Pollenallergie.*

Speziell im Hinblick auf den sich derzeit ausweitenden Trend des "Zurück zur Natur" bieten sich heute vielfältige Allergenquellen im Alltagsleben an. Neuerdings werden wieder Blütenpollen von Honigverkäufern und Reformhäusern beworben und verkauft. Die orale Aufnahme solcher Blütenpollen kann bei entsprechend disponierten Personen schwere bis lebensbedrohliche Reaktionen hervorrufen (Kalveram et al. 1984), aber auch unterschwellig eine Rhino-Pharyngitis aufrecht erhalten. Die alte Gewohnheit des Trinkens von Kräutertees — nicht nur zu medizinischen Zwecken bei Gallen-, Blasen- und Nierenleiden — hat eine Renaissance erfahren. Pefferminztee kann auf oralem Wege hämatogene Fernreaktionen an der Nasenschleimhaut auslösen wie auch Salbeitee, Kamillentee u.a. Apotheker und Pharmazeuten können bei der Präparation galenischer Zubereitungen ebenfalls allergische Reaktionen erfahren (Seidemann 1984).

Ein Kräutergarten in der Küche kann zu chronisch-rezidivierenden Beschwerden der oberen und tieferen Luftwege führen ebenso wie ein Trockenstrauß in Wohnräumen. Nicht nur Pollen alleine, sondern auch Duftstoffe als korpuskuläre Elemente können inhalativ allergische Sensationen auslösen.

Auch die Bettausstattung zählt heute zu den potentiellen Allergenquellen. Das Lavendelsäckchen im Wäscheschrank ist heute ersetzt durch das Kräuterkissen im Bett. Auch Hirse (u.a. auch in Lagerungskissen auf Krankenstationen), Buchweizen, Sesam und Roggenstroh haben wir in letzter Zeit in Kopfkissen und Matratzen gefunden. Propagiert werden diese Produkte u.a. auch von Vertretern des "biologischen Schlafens". Bei entsprechender Sensibilisierung kann sowohl auf inhalativem Wege als auch auf oralem Wege eine allergische Reaktion ausgelöst werden.

In diesem Zusammenhang sollte eingegangen werden auf den Konsum von *rohen Getreideprodukten und Samen* als auch auf den zunehmenden Verzehr von *Vollkornprodukten,* was für den potentiellen Pollenallergiker (Gras- und Getreidepollen) zu ganzjährigen Beschwerden führen kann — bevorzugt natürlich im Magen-Darm-Kanal. Müsli, Leinsamen, Weizenkleie und speziell Vielkornbrote zählen zu den auslösenden Produkten. Da diese Produkte intensiver gekaut werden müssen, sind Kontaktreaktionen im Munde häufiger als beim Kauen von gut durchgebackenen Mischbroten. Die ernährungsphysiologischen Empfehlungen unterlaufen hier oft die Assoziationsfähigkeit des potentiellen Pollenallergikers.

Auch in der *Küche* gibt es verschiedene Allergenquellen. Bevorzugt betroffen sind Hausfrauen und Berufstätige in der Gastronomie, aber auch Hobbyköche. Bei höhergradiger Sensibilisierung fällt den Betroffenen zwar meist auf, daß sie beim Schälen von Kartoffeln, Obst und Gemüse durch Verspritzen der Säfte eine Rhino-Konjunktivitis oder eine Kontakturtikaria an den Händen erleiden. Eine leichtere Sensibilisierung wird aber – auch im Hinblick auf die Tatsache, daß diese Reaktionen nicht immer unmittelbar nach der Exposition auftreten müssen – mitunter nicht erkannt. Daß auch Kartoffelkochwasser bei entsprechend sensibilisierten Personen auf inhalativem Wege allergische Reaktionen auslösen kann, wurde von Kästner et al. (1984) berichtet. Im Küchenbereich ist auch an den *Mehlstaub* zu denken, der bei Pollenallergikern je nach Häufigkeit der Exposition akute oder rezidivierende allergische Reaktionen beim Backen auslösen kann. Bei Köchen haben wir nicht selten gesehen, daß sie auf inhalativem Wege sensibilisiert werden können durch den Umgang mit verschiedenen Kräutern und Gewürzen. Auch in der Lebensmittelindustrie (Produktion und Verarbeitung) sind Sensibilisierungen möglich (Schwarting 1984; Kuhlwein u. Meissner 1984; Gottmann-Lückerath 1984; Toorenenbergen et al. 1984; Ninimäki 1984; Hannuksela u. Lathi 1977; Fuchs 1973).

In Haushalt und Garten sind Luftverbesserer, die meist ätherische Öle enthalten, zu bedenken wie auch pflanzliche Insektizide (Pyretrum). *Saunaaufgüsse* mit ätherischen Ölen führen gelegentlich zu allergischen Reaktionen.

Im *kosmetischen Bereich* sind zu nennen: Rasierwässer, Rasiercremes, Desodorantsprays, Parfumes, Duschgele und Shampoos mit Auszügen von Äpfeln, Roßkastanien, Honig, Wiesengräsern, Kamille und anderen feinen Kräutern. Auch in *Zahnpasta* sind neuerdings Kräuter mehr vertreten als früher. Gegen Mundgeruch finden Halazonsprays und Desquick-Tabletten Verwendung. Sie können sowohl inhalativ als auch oral wirksam werden. Auch *Menthol-Taschentücher* können von Fall zu Fall einen chronischen Schnupfen unterhalten.

Im Bereich der *Genußmittel* sind verschiedene *Teesorten* zu erwähnen, die einer Fermentierung unterzogen wurden. Unter anderem finden wir Begamottöle (in Earl Gray), welche eine hohe sensibilisierende Potenz besitzen und als Kontaktallergen gelten. Auch *Schnupftabake* sind wieder in Mode gekommen. Ein vermehrter Konsum ist bei Ex-Rauchern zu verzeichnen. Schnupftabake sind häufig mit Pflanzenauszügen versetzt und unterliegen dem Lebensmittelgesetz. Die pathogene Wirkung konnten wir in einer Kasuistik zeigen (Thiel et al. 1984). Auch Menthol-Zigaretten sind zu bedenken.

Natürlich gibt es auch Reaktionen durch Nahrungsmittel selbst, die zum Zwecke der Ernährung zugeführt werden. Patienten mit einer manifesten oder latenten Baumpollenallergie zeigen eine Prädisposition zur Sensibilisierung gegen *Äpfel, Kirschen, Pfirsiche, Nüsse* (meist Haselnüsse), *Karotten, Sellerie, Kiwi,* selten auch andere wie beispielsweise Mohn und Sesam (Halmepuro et al. 1984). Meist werden diese allergischen Reaktionen vom Patienten erkannt, sie manifestieren sich bevorzugt im Mund- und Rachenbereich in Form von endourtikariellen Reaktionen, Juckreiz, Quincke-Ödem der Lippen, Rhinitis und/oder Konjunktivitis. Bei geringerer Sensibilisierung können diese Nahrungsmittel durchaus unterschwellig zu chronischen Affektionen führen, die dem Patienten dann selbst oft nicht mehr auffallen. Dabei handelt es sich nicht immer um primäre Schleimhautkontaktreaktionen, sondern oft auch um *hämatogene Fernreaktionen nach oraler Zufuhr.* Der permanente Konsum von Nuß-Nougat-Cremes, Erdnuß- und Mandelcremes scheint die Zahl der aktuell sensibilisierten Nuß-Allergiker in den letzten Jahren erhöht zu haben, wie auch die permanente Zufuhr von Nüssen in vielfältigen Süßigkeiten ("Nußschnitte" als Frühstücks- und Pausenbrot für Kinder).

Für Kräuter- und Blumenpollenallergiker nimmt die Sensibilisierungsrate gegen Kräuter, Gemüse und Gewürze sowie exotische Nahrungsmittel eindeutig zu. Ganzjährige, chronisch-rezidivierende Rhino-Konjunktivitiden und chronische Pharyngitiden sind häufig neben allen anderen nur erdenklichen Manifestationen (Asthma, Urtikaria, Quincke-Ödem, gastrointestinale Beschwerden u.a.). Akute Exazerbationen (Rhino-Konjunktivitis) sehen wir häufig im Zusammenhang mit Lokalspeisen, Kantinenessen, exotischen Speisen, Feierlichkeiten, Grillfesten u.a. Der gleichzeitige Alkoholkonsum scheint förderlich zu sein.

Abbildung 2 zeigt die Entwicklung von Import und Konsum von Kräutern und Gewürzen in Deutschland seit 1955 als indirektes Maß für die derzeitigen Konsumgewohnheiten.

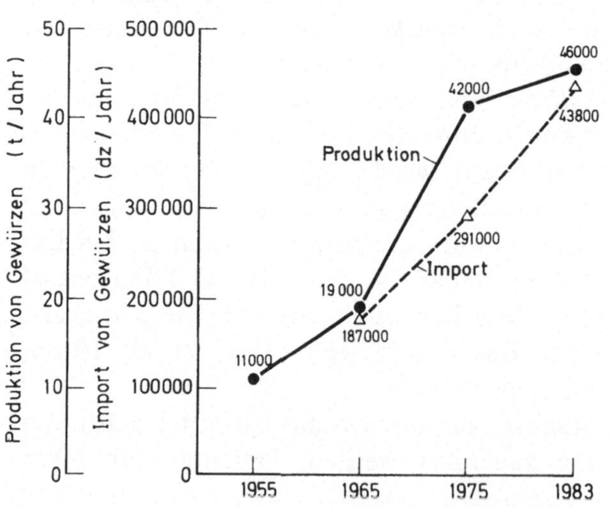

Abb. 2. Entwicklung von Import (△) und Produktion (●) von Gewürzen in der BRD von 1955 bis 1983. (Quelle: Statistisches Bundesamt)

Wenngleich auch die Zahl der potentiellen Nahrungsmittel-Allergene aus dem pflanzlichen Bereich sicher in der Überzahl ist, so gibt es auch einige tierische Proteine (z.B. Milch), die gelegentlich auch ausschließlich allergische Reaktionen im Hals-Nasen-Ohren-ärztlichen Bereich hervorrufen können (Bahna u. Heiner 1980). Hier ist die Anamnese meist unergiebig, da es sich um Grundnahrungsmittel mit mehr oder weniger permanentem Allergenzustrom handelt.

Auch hier gibt es Querverbindungen zwischen Inhalations- und Nahrungsmittel-Allergenen. Die Präsenz möglicher kreuzreagierender Allergene konnten wir nachweisen in Zusammenarbeit mit Maasch und Wahl (Thiel et al. 1984) für Vogelfedern, Exkremente und Seren sowie Hühnerei (und -Fraktionen). In Abbildung 3 ist das Ergebnis von RAST-Inhibitionstests dargestellt, die zeigen, daß gemeinsame Allergenfraktionen in Vogelfedern verschiedener Provenienz sowie im Hühnerei vorhanden sein müssen.

Im Falle einer aktuellen Sensibilisierung gegen Vogelfedern (Bettfedern, Ziervögel, Tauben) kann es durchaus sein, daß entsprechende Karenzmaßnahmen (Bettsanierung, Elimination der Vögel) nicht zum Erfolge führen, wenn nicht gleichzeitig eine Hühnerei-Karenz erfolgt und umgekehrt. Tabelle 6 zeigt Hauttest- und RAST-Resultate bei 29 Patienten mit einer Hühnerei-Allergie.

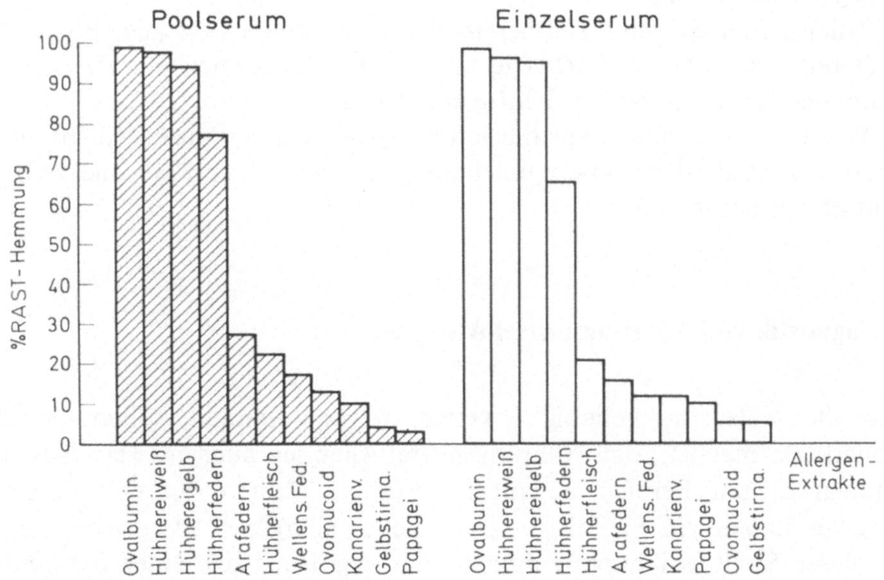

Abb. 3. RAST-Inhibition (%) verschiedener Allergenextrakte mit Ovalbumin-Allergenscheiben

Tabelle 6. Vergleich von Hauttest- und RAST-Ergebnissen bei 29 Patienten mit einer Sensibilisierung gegen Hühnerei

Hauttest (intrakutan) % positiv		RAST-Klassen (1–4) positiv	
Kanarienvogelfedern	94 %	Hühnerfleisch	78 %
Hühnereiweiß	93 %	Wellensittichfedern	58 %
(nicht getestet aus Risikogründen			
bei gesicherter Anamnese)	7 %	Papageienfedern (Ara)	54 %
Papageienfedern	87 %	Hühnereiweiß	52 %
Wellensittichfedern	70 %	Hühnerfedern	48 %
und -Exkremente			
Hühnerfedern	68 %	Kanarienvogelfedern	35 %

Die Resultate zeigen, daß Patienten mit einer Sensibilisierung gegen Hühnerei häufig auch gegen Vogelallergene sensibilisiert sind. Für die Diagnostik ergibt sich eine deutliche Überlegenheit des Hauttests (i.c.) gegenüber der Bestimmung des spezifischen IgE im Serum (RAST).

Nicht so häufig, aber möglich ist die gleichzeitige Sensibilisierung gegen Schimmelsporen und Hefen. Der Genuß von roher Hefe, von Hefetabletten, von Hefen in Bouillons und Suppen ist nicht gering. Kreuzreagibilitätsnachweise sind bisher nicht durchgeführt worden. Bei Sensibilisierung gegen Schimmelsporen und Hefen muß auch an den Genuß von entsprechenden Produkten (Kuchen, Brot, Gebäck und Bier) gedacht werden.

Milch-, Fleisch- und Hühnerei-Allergien können sich ausschließlich im Bereich der oberen Luftwege und im Rachenbereich manifestieren. Führendes Symptom ist hier häufig eine *Hypersekretion.*

Patienten mit einer Sensibilisierung gegen Rinderepithel (nicht nur Landwirte) sind nicht selten milchallergisch, auch wenn sie dies selber nicht immer bemerken.

5. Diagnostik von Nahrungsmittel-Allergien

Diese Beispiele, die beliebig erweitert werden können, sollen darauf aufmerksam machen, daß Nahrungsmittel-Allergien auch im Hals-Nasen-Ohren-ärztlichen Bereich bedeutsam werden können. Speziell Pollenallergiker haben ein vielfältiges potentielles allergenes Expositionsfeld. An dieser Stelle sei hervorzuheben, daß der Nachweis einer *Sensibilisierung* nicht gleichzusetzen ist mit *klinischer Aktualität* und daß die Exposition auch nicht zwangsläufig zu einer Sensibilisierung führen muß, wie dies auch für Inhalations-Allergene zutrifft.

Die *Diagnostik* von Nahrungsmittel-Allergien erfolgt üblicherweise durch die *Anamnese,* der eine ganz entscheidende Bedeutung zukommt. Allerdings werden die kommerziellen Fragebögen diesen Fragestellungen nicht mehr gerecht, da sie die vielfältigen Expositionsgegebenheiten nicht abfragen, bevorzugt auch nur auf die Auffindung einer Inhalations-Allergie ausgerichtet sind.

Bei entsprechenden anamnestischen Hinweisen wird der Verdacht einer Sensibilisierung durch *Hauttests mit wäßrigen Allergenextrakten* gestützt. Speziell für Nahrungsmittel-Allergene gilt aber, daß der *Intrakutantest bevorzugt* werden sollte (Tabelle 6). Pricktestlösungen sind mitunter von relativ geringer Potenz, sie fallen häufig falsch-negativ aus. Dies infolge der Tatsache, daß diese Extrakte nicht immer das repräsentieren, was ein Allergen für den Patienten darstellen kann. Viele Allergenextrakte enthalten die entscheidende Allergenfraktion mitunter gar nicht mehr oder nur in sehr geringer Quantität. Dies ist nicht unbedingt ein Problem des Herstellers, sondern ein Problem der Allergiediagnostik mit Nahrungsmittel-Allergenen überhaupt. Wir wissen, daß *Nahrungsmittel-Allergene* mitunter über den Verdauungsprozeß (auch lokal) oft eine Veränderung derart erfahren, daß sie *in Bruchstücke zerfallen,* die dann erst zum pathogenen Agens werden. Dies trifft auch im Mundbereich zu, wo die Verdauungssäfte bereits wirksam werden. Für ätherische Öle (in Lokaltherapeutika) wissen wir aus klinischen Beobachtungen, daß die antigenen wäßrigen (?) Fraktionen oft erst verzögert freigesetzt und wirksam werden, falls es sich nicht um Typ-IV-Reaktionen handelt.

Steht ein großes Testlaboratorium nicht zur Verfügung, so sind *Scratchtests mit nativen Materialien* nicht selten beeindruckend positiv, Tests mit Pflanzenauszügen in öligen Lösungen hingegen fallen trotz klinischer Aktualität häufig negativ aus. Im Falle hochgradiger Sensibilisierungen sind Reibtests mit Nativmaterialien zu bevorzugen (Gronemeyer u. Debelić 1967).

Da der Sensibilisierungsnachweis keine sichere Aussage zuläßt über die klinische Aktualität eventuell angeschuldigter Substanzen, kann die *Diagnose nur durch Karenzmaßnahmen, Reexpositionsproben und kontrollierte Provokationstests gesichert* werden (Fuchs 1968). Letztere können als sogenannte Nasenschleimhautprovokationstests, aber auch als oraler Provokationstest durchgeführt werden. Im Hals-Nasen-Ohrenärztlichen Bereich kann der Ausfall dieser Provokationsproben entweder durch die lokale Inspektion oder durch eine apparative Messung der nasalen Strömungswiderstände erfolgen. Geeignet sind die Rhinomanometrie- und die Oszillationsmethode (Thiel u. Fuchs 1978; Nolte u. Korn 1979; Enzmann u. Rieben 1983). Beide Verfahren sind für die Routine geeignet. Verzögerte Reaktionen nach 4 bis 8 Stunden müssen allerdings beachtet werden.

Serologische Untersuchungen (RAST) sind nur für einige der erwähnten Allergene möglich und mitunter nicht ausreichend zuverlässig (Thiel u. Fuchs 1982). Besonders unzuverlässig sind tierische Proteine. Hier ist auf jeden Fall der Hauttest mit nachfolgender Karenz und Reexposition zu bevorzugen.

Die Bestimmung des Gesamt-IgE im Serum hat einen relativ schlechten Stellenwert in der Allergiediagnostik — nicht ganz zu recht. Speziell bei Patienten mit einer Pollenallergie (latent oder manifest) finden wir überaus häufig sehr hohe IgE-Werte (Thiel et al. 1985). Besteht der Verdacht auf eine allergische Reaktion im Hals-Nasen-Ohren-ärztlichen Bereich, und können die auslösenden Allergene nicht aufgefunden werden, so ist eine Bestimmung des Gesamt-IgE durchaus empfehlenswert. Normal niedrige Werte schließen eine Allergie nicht aus. Liegt das Gesamt-IgE aber über 300 Ku/l und speziell über 500 Ku/l, so sind Nahrungsmittel-Allergien häufig aufzufinden. *Patienten mit einer Sensibilisierung gegen pflanzlichen Allergene zeigen meist die höchsten IgE-Werte.*

6. Pseudo-allergische Reaktionen und "Pseudo-Allergene"

Es spricht vieles dafür, daß auch pseudo-allergische Reaktionen nicht nur scheinbar infolge des vermehrten Interesses zunehmen. Die Entwicklung der Nahrungsmitteltechnologie und der damit verbundene Einsatz vielfältiger Hilfsstoffe ist sicherlich ein wesentlicher Faktor. Neben Urtikaria, Quincke-Ödem und Asthma bronchiale ist eine Manifestation im Hals-Nasen-Ohren-ärztlichen Bereich äußerst häufig, mitunter als Vorstadium einer später deszendierenden Erkrankung in die tieferen Atemwege (schweres, chronisches, meist kortikosteroidpflichtiges Asthma bronchiale).

Bei *Fehlen einer primären Immunreaktion* fußt die Diagnostik ausschließlich auf Indizien, da Hauttests oder Laboruntersuchungen zum Nachweis dieser Reaktionen nicht möglich sind. Bei einer Intoleranz gegenüber natürlichen Salizylaten und/oder Lebensmittelkonservierungs- und -farbstoffen können sich gelegentlich von seiten der Anamnese Hinweise bieten — speziell bei Patienten mit einer **Aspirin-Intoleranz** (Thiel u. Fuchs 1982, 1983; McGovern et al. 1983; Wüthrich 1981; Schmitz-Schumann et al. 1982; Schlumberger 1980).

Als *Minimalvariante* schwerer, generalisierter, anaphylaktoider Reaktionen ist die akute Rhinorrhö nach Einnahme von Aspirin zu nennen. Aber auch hier sind verzögerte Reaktionen möglich. Die Quantität natürlicher Salizylate in bestimmten Lebensmitteln ist so gering, daß dramatische Reaktionen selten zu erwarten sind. Hingegen sind chronische Krankheitsbilder überaus häufig. Alle angeschuldigten Substanzen werden im Alltag häufig auf oralem Wege zugeführt, aber nicht ausschließlich, wofür die Sulfite ein typisches Beispiel sind (Ippen 1985). Tabelle 7 zeigt eine Liste von Nahrungs- und Genußmitteln,

Tabelle 7. Salizylsäuregehalte ausgewählter Nahrungsmittel, Gewürze und Gewürzkräuter (angegeben als μg Salicylsäure pro 100 g Ware).
(Bezugsquelle: Institut für Ernährungswissenschaft der Justus-Liebig-Universität Gießen, Goethestr. 55, 6300 Gießen)

Gemüse		*Gewürze und Gewürzkräuter* [a]	
Kohlarten	1	Pfeffer, schwarz	300
Paprikafrüchte, Bataten	4	Basilikum, Cardamomen	400
Tomaten	5	Majoran	800
Kartoffeln	6	Kümmel, Muskatblüte, Paprika	900
Blumenkohl	7	Zimt (Ceylon)	1000
Bohnen, Knoblauch	8	Koriander, Lorbeerblätter, Thymian	1100
		Chilies (gemahlen), Curcuma (gemahlen)	1700
Obst			
Kiwi	2	Estragon	1800
Himbeere, Pfirsich, Pflaume, Rharbarber	3	Senf (schwarz)	1900
Apfel, Erdbeere, Nektarine	4	Basilikum	2000
Banane, Grapefruit, Johannesbeere (schwarz)	5	Basilikum, Nelken (gemahlen)	2000
Orange, Wassermelone	7	Rosmarin (gemahlen)	2100
		Bohnenkraut, Piment (gemahlen)	2200
Dosenfrüchte und -gerichte		Zimt (China)	2700
Birnenhälften	1	Melissenblätter	2800
Gartenerbsen	2	Dill (gemahlen)	3500
Pfirsiche, Tomatensauce	5	Senf (weiß)	3900
Ananas in Scheiben	6	Anis	6900
Rote Rüben, Tomatenpüree	7	Salbeiblätter (gemahlen)	8100
Tomatensuppe	8		
Spaghetti in Tomatensauce	22		

[a] Getrocknet
Die Salizylsäuregehalte für Fenchelfrüchte, Ingwer, Muskatnuß, Sternanis, Wacholder und weißen Pfeffer liegen unter 100 μg pro 100 g bzw. unterhalb der Nachweisgrenze

die solche natürlichen Salizylate in unterschiedlichen Quantitäten enthalten. Wie bei den Allergenen erläutert, finden sich Hilfsstoffe nicht nur im Bereich der Nahrungsmittel selbst, sondern auch in Genußmitteln (Alkoholika, Süßigkeiten). Auch im medikamentösen Bereich finden sie Einsatz als Geschmackskorrigentien, speziell in Medikamenten, die in Saft- oder Tropfenform verabreicht werden.

In einem Falle konnten wir zeigen, daß Atosil[R]-*Tropfen* Rhinitis und Asthma ausgelöst haben. Die Injektion oder die orale Applikation von Dragees hingegen war von keiner klinischen Reaktion gefolgt.

Für das Problem der Hilfsstoffe im weitesten Sinne gilt, daß sie chemisch miteinander nicht verwandt sein müssen — was die Problematik unterstreicht. Die Diagnostik bleibt im Hinblick auf die Tatsache, daß weder Hauttests noch Laboruntersuchungen sinnvoll sind, weiterhin äußerst schwierig. Dem Einzelexperiment (Provokation) fehlt oft der Aspekt des kumulativen Effektes von Substanzen unterschiedlicher Provenizenz im Alltagsleben.

Patienten, die zu solchen pseudo-allergischen Reaktionen neigen, zeichnen sich allerdings mitunter durch bestimmte Merkmale aus, was dem Kliniker ermöglichen kann, seine Gedanken in die eine oder andere Richtung von Fall zu Fall zu lenken. Bemerkenswert für diese Patientengruppe ist, daß nur in maximal *5—10% Atopiker* vertreten sind. Eine Inzidenz einer allergischen Reaktionsweise mit einer pseudo-allergischen Reaktionsweise ist somit eher selten. Der Ausschluß einer allergischen Diathese (Atopie) — kann somit hinweisend sein für eine mögliche pseudo-allergische Reaktion im Falle entsprechender Krankheitserscheinungen. Betroffen sind in der überwiegenden Anzahl *Patienten jenseits des 35. Lebensjahres.* Bei Kindern sind pseudo-allergische Reaktionen äußerst selten, in Einzelfällen können sie ab dem 15. Lebensjahr auftreten. Neben lokaler Sekret- und Gewebeeoinophilie können — wie bereits erwähnt — *hohe Eosinophilenzahlen im peripheren Blut* eine pseudo-allergische Reaktion eher wahrscheinlich machen als eine allergische Reaktion. Die Werte des Gesamt-IgE liegen häufig unter 20 Ku/l, ein *Gesamt-IgE von 5 Ku/l* bei Patienten mit einer Aspirin-Intoleranz ist fast pathognomonisch für dieses Klientel, wenn gleichzeitig eine *polypöse Rhino-Sinusitis vorliegt.* Ein sehr mühsamer, aber sicherer Weg, den Verdacht auf eine pseudo-allergische Reaktionsweise zu lenken, ist eine komplette Karenz hinsichtlich möglicher auslösender Noxen in cumulo über einen Zeitraum von 3—4 Wochen mit nachfolgender gezielter Reexposition.

7. Zusammenfassung

Es ist nicht möglich, alle nur erdenklichen Verursacher allergischer und pseudo-allergischer Reaktionen aufzuzeigen. Eine vollständige Diagnostik im Hinblick auf die vielfältigen Allergenquellen und Noxen ist praktisch ausgeschlossen — schon unter ökonomischen Gesichtspunkten. Ziel dieser Darstellung war es, einen Überblick über die Problemstellung zu geben und speziell aufzuzeigen, daß das Repertoire potentieller Auslöser chronischer Affektionen im Hals-Nasen-Ohren-ärztlichen Bereich sich nicht allein auf inhalative Allergene beschränkt, wie Hausstaubmilben, Schimmelsporen, Pollen, Tierepithelien und andere eventuell seltenere Inhalations-Allergene. Fallen Tests mit diesen Allergenen negativ aus, so ist eine allergische wie auch eine pseudo-allergische Ätiopathogenese keinesfalls ausgeschlossen, wenn die eingangs erwähnten differential-diagnostischen Überlegungen zu keiner Klärung führten. Zu erwähnen ist, daß auch hormonelle und pychogene Zuflüsse (und andere Faktoren) modulierend Einfluß nehmen können.

Speziell im Hals-Nasen-Ohren-ärztlichen Bereich kommt der subtilen, *expositionsbezogenen Anamnese* unter Einbeziehung nicht nur der Nahrungsgewohnheiten, sondern auch anderer Lebensgewohnheiten im weitesten Sinne einschließlich der Therapiegewohnheiten (Selbstmedikation!) eine entscheidende Rolle zu.

Die Bestätigung oder der Ausschluß der einen oder anderen Reaktionsweise setzt eine umfangreiche Kenntnis möglicher Expositionsgegebenheiten voraus, die sich in einer subtilen Anamnese niederschlagen sollte. *Hauttests* — sofern durchführbar — *sind nur Hilfsmittel.* Sie beweisen im positiven Falle lediglich eine Sensibilisierung. *Beweisend* für die klinische Aktualität sind letztendlich ausschließlich *Eliminationsversuche* und *Provokationstests.*

Die Fahndung nach möglichen Allergenquellen kann im Hinblick auf die Vielzahl möglicher Auslöser wie auch im Hinblick auf die Vielfalt verschiedenster Anwendungsmöglichkeiten und Zufuhrwege über einen kommerziell verfügbaren Fragebogen nicht mehr abgewickelt werden, da diese meist nur eindeutige, dem Patienten erkennbare Reaktionen abfragen. Für den klinischen Alltag bewährt sich am besten — auch aus zeitlichen Gründen — das Führen eines Protokolles, in dem die Lebens-, Nahrungs- und Medikamentengewohnheiten niedergelegt werden. Diese Protokolle können dann Grundlage weiterer Überlegungen und diagnostischer Prozeduren unter Berücksichtigung der tatsächlichen Expositionsgegebenheiten werden.

Literatur

Bahna SL, Heiner DC (Hrsg) (1980) Allergies to milk. Grune & Stratton, New York London Toronto

Becker EL, Austen KF (1976) Anaphylaxis. In: Miescher P, Müller-Eberhard HJ (eds) Textbook of immunopathology. Grune & Stratton, New York, p 117

Chafee FH, Settipane GA (1974) Aspirin-Interolerance. I. Frequency in an allergic population. J Allergy Clin Immunol 4:193—199

Coombs RRA, Gell PG (1968) Classification of allergic reactions responsible for clinical hypersensitivity and disease. In: Gell PGH, Coombs RRA (eds) Clinical aspects of immunology, 2nd edn. Blackwell Scientific Publications

Dukor P Kallós P, Schlumberger HD (ed) (1985) PAR — Pseudo-allergic reactions. Idiopathic, food-induced and drug-induced pseudo-allergic reactions. vol 4. Karger, Basel München

Enzmann H (1983) Intranasale Provokation als Allergensuchtest. Allergologie 9: 349—353

Enzmann H, Rieben FW (1983) Rhino-Sinusitis polyposa und Analgetika-Intoleranz (Aspirin-Intoleranz) Laryngol Rhinol Otol (Stuttg) 119:125

Fuchs E (1968) Spezifische Provokationsproben am Manifestationsorgan. In: Werner M, Ruppert V (Hrsg) Praktische Allergiediagnostik, Methoden des direkten Allergennachweises. Thieme, Stuttgart

Fuchs E (1973) Asthma bronchiale in der Gewerbemedizin. Gentner, Stuttgart

Gottmann-Lückerath I (1984) Curry und Paprika als Berufsallergene. Allergologie 9:353

Gronemeyer W, Debelic M (1967) Der sogenannte Reibtest, seine Anwendung und klinische Bedeutung. Dermatologica 134:208

Halmepuro L et al. (1984) Cross-reactivity of IgE-antibodies with allergens in birch-pollen, fruits and vegetables. Int Arch Allergy Appl Immunol 74:235—240

Hannuksela M, Lathi A (1977) Immediate reactions to food and vegetables. Contact Dermatitis 3:79—84

Hansen K (1943) Rezidivierende Lähmung einzelner Gehirnnerven. In: Lehrbuch der Allergie. Thieme, Leipzig

Hansen K (Hrsg) (1967) Lehrbuch der klinischen Allergie. Thieme, Stuttgart

Hausen BM (1979) Kompositenallergie. Allergologie 4:143—147

Hoigné R (1963) Therapie der bedrohlichen allergischen Reaktionen. Schweiz Med Wochenschr 93:408

Ippen H (1985) Die ubiquitären Sulfite — Atemnotzustände durch unerwünschte Hilfsstoffe. Arznei-Telegramm 2

Kämmerer H (1956) Allergische Erkrankungen des Magen-Darm-Kanals und der Leber. In: Kämmerer H, Michel H (Hrsg). Allergische Diathese und allergische Erkrankungen. 3. Aufl., Bergmann, München

Kästner H, Kalveram K-J, Forck G (1984) Soforttypallergie gegen Kartoffeln. Allergologie 9:354

Kalveram K-J, Forck G (1985) RAST for non-protein allergens. Abstract. Allergologie 7:282—292

Kalveram K-J, Forck G, Kästner H (1984) Allergene in eßbaren Pollen. Allergologie 9:355

Kimmig J, Schmidt P (1967) Krankheiten infolge perkutaner Allergeninvasion. In: Hansen K, Werner M (Hrsg) Lehrbuch der klinischen Allergie. Thieme, Stuttgart

Kleinhans D (1984) Reaktionen vom Soforttyp auf Analgetikawirkstoffe: Allergie und Intoleranz. Allergologie 6:254—259

Kuhlwein A, Meissner K (1984) Berufsbedingte Inhalationsallergie gegen Gewürze. Allergologie 9:352—353

McGovern J, Lazaroni A, Hicks MF, Adler JC, Cleary P (1983) Food and chemical sensitivity. Clinical and immunologic correlates. Arch Otolaryngol 109:292–297

Ninnimäki A (1984) Spättyp-Allergie gegen Gewürze. Contact Dermatitis 11:34

Nolte D, Korn V (Hrsg) (1979) Oszillatorische Messung des Atemwiderstandes. Dustri, München-Deisenhofen

Pepys J, Edwards AM (eds) (1979) The mastcell: its roll in health and disease. Pitmann, Tunbridge Wells

Pirquet C v (1906) Allergie. Münch Med Wochenschr 30:1457–1458

Richet T (1907) De l'anaphylaxie en générale et de l'anaphylaxie par la mytilo-congéstine en particulière. Ann Inst Pasteur 21:497

Ring J (1984) Anaphylaxie and anaphylaktoide Reaktionen. Angewandte Allergologie. MMW Medizin Verlag, München

Schadewaldt H (1979) Geschichte der Allergie. Bd I–IV. Dustri, München-Deisenhofen

Schlumberger HD (1980) Drug-induced pseudo-allergic, syndrome as exemplified by acetylosalizylic acid intolerance. In: Dukor P, Kallós P, Schlumberger HD, West GB (eds) PAR. Pseudo-Allergic Reactions. vol 1, Karger, Basel, p 125

Schmitz-Schumann M, Schaub E, Virchow Chr (1982) Inhalative Provokationen mit Lysin-Azetylsalizylsäure bei Analgetika-Asthma-Syndrom. Prax Pneumol 36:17–21

Schwarting HH (1984) Berufsbedingte Inhalationsallergie gegen Maggi-Würze und Steinpilze. Allergologie 9:353–354

Seidemann W (1984) Allergische Rhinitis durch Misteltee (Viscum album). Allergologie 12:461–463

Siraganian RP (1983) Mechanismen der Mediatorenfreisetzung aus Mastzellen und Basophilen. In: Wahn U (Hrsg) Aktuelle Probleme der pädiatrischen Allergologie. Fischer, Stuttgart 5, 15–26

Thiel Cl, Fuchs E (1978) Zur Methodik des inhalativen Allergenprovokationstestes mittels oszillatorischer Atemwiderstandsmessung. Allergologie 2:102–104

Thiel Cl, Fuchs E (1981) Über korrelative Beziehungen bei Kräuterpollen- und Gewürzallergenen. 3. Kölner RAST-Symposion. Berichtsband. Grosse, Berlin, S 178–185

Thiel CL, Fuchs E (1982a) Allergische und pseudo-allergische Reaktionen durch galenische Hilfsstoffe: Unbekannte Gefahren bei Analgetika-Intoleranz. Allergologie 5:230–233

Thiel Cl, Fuchs E (1982b) Immunglobulin E: Paper-Radio-Immuno-Sorbent-Test (PRIST) und Radio-Allergo-Sorbent-Test (RAST) in der Allergiediagnostik. Der Nuklearmediziner 35:191–200

Thiel Cl, Fuchs E (1983) Nahrungsintoleranzen durch Fremdstoffe. Münch Med Wochenschr 21:451–454

Thiel Cl, Gierloff A †, Wulle KG (1984a) Allergische Konjunktivitis durch Schnupftabak. Allergologie 4:139–140

Thiel Cl, Fuchs E, Kalveram KJ, Forck G (1984b) Über korrelative Beziehungen bei Kräuterpollen- und Gewürzallergenen. 2. Mitteilung, 4. Kölner RAST-Symposion 1983, Berichtsband Pharmacia, G. Braun, Karlsruhe, S 118–127

Thiel Cl, Fuchs E, Maasch H-J, Wahl R, Bossert J (1984) (im Druck) Über das gleichzeitige Vorkommen von spezifischem IgE gegen Komponenten von Hühnerei und gegen Vogelallergene. 16. T der D Ges f Allergie- und Immunitätsforschung, Wiesbaden

Thiel Cl, Fuchs E, Maasch H-J, Wahl R (1985) (im Druck) Allergy to spices: cross-reactivity to other allergens. Vortrag: New trends in allergy II", München

Toorenenbergen A, Fann W, Dieges PH (1984) Abstract, IgE against Coriander and other spices. (Abstract) International Symposion of Prevention of Allergic Disease, Florence

Ullmann W (1981) Korrelationen zwischen Exfoliatio linguae aerata und Atopie. Der Hautarzt 32:629–631

Werner M (1967) Krankheiten in Folge perkuanter Allergeninvasion. In: Hansen K (Hrsg) Lehrbuch der klinischen Allergie. Thieme, Stuttgart, S 179
Wortmann F (1979) Allergiegefahr durch pharmazeutisch verwendete Färbemittel. Acta Pharmaceutica Technologica [Suppl 8], Deutscher Apothekerverlag, Stuttgart
Würthrich B (1981) Nahrungsmittelallergie. Allergologie 4:320–328

Was leistet die Computertomographie im HNO-Fachgebiet?

W. Elies

1. Einleitung

Seit der klinischen Einführung der Computertomographie durch Ambrose u. Hounsfield im Jahre 1973 ist diese bildgebende Untersuchungsmethode eine entscheidende Ergänzung der Nativröntgendiagnostik. Mit dem bildgebenden Verfahren der Computertomographie ist es heute im Rahmen einer stürmisch ablaufenden technischen Entwicklung möglich, fast jede Struktur darzustellen. Wie andere Fächer bedient sich auch die Hals-Nasen-Ohrenheilkunde dieser Untersuchungsmethode. Prinzipiell ist mit der Computertomographie jede Veränderung im Kopf-Halsbereich darstellbar und beschrieben. Für Klinik und Praxis stellt sich die Frage, ob — und wenn ja, wann — die Computertomographie anderen Untersuchungsmethoden überlegen ist, oder ob wir in einem Untersuchungsgang Informationen erhalten, die sonst nur mit mehreren aufwendigen Verfahren erhältlich sind.

Wie ausgeführt, kann die Computertomographie prinzipiell zur Diagnostik fast jeder organischen Veränderung im Kopf-Halsbereich eingesetzt werden. Da die Beschreibung aller Möglichkeiten und Befunde den Raum der vorliegenden Arbeit sprengen würde, möchten wir uns auf Indikationen beschränken, bei denen die Computertomographie als Methode der Wahl angesehen werden muß und alternative Methoden, wie Nativtomographie, Angiographie oder Sonographie deutlich unterlegen oder nicht einsetzbar sind.

2. Untersuchungsprinzip

Ein fein fokussierter Röntgenstrahl wird durch das zu untersuchende Gebiet gesandt und seine Adsorption gemessen. Bei der kreisförmigen Drehung der Röntgenröhre um das zu untersuchende Objekt erfolgt alle halbe oder volle Winkelgrade eine einzelne Untersuchung. Pro Schicht erfolgen ca. eine Million Messungen. Die von der Dichte abhängigen Adsorptionswerte werden gemessen und elektronisch zu einem Bild zusammengesetzt. Hier erscheinen Knochen, Weichteile, Liquor, Blut und Luft entsprechend ihrer von der Ordnungszahl der jeweiligen Elemente abhängigen Dichte. Dichteunterschiede bis 0,5% sind nachweisbar. Demgegenüber kann das menschliche Auge lediglich 20 Grautöne differenzieren (Hübner 1981).

Mit Hilfe entsprechender *Einstellmöglichkeiten* können bei der Bildwiedergabe Knochen oder Weichteile der interessierenden Region durch Änderung des eingestellten Bereiches der Hounsfieldskala besonders deutlich dargestellt werden. Die Untersuchung des Schädels kann in zwei Ebenen erfolgen. Einmal im axialen Strahlengang, d.h. in der Horizontalebene oder koronar in der senkrechten Verlaufsrichtung. Jedes Objekt wird bei der Computertomographie in Einzelschichten untersucht, die heute abhängig vom Gerätetyp zwischen 2 mm und 5 mm betragen. Die Dichte des Gewebes wird in Hounsfield-Einheiten ausgedrückt, wobei +1000 dichtem Knochen, 0 Wasser und −1000 der Luft entsprechen.

Durch Modifikation der Rechenprogramme für Bildrekonstruktion wie auch Bildkorrektur ist das Auflösungsvermögen für dichte Strukturen des Knochens nahezu verdoppelt. Durch das erhöhte Auflösungsvermögen wurde die Skala auf +2000 Hounsfield-Einheiten erweitert. Diese *hochauflösende (HR)-Computertomographie* ist besonders zur Untersuchung der Felsenbeinpyramide und des Kleinhirnbrückenwinkels geeignet, da die Dichtewerte hier bei +1800 bis +1900 Hounsfield-Einheiten gelegen sind. Weiter ist heute ohne zusätzliche Strahlenexposition des Patienten die Möglichkeit gegeben, interessierende Regionen auf dem Bildschirm zu vergrößern, sowie Bilder des axialen Strahlenganges mit Hilfe entsprechender Rechenprogramme, allerdings unter Schärfeverlust, in koronare Schnitte umzuwandeln.

Bei jeder Röntgenuntersuchung stellt sich die Frage nach der *Strahlenexposition,* wobei hier Vergleiche zu den konventionellen Röntgenaufnahmen des Schädels angestellt werden müssen. Am wichtigsten ist die Linsendosis, weil bei einer zu hohen Strahlenexposition der Linse lange Jahre nach der Röntgenuntersuchung eine Kataraktbildung auftreten kann. So haben 1978 Claussen et al. mitgeteilt, daß bei der konventionellen Tomographie der Nasennebenhöhlen die Linsendosis bei ca. 10,0 R liegt, während sie bei der Computertomographie zwischen 2,0 und 4,0 R gelegen ist. Sind die Linsen nicht im untersuchten Gebiet gelegen, ist bei der Computertomographie praktisch keine Strahlenexposition der Linse nachweisbar. Die hier gemessenen Werte liegen zwischen 0 und 14 mR. Die in der Literatur angegebenen Werte bezüglich der Strahlenexposition der Linse bei konventionellen Röntgenaufnahmen und der Computertomographie sind außerordentlich unterschiedlich, so daß die zuvor gegebenen Werte lediglich grobe Richtlinien darstellen. Bei Thullen (1979) wird die Kataraktdosis mit 200 R angegeben, die Linsenbelastungsdosis pro Jahr — Jahresgrenzdosis — mit 20 R. Die bei der kranialen Computertomographie maximal auftretenden Linsenexpositionsdosen werden mit 6 R angegeben. Nach Schindler (1982) liegt die Strahlenexposition der Linse bei einer Nativröntgentomographie mit Einschluß der Orbita zwischen 15 R und 16 R, während bei der Computertomographie mit 0,5 R bis 5 R zu rechnen ist. Carter (1984) gibt als Richtlinie an, daß die Strahlenexposition einer computertomographischen Untersuchung des Schädels der einer Röntgenaufnahme des Schädels in 2 Ebenen entspricht. Generell kann somit gesagt werden, daß bei der Computertomographie wesentlich geringere Linsendosen vorhanden sind als bei der Nativradiologie.

3. Vorteile der Computertomographie gegenüber der Nativradiologie

Durch eine digitale Bildrekonstruktion lassen sich überlagerungs- und verwischungsfreie Bilder gewinnen. Geringste Dichteunterschiede sind nachweisbar. Damit ist nicht nur die Darstellung von Knochen und Weichteilen gewährleistet, sondern auch eine Differenzierung unterschiedlich dichter Weichteilstrukturen möglich. Durch die Möglichkeit der Messung der Einzeldichte eines interessierenden Gebietes sind Aussagen über seine Struktur möglich, so daß beispielsweise Blut, Fett, Eiter, Muskulatur, Kalk und tumoröses Gewebe differenziert werden können. Die *Auflösung der Computertomographie* beträgt heute minimal 2 mm bei einer horizontalen oder koronaren Schichtdicke von ebenfalls 2 mm. Durch Kontrastmittelenhancement, d.h. dem gewebeabhängig unterschiedlichen Aufnahmeverhalten eines intravenös applizierten wasserlöslichen Kontrastmittels, oder auch durch Lufteingabe in Organe lassen sich pathologische Prozesse teilweise erst erkennen oder besser sichtbar machen. Hierzu muß besonders für den HNO-Bereich bemerkt werden, daß der physiologische Inhalt von Nasennebenhöhlen und Mastoid Luft ist, die eine besonders gute Darstellbarkeit gewährleistet. Die Strahlenexposition ist niedrig, sie liegt unter einer konventionellen Schädeltomographie. Die Linsendosis ist, sofern die Linse nicht im untersuchten Gebiet liegt, zu vernachlässigen. Weiter ist anzuführen, daß die Belastung des Patienten durch die nicht invasive Computertomographie gering ist (Tabelle 1).

Tabelle 1. Vorteile der kranialen Computertomographie

---

digitale Bildrekonstruktion
    – überlagerungsfrei
    – verwischungsfrei

Darstellung geringster Dichteunterschiede

Simultane Knochen- und Weichteildarstellung

Einzeldichtemessung

Kontrastmittelenhancement

Auflösung: bis 2 mm

Geringe Strahlenexposition

---

4. Indikationen der Computertomographie im Kopf-Halsbereich

4.1 Nasennebenhöhlen

Gegenüber der theoretisch und praktisch hundertprozentigen Aussagekraft der Computertomographie liegt die der Nativradiologie im Vergleich zu bioptischen Befunden zwischen 20% und 80% (Draf 1983; Hellmich 1975; Mann 1980; Matschke 1983). In eigenen Untersuchungen haben wir im Vergleich nativradiologischer Nasennebenhöhlenbefunde und computertomographischer Befunde eine Deckungsgleichheit von unter 50% nachgewiesen (Klose et al. 1985).

4.1.1 Traumata

Bei Traumata der Nasennebenhöhlen bedeuten isolierte Verletzungen der Kieferhöhle, sichere Stirnhöhlenvorderwandfrakturen sowie Pyramidenfrakturen ohne klinische Begleitsymptomatik keine Indikation zur Computertomographie. Bei multiplen Mittelgesichtsverletzungen und meist zusätzlichen Hirnschädeltraumen wird die Computertomographie zum Ausschluß intrakranieller Komplikationen durchgeführt. Die Nasennebenhöhlen müssen in den Untersuchungsgang einbezogen werden, wobei folgende Befunde erfaßbar sind:

1. Der Nachweis kleinster intrakranieller Luftansammlungen ist nahezu beweisend für eine frontobasale Fraktur mit Durariß.
2. Frontobasale Enzephalozele
3. Bei einem Exophthalmus kann zwischen Ödem und retrobulbärem Hämatom differenziert werden.

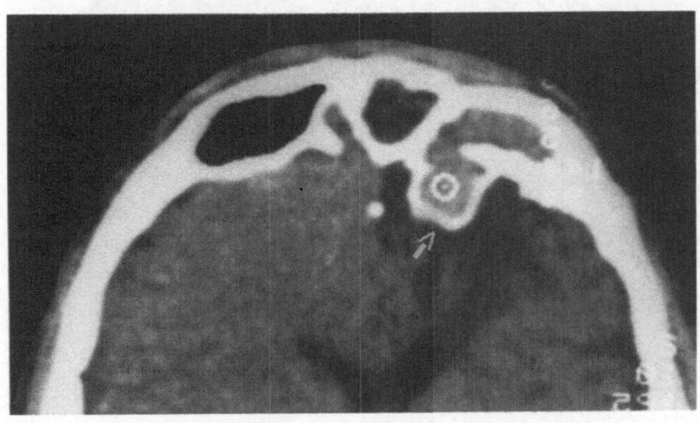

Abb. 1. Posttraumatische Mukozele (*Pfeil*) mit Ausdehnung in das Frontalhirn

4. Bei einer posttraumatischen Erblindung lassen sich operable Läsionen wie Hämatom, Ödem oder frakturbedingte ossäre Komplikationen im Verlauf des Sehnerven nachweisen.
5. Computertomographische Kontrollen erlauben die Erkennung posttraumatischer Mukozelen der Nasennebenhöhlen (Abb. 1).

4.1.2 Entzündliche Nasennebenhöhlenveränderungen

Entzündliche Veränderungen der Nasennebenhöhlen stellen bei problematischen akuten und chronischen Verlaufsformen eine Indikation zur Computertomographie dar. Umgekehrt zeigt oft erst die Computertomographie bei Erblindungen, entzündlichem Exophtalmus sowie besonders in der Fokussuche bei bakterieller Meningitis entzündliche Veränderungen der Nebenhöhlen. Für die Praxis bedeutet dies selbstverständlich nicht, daß bei jeder klar erkennbaren Sinusitis frontalis oder maxillaris eine Computertomographie durchgeführt werden muß. *Stimmen klinisches Bild und nativradiologischer Befund überein, erübrigt sich in der Regel die zusätzliche computertomographische Untersuchung.* Diese sollte sich auf Problemfälle beschränken, wo zwischen nativradiologischem Befund und klinischem Bild Abweichungen bestehen. Wie ausgeführt, bestehen erhebliche Diskrepanzen zwischen nativradiologischen sowie computertomographischen und bioptischen Befunden zu Ungunsten der Nativradiologie. So sollte bei persistierender klinischer Symptomatik die Computertomographie zum endgültigen Nachweis oder Ausschluß eines entzündlichen oder tumorösen Prozesses in den Nebenhöhlen durchgeführt werden (Abb. 2, 3).

Der Hals-Nasen-Ohren-Arzt wird bei *bakteriellen Meningitiden* mit der Frage konfrontiert, ob eine Beteiligung der Nebenhöhlen vorliegen

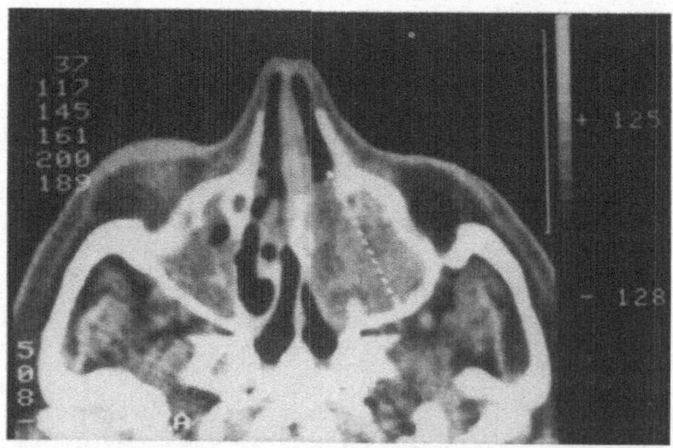

Abb. 2. Beidseitige Pansinusitis. Nativradiologisch war lediglich eine Sinusitis maxillaris beidseits sicher

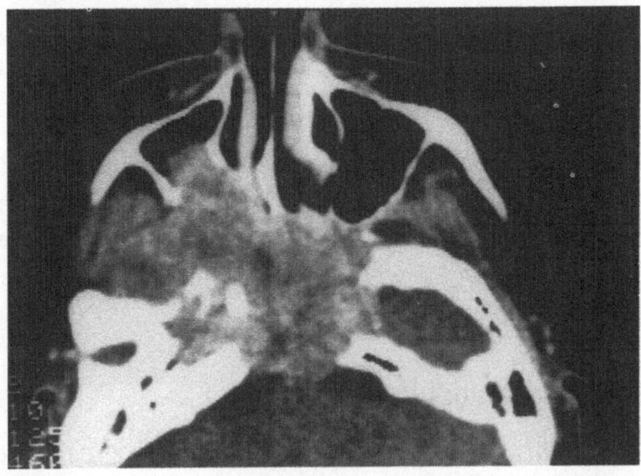

Abb. 3. Nativradiologisch Verdacht auf einseitige Sinusitis maxillaris. Aufgrund der Beschwerdepersistenz sowie zunehmender Schmerzen Computertomographie mit Nachweis eines ausgedehnten Schädelbasiskarzinoms

könne. Bei diesen häufig bewußtlosen Patienten sind oft nur technisch nicht optimale Bettaufnahmen der Nasennebenhöhlen verfügbar. Die klinische Untersuchung kann sich lediglich auf den Nachweis einer Schleimeiterstraße in der Nase oder im Rachen sowie gegebenenfalls die Druck- und Klopfschmerzhaftigkeit der Nasennebenhöhlen stützen. Oft fehlen diese klinischen Zeichen, da es sich um abgekapselte Sepsisentwicklungsherde handelt. Erst die kraniale Computertomographie unter Einschluß der Nasennebenhöhlen gestattet es, den absolut sicheren Nachweis oder Ausschluß eines Nebenhöhlenempyems zu führen.

Wir haben in eigenen Untersuchungen bei 58 Fällen mit bakterieller Meningitis oder Hirnabszeß in 29 Fällen einen Sepsisentwicklungsherd im Bereich der pneumatischen Räume nachweisen können. Die retrospektive Auswertung der Nativröntgenaufnahme zeigte in 11 Fällen unauffällige Befunde. Weiter erbrachte bei einigen Patienten die Computertomographie der Nebenhöhlen wesentliche Zusatzbefunde (Abb. 2). So konnte beispielsweise neben einer bekannten Verschattung der Kieferhöhle auch eine Beteiligung von Siebbeinzellsystem und Keilbeinhöhle nachgewiesen werden.

Durch diese zuverlässige computertomographische Nebenhöhlendiagnostik kann operativ gezielt saniert werden und andererseits dem Patienten eine probatorische Nasennebenhöhlenfreilegung erspart bleiben.

4.1.3 Mukozelen

Bei Mukozelen der Nasennebenhöhlen kann durch die computertomographische Untersuchung exakt die Ausdehnung und bei solchen im Bereich von Keilbeinhöhle, Siebbein und Stirnhöhle ein mögliches intrakranielles oder intraorbitales Eindringen festgestellt werden. Bei Mukozelen ist es heute möglich, schon mit der computertomographischen Untersuchung eine spezifische Diagnose zu stellen (Hesselink et al. 1979).

4.1.4 Orbitale Komplikation

Bei der orbitalen Komplikation im Rahmen einer Nasennebenhöhlenentzündung läßt sich computertomographisch exakt die Ausdehnung der Entzündung sowie ihr Einbruch in die Orbita erkennen und damit die Operationsplanung festlegen.

4.1.5 Keilbeinhöhlenentzündungen

Nach Ansicht der meisten Autoren gelingt es mit der nativradiologischen Technik weder in der Übersichtsaufnahme noch in der Tomographie mit ausreichender Sicherheit isolierte Entzündungen der Keilbeinhöhle darzustellen. Auch hier ist unseres Erachtens bei persistierender klinischer Symptomatik die computertomographische Untersuchung die Methode der Wahl.

Wir haben 1985 zehn Fälle isolierter Keilbeinhöhlenentzündungen vorgestellt. Nativradiologisch war in keinem Falle die Diagnose einer Keilbeinhöhlenaffektion gestellt worden, während in vier Fällen eine Fehldiagnose — Sinusitis maxillaris oder frontalis — gestellt wurde. Mit Hilfe der Computertomographie konnte neben dem Nachweis einer isolierten Keilbeinhöhlenverschattung in der Regel auch aufgrund der Dichtemessung und des Kontrastmittelaufnahmeverhaltens die Artdiagnose mit hoher Sicherheit vermutet werden (Abb. 4).

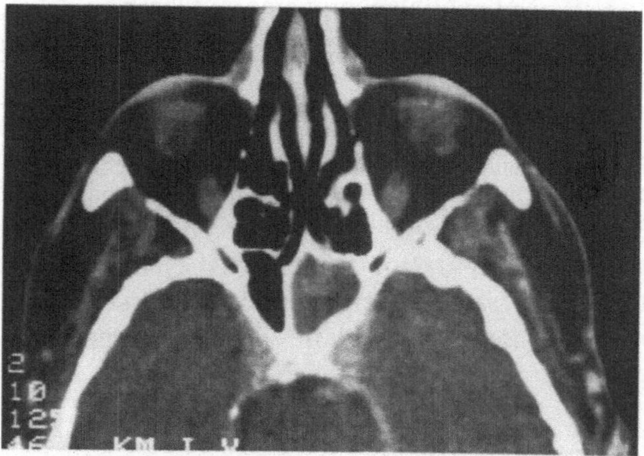

Abb. 4. Isolierte Keilbeinhöhlenmukozele mit zentraler Verkalkung bei monatelanger homolateraler frontal betonter Kopfschmerzsymptomatik. Nativradiologisch kein Verdacht auf Keilbeinhöhlenaffektion

4.2 Innerer Gehörgang

Zum Nachweis oder Ausschluß raumfordernder Prozesse im Kleinhirn-brückenwinkel und besonders im inneren Gehörgang, deren führendes klinisches Zeichen eine einseitige Schallempfindungsschwerhörigkeit ist, hat die kraniale Computertomographie den entscheidensten Stellenwert. Die Röntgenaufnahmen der inneren Gehörgänge nach Stenvers sowie Dünnschichttomographien lassen in maximal 56% der Fälle bei bioptisch gesicherten Akustikusneurinomen knöcherne Veränderungen erkennen (Grehn et al. 1976). Bei einer solchen beschränkten Aussagekraft, die den genannten Prozentsatz lediglich in der Hand des Spezialisten er-reicht, ist eine zuverlässige Diagnose nicht zu erwarten. So muß un-abhängig von den nativradiologischen Befunden bei klinischem Verdacht eine Computertomographie durchgeführt werden. Der heute übliche Untersuchungsgang ist, nachdem 1979 Sortland die Luftmeatozysterno-graphie des inneren Gehörganges mittels der Computertomographie beschrieben und damit die Darstellung des inneren Gehörganges bis zu seinem Fundus ermöglicht hatte, folgender:

Nativcomputertomographie des entsprechenden Felsenbeines und inneren Gehörganges mit im gleichen Untersuchungsgang folgenden Kontrastmittelenhancement. Wird hier ein Tumor nachgewiesen, erübrigt sich die Luftfüllung des inneren Gehörganges und befundabhängig kann eine Angiographie der A. vertebralis durchgeführt werden. Bei klinischem Verdacht und negativem computertomographischen Befund kann im gleichen Untersuchungsgang eine Lumbalpunktion durchgeführt werden. Nach Entnahme von einigen Millilitern Liquor zu diagnostischen Zwecken erfolgt die Eingabe von 2–5 ml Luft und das Einbringen derselben durch spezielle Lagerungstechniken in den homolateralen Kleinhirnbrücken-winkel und den inneren Gehörgang. Mit den heute verfügbaren Geräten, die eine Auflösung von 2 mm haben, gelingt häufig bei tumornegativem Befund die Darstellung der Nerven im inneren Gehörgang oder der Nachweis kleinster Tumoren (Abb. 5). Differentialdiagnostisch wären neben dem Akustikusneurinom, welches 80% der Tumoren des Klein-hirnbrückenwinkels stellt, Arachnoidalzysten, Cholesteatome und mesenchymale Hirntumoren zu nennen. Anhand ihres Kontrastmittel-aufnahmeverhaltens und unterschiedlicher Kontrastmittelanreicherungen können schon aus der Computertomographie mit hoher Sicherheit Artdiagnosen gestellt werden.

Nach Durchführung der Luftmeatozysternographie muß der Patient 48 Stunden Bettruhe halten, um *postpunktionelle Kopfschmerzen* zu vermeiden. Bei hoher Untersuchungsfrequenz haben wir innerhalb der letzten sechs Jahre keine Nebenwirkungen der Luftmeatozysternographie gesehen.

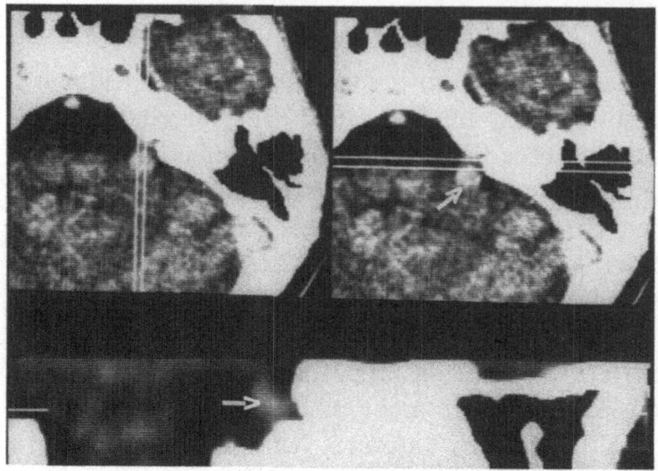

Abb. 5. Computertomographie mit Kontrastmittelenhancement. Nachweis eines kleinen, den Porus acusticus internus überragenden Tumors (*Pfeil*). Aus dem vorhandenen Datenmaterial ohne erneute Strahlenbelastung Aufbau anderer — koronarer — Projektionen

4.3 Felsenbein, Mastoid, äußerer Gehörgang

Die Anwendung der hochauflösenden Computertomographie im Bereich des Mastoids und des Mittelohres steht, obwohl technisch ausgereift, erst am Beginn einer breiteren klinischen Anwendung. In der Literatur sind zwar nahezu alle Krankheitsbilder in ihrem computertomographischen Bild beschrieben, eine Wertung der Computertomographie im Vergleich zur Nativradiologie liegt jedoch bislang noch nicht vor. Wir haben die HR-Computertomographie in den letzten Jahren bei Problemfällen routinemäßig eingesetzt und sie als aussagekräftigsten Bestandteil der Diagnostik schätzen gelernt.

4.3.1 Felsenbeinprozesse

Primär vom Felsenbein ausgehende Prozesse gehören zu den Seltenheiten und machen sich erst durch die klinische Symptomatik angrenzender Strukturen — Schallempfindungsschwerhörigkeit, Fazialisparese, Schallleitungsschwerhörigkeit — bemerkbar. Entsprechende seltene Befunde wie Osteome, Meningeome, Osteosarkome oder intrapetrosal wachsende Akustikusneurinome werden bei der durch die klinische Symptomatik indizierten Computertomographie nachgewiesen.

4.3.2 Mastoiditis

Die Durchführung einer Computertomographie ist bei der Mastoiditis nur in Ausnahmefällen indiziert. Bei klarem klinischem Bild zeigen die Nativröntgenaufnahmen nach Schüller und Stenvers die anatomische Situation, so daß hier für den geübten Ohroperateur bezüglich Art und Umfang der Operation keine Schwierigkeiten bestehen. Erst bei Komplikationen wie der bakteriellen Meningitis sowie der Otitis externa maligna ist die Computertomographie unverzichtbar. Bei komplizierten Mastoiditisverläufen mit Beteiligung der Zygomatikumwurzel, der Bezold-Mastoiditis sowie begleitenden meningealen Reizerscheinungen, die den Verdacht auf eine Fortleitung der Entzündung in die mittlere oder hintere Schädelgrube implizieren, sollte eine Computertomographie durchgeführt werden. Das Übergreifen der Entzündung auf die mittlere und hintere Schädelgrube, die Zygomatikumwurzel, die Pauke wie auch die umgebenden Weichteile der Fossa subtemporalis ist letztlich nur computertomographisch erfaßbar. Bei der Mastoiditis des Säuglings und des Kleinkindes ist nach unserer Erfahrung aufgrund häufig vorkommender atypischer Verläufe die Computertomographie indiziert.

4.3.3 Otitis externa maligna

Bei der ausschließlich durch Pseudomonas aeruginosa überwiegend beim älteren männlichen Diabetiker ausgelösten Otitis externa maligna ist die Computertomographie heute alleiniges radiologisches Diagnostikum. Aufgrund der von den Bakterien produzierten Enzyme kommt es zu einer Ausbreitung der Entzündung entlang der Gefäße meist am Boden des äußeren Gehörganges mit Einbruch in den knöchernen äußeren Gehörgang, die Basis des Felsenbeines und die Fossa subtemporalis. Dem stehen auch bei vorhandener entzündlicher Schädelbasisarrosion relativ geringe klinische Zeichen gegenüber. So ist die langdauernde therapieresistente Otitis externa mit bakteriologischem Nachweis von Pseudomonas aeruginosa eine nahezu absolute Indikation zur Computertomographie. Durch den Vorteil der simultanen Knochen- und Weichteildarstellung mit Erkennung entzündlicher Areale durch das Kontrastmittelaufnahmeverhalten, kann die Entzündung in ihrem Ausmaß genau bestimmt und die Operationsplanung hiernach gerichtet werden.

Wir haben über 11 Patienten mit einer Otitis externa maligna berichtet, bei denen computertomographische Befunde mit Anamnese, mikrootoskopischem Befund, intraoperativem Situs und postoperativem Verlauf verglichen wurden (Klose u. Elies 1986). Wir haben vorgeschlagen, die von Mendez et al. (1979) eingeführte Stadieneinteilung, die anhand konventioneller tomographischer Studien klinische und radio-

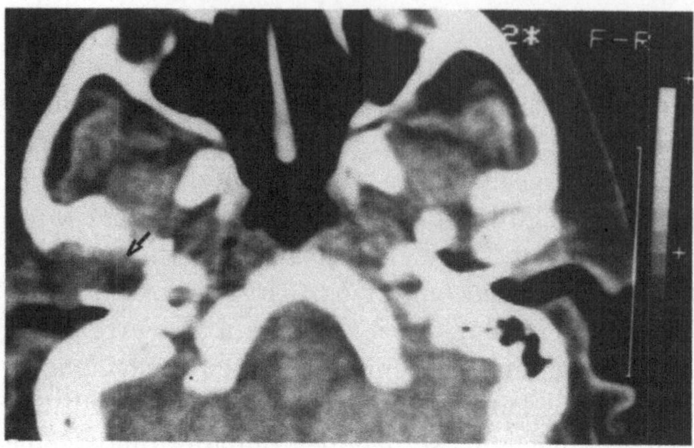

Abb. 6. Otitis externa maligna mit Einbruch der Entzündung in die Fossa subtemporalis (*Pfeil*); Stadium 2

logische Befunde der Otitis externa maligna korreliert, zu verlassen und ein computertomographisches Staging durchzuführen. Die von Mendez et al. durchgeführte Einteilung ist ohne die Möglichkeit der Darstellung der wichtigen subtemporalen Weichteile erfolgt. Da diese, wie Curtin et al. (1982) und wir zeigen konnten, auch ohne Knochendestruktion befallen sein können, ist eine radiologische Differenzierung anhand konventioneller Aufnahmen in Früh- und Spätstadien kaum noch aufrecht zu erhalten. Unseres Erachtens zeigt eine subtemporale Ausdehnung der Entzündung stets ein fortgeschrittenes Stadium der Otitis externa maligna an (Abb. 6). Aus diesem Grunde erscheint es sinnvoll, aufgrund von CT-Kriterien weitgehend unabhängig von Hirnnervenausfällen eine Einteilung in ein frühes Stadium mit isoliertem Gehörgangsbefall und ein zweites, spätes Stadium mit Entzündung der Weichteile der subtemporalen Region und/oder osteomyelitischen Herden vorzunehmen (Klose u. Elies 1985). Nach operativer Behandlung einer Otitis externa maligna lassen allein die postoperativen computertomographischen Kontrollen den frühestmöglichen Nachweis eines Rezidivs zu und bestimmen so die Therapie.

4.3.4 Ohrmißbildungen

Über den Einsatz der hochauflösenden Computertomographie zur Diagnostik kleiner und großer Mißbildungen des Ohres bestehen unterschiedliche Meinungen. Während beispielsweise bei Rettinger et al. (1981) der HR-Computertomographie in der Diagnostik ossärer Veränderungen des Felsenbeines sowie des Mastoids und damit auch bei

Mißbildungen ein hoher Stellenwert zugemessen wird, wird bei Schadel u. Wadynzki (1985) die Computertomographie nur in wenigen ausgewählten Fällen als sinnvolle Ergänzung der bisherigen Diagnostik angesehen. Summiert man die uns zugängliche, dieses Thema betreffende Literatur, so kann gesagt werden, daß bezüglich der diagnostischen Aussage konventionelle Tomographie und Computertomographie gleichwertig nebeneinander stehen. Aus der Sicht des Otochirurgen ist für uns die hochauflösende Computertomographie die Methode der Wahl. Hier kommen die Vorteile der simultanen Knochen- und Weichteildarstellung der Operationsplanung zugute. Neben der Operationsplanung bezüglich der Hörverbesserung im tympanalen Bereich kann bei Mißbildungen mit Gehörgangsatresien oder Knochenplatten anstelle des Trommelfells relativ genau der computertomographische Befund auf den Operationssitus übertragen werden und ist dem Operateur eine wesentliche Hilfe.

4.3.5 Glomustumor

Bei der entsprechenden klinischen Symptomatik wie: pulssynchrones Ohrgeräusch, Schalleitungsschwerhörigkeit und/oder mikro-otoskopischer Nachweis eines retrotympanalen blau-lividen Tumors wird heute die Computertomographie routinemäßig eingesetzt. Die Stellung der Verdachtsdiagnose des Glomustumors erfolgt aus der meist vorhandenen Aufweitung des Foramen jugulare, weiterer glatt begrenzter Knochendefekte sowie einer Weichteilmasse, die im Kontrastmittel-Aufnahmeverhalten eine sehr *hohe Durchblutung* zeigt. So kann die Verdachtsdiagnose eines Glomustumors ausgesprochen werden, deren Sicherung jedoch mit angiographischen Methoden erfolgt.

4.3.6 Fazialisparese

Die Durchführung der Computertomographie bei posttraumatischen Früh- und Spätparesen bei Pyramiden-Quer- und Längsfrakturen ist in der Regel nicht erforderlich, da die konventionellen Röntgenaufnahmen nach Schüller u. Stenvers dem Operateur ausreichende Informationen geben. Auch wenn als Ursache virale Erkrankungen außer Frage stehen, ist eine Computertomographie nicht indiziert. Bei der idiopatischen Fazialisparese kann bei Erfolglosigkeit der konservativen Therapie – **Stennert**-Schema – an eine hochauflösende Computertomographie zur Darstellung des Fazialisverlaufs gedacht werden. Hier hat u.a. Fisch (1979) in einigen Fällen organische Veränderungen – Mikroangiome, Neurinome – im Verlauf des N. facialis gefunden.

4.4 Schädelbasis- und Nasennebenhöhlentumoren

4.4.1 Schädelbasistumoren

Hier sollte zwischen Tumoren, welche aus dem Hirnschädel in die Nebenhöhlen einwachsen und solchen, die primär in den Nebenhöhlen sowie im Epipharynx entstehen, unterschieden werden. Bei ersteren wird in aller Regel aufgrund der klinischen Symptomatik seitens der Fachgebiete Neurologie und Neurochirurgie diagnostiziert und therapiert, der HNO-Arzt jedoch nur bei Einbruch in Stirnhöhle, Siebbeinzellsystem oder Keilbeinhöhle beratend oder konsiliarisch operierend hinzugezogen. Die von Samii u. Draf (1978) beschriebenen Zweihöhlenoperationen bei raumfordernden Prozessen im frontobasalen Grenzgebiet bleiben· bezüglich Diagnostik und Therapie entsprechenden Zentren vorbehalten.

Bei primär im Bereich der Nebenhöhlen oder des Epipharynx entstehenden Tumoren wie Karzinomen, Sarkomen, dem Schmincketumor oder dem Angiofibrom (juveniles Nasen-Rachen-Fibrom) ist die Computertomographie mit Kontrastmittelenhancement heute die Methode der Wahl. Es kann nicht Aufgabe des vorliegenden Artikels sein, jede Nebenhöhle und jede Tumorart zu besprechen, sondern dieser soll nur generell über die Möglichkeit der Computertomographie informieren. Die simultane Darstellung von Knochen- und Weichteilgewebe, die naturgegebene Anwesenheit des besten Kontrastmittels in den Nebenhöhlen — nämlich der Luft — und die Möglichkeit, über die Vaskularisation pathologischer Befunde durch ihr Kontrastmittelaufnahmeverhalten Informationen zu gewinnen, macht bei dem derzeitigen Stand der Technik die Computertomographie zur Methode der Wahl. Mit einem Untersuchungsgang können bei relativ geringer Belastung des Patienten Aussagen über Tumorausdehnung, Knochenarrosion und ein eventuelles Einwachsen des Tumors in Teile des Nebenhöhlenzellsystems, umgebende Weichteile sowie den Hirnschädel gewonnen werden (Abb. 3). Abhängig vom Vaskularisationsgrad wird die Indikation zur Angiographie gestellt, die bei höher vaskularisierten Tumoren wie dem juvenilen Nasenrachenfibrom oder angiomatösen Mißbildungen zur Darstellung und gegebenenfalls zum Verschluß zuführender Tumorgefäße unverzichtbar ist. Mit Hilfe der Computertomographie kann so ein operatives Strategiekonzept erarbeitet werden, das, wenn anatomisch möglich, eine radikale Tumorentfernung mit geringstmöglicher Schädigung umgebender Strukturen zuläßt. Postoperative klinische Kontrollen können durch computertomographische Untersuchungen ergänzt werden, um so frühestmöglich ein Rezidiv, Sekretverhaltungen oder entzündliche Komplikationen zu erkennen.

4.5 Rachentumoren

4.5.1 Epipharynx

Siehe Schädelbasis und Nasennebenhöhlentumoren.

4.5.2 Oro- und Mesopharynx

Bei Oro- und Mesopharynxtumoren ist nach unserer Erfahrung die Computertomographie lediglich bei *Tonsillentumoren* indiziert, um hier die Tumorausdehnung in die prä- und paravertebralen Regionen zu erkennen. Auch bei *prävertebralen Abszessen* kann die Computertomographie eine Mitbeteiligung der Wirbelkörper zeigen. Alle anderen Veränderungen lassen sich durch Inspektion und Palpation sowie den Einsatz der Sonographie (B-Scan) adäquat oder besser als mit der Computertomographie diagnostizieren.

4.5.3 Hypopharynx

Inspektion, Palpation, Endoskopie in Lokalanästhesie oder in Narkose sowie der Einsatz der hochauflösenden Sonographie lassen hier kaum eine CT-Indikation übrig.

4.5.4 Kopfspeicheldrüsen und Mundboden

Inspektion, Palpation und hochauflösende Sonographie sind in ihrer Kombination so aussagekräftig, daß uns die Computertomographie entbehrlich erscheint.

4.6 Halsweichteile

Auch hier ist aus unserer Sicht der Einsatz der Computertomographie auf Ausnahmen beschränkt. Mit der Weiterentwicklung der *Sonographie* und deren Auflösungsvermögen bis 2 mm durch Einsatz hochauflösender Schallköpfe lassen sich mit ebenfalls geringer Belastung des Patienten und fehlender Strahlenexposition sämtliche computertomographisch erfaßbaren Veränderungen gleich gut oder besser darstellen. Zur Diagnostik entzündlicher und tumoröser Veränderungen im Bereich der Halsweichteile und der Schilddrüse wird von uns ausschließlich die hochauflösende Sonographie eingesetzt (Schmelzer et al. 1984, 1985). Lediglich bei großen Tumoren der Halsweichteile ist zur Bestimmung der Tumorgröße sowie der Gefäßversorgung und der Randinfiltration eine Computertomographie indiziert.

4.7 Kehlkopf, Trachea, Ösophagus

Auch hier hat sich für uns gezeigt, daß die Computertomographie lediglich in ausgesuchten Einzelfällen eine Ergänzung klassischer diagnostischer Verfahren ist. So wird weiter die Diagnostik des *Ösophagusdivertikels* nach Schlucken von wasserlöslichem Kontrastmittel durchgeführt. Bei Ösophagusverätzungen stehen Früh- oder Spätösophagoskopie zur Wahl, die in Spätstadien durch den Kontrastmittelschluck ergänzt werden können. Lediglich bei *Perforationsverdacht* kann computertomographisch periösophageal Sekret und entzündliches Gewebe dargestellt werden. Auch bei *Ösophagusperforationen* läßt sich mit Hilfe der Computertomographie das Ausmaß der periösophagealen kollaren oder mediastinalen Entzündung nachweisen. Bei Tumoren der Speiseröhre läßt sich computertomographisch eine exakte Aussage über die Wandinfiltration, die Tumordicke und das Einwachsen in die Umgebung machen.

Bei Kehlkopftumoren ist die Computertomographie der Endoskopie nicht überlegen, so daß hier keine Indikation zur CT besteht. Auch bei Infiltrationen des Tumors in die Umgebung ist die Sonographie von gleicher Aussagekraft, so daß eine CT nicht durchgeführt werden muß.

Bei Kehlkopf- und Trachealtraumata geben wir der konventionellen Tomographie, der Endoskopie sowie unter Umständen der operativen Exploration den Vorzug. Die computertomographischen Befunde werden

Tabelle 2. Indikationen der Computertomographie

1. Verdacht auf Tumor des inneren Gehörganges
2. Felsenbeintumore
3. Mastoiditis
4. Otitis externa maligna
5. Mißbildungen
6. Glomustumor
7. Fokussuche bei Meningitis
8. Mukopyozele
9. Orbitale Komplikationen
10. Frontobasale Frakturen
11. Schädelbasis- und Nasennebenhöhlentumoren
    - Beziehung zur Umgebung
    - Vaskularisation
    - operativer Zugang
    - postoperative Kontrolle

nach unserer Erfahrung in ihrer Aussagekraft bei Luftaustritt aus der Trachea deutlich reduziert.

Beim endolaryngealen sowie intratrachealen Tumor kann neben der Endoskopie eine Computertomographie durchgeführt werden. Diese gibt Auskunft über möglicherweise vorhandene extralaryngeale und extratracheale Tumoranteile (Tabelle 2)[1].

5. Alternative Methoden

5.1 Sonographie

Mit Hilfe der sogenannten *A-Scans* kann heute die Untersuchung von Stirnhöhlen, Kieferhöhlen und vorderen Siebbeinzellen erfolgen. Sie sollte unseres Erachtens in der Hand des durchschnittlich Geübten als relativ kostengünstige, nicht röntgenstrahlenbelastende Methode der Kontrolle von Nativröntgenbefunden sowie des Krankheitsverlaufes dienen. Da lediglich Reflektions-Echos von der Grenzflächenregion unterschiedlich dichter Strukturen dokumentiert sind, kann, wenn überhaupt, nur sehr bedingt etwas über den pathologischen Inhalt der Nasennebenhöhlen ausgesagt werden[2]. Hier ist in Zweifelsfällen, wie oben einzeln ausgeführt, die Computertomographie indiziert.

Mit dem sogenannten *B-Scan* lassen sich unter Verwendung des hochauflösenden Schallkopfes Weichteilstrukturen differenter Dichte bis zu einer Kleinheit von derzeit 2 mm dokumentieren. Aufgrund des Echo-Bildes lassen sich die Artdiagnosen unterschiedlichen Wahrscheinlichkeitsgrades treffen und kontrollierte Feinnadelpunktionen durchführen (Mann 1984; Schmelzer et al. 1985). Die Vorteile der Methode liegen neben ihren im Vergleich zur Computertomographie geringeren Kosten in der Dokumentierbarkeit, der fehlenden Strahlenexposition sowie ihrer beliebigen Reproduzierbarkeit. Wie schon erwähnt, haben wir im Bereich der Gesichtsweichteile, des Mundbodens sowie der Halsweichteile die Computertomographie zugunsten der hochauflösenden Sonographie – *B-Scan* – weitgehend verlassen.

5.2 Kernspinresonanztomographie

Die Kernspinresonanztomographie steht seit knapp drei Jahren an großen medizinischen Zentren und bei einigen niedergelassenen Radio-

---

[1] Siehe auch Beitrag Jahnke
[2] Vergleiche Beitrag Mann in Band 5

logen zur Verfügung. Der bis jetzt vorliegende Gesamteindruck bezüglich des Faches Hals-Nasen-Ohrenheilkunde zeigt, daß hier eine Entwicklung ähnlich der Computertomographie zu erwarten ist. Vorteil dieser Untersuchungsmethode ist die fehlende Strahlenexposition, Nachteile sind derzeit die langen Untersuchungszeiten wie auch auf Dauer die Unmöglichkeit, einen Patienten mit magnetisierbaren Implantaten zu untersuchen. Wir können jedoch mit Sicherheit davon ausgehen, daß in naher Zukunft ein Teil der in diesem Artikel für die Computertomographie niedergelegten Indikationen auf die Kernspinresonanztomographie übergehen wird. Neue denkbare Indikationen wären maligne Kopf-Hals-Tumoren, deren infiltrative Zonen mit dieser Methode besser als mit jeder anderen verfügbaren Technik darstellbar sind.

Danksagung. Der Autor dankt dem Vorstand der Abteilung Neuroradiologie der Eberhard-Karls-Universität Tübingen, Prof. K. Voigt, Herrn Prof. Zeumer, Abt. Neuroradiologie und Herrn OA K.C. Klose, Abt. Radiologie (Vorstand: Prof. Dr. R.W. Günther), der RWTH Aachen für die langjährige fruchtbare Zusammenarbeit sowie die Überlassung der Bilder.

Literatur

Ambrose J (1973) Computerized transverse axial scanning (tomography). Part 2 Clinical Application. Brit J Radiol 46:1023

Carter BL (1984) Computertomographie. In: Valvassori GE, Potter GD, Hanafee WN, Carter BL, Buckingham RA (Hrsg) Radiologie in der Hals-Nasen-Ohren-Heilkunde. Thieme, Stuttgart New York, S 212–239

Claussen CD, Lohkamp FW, Spenneberg A, Glück E (1978) Computertomographie bei frontobasalen Schädelhirnverletzungen. Laryngol Rhinol Otol (Stuttg) 57:698

Curtin HD, Wolfer P, May M (1982) Malignant external otitis: CT evaluation. Radiology 145:383

Draf W (1983) Endoskopie der Nase und der Nasennebenhöhlen. Deutsches Ärzteblatt 80:23

Elies W, Klose KC (1985) Indikation und Stellenwert der cranialen Computertomographie bei entzündlichen und traumatischen Nasennebenhöhlenaffektionen. Aktuelles in der Otorhinolaryngologie 1984. Thieme, Stuttgart New York, S 2–4

Elies W, Klose KC, Schmelzer B (unveröffentlicht) Diagnostische Probleme und Möglichkeiten bei der isolierten Keilbeinhöhlenentzündung. Vortrag 68. Jahrestagung der Nordwestdeutschen Vereinigung der HNO-Ärzte. Braunschweig, 11.–13. 10. 1985

Fisch U (1979) Fazialislähmung im labyrinthären, meatalen und intracraniellen Bereich. In: Berendes J, Link R, Zöllner F (Hrsg) Hals-Nasen-Ohren-Heilkunde in Praxis und Klinik, Bd 5: Ohr I. Thieme, Stuttgart

Grehn S, Wissmann C, Helms J (1976) Diagnostik von Kleinhirnbrückenwinkeltumoren mittels Tomographie nach positiver Kontrastzysternographie. Fortschr Röntgenstr. 125, S 5:438

Hellmich S (1975) Die Bedeutung der Antroskopie in der Diagnostik der Kieferhöhlenerkrankungen. 6. Kongreß der European Rhinologic Soc Erlangen

Hesselink JR, Weber AL, New PF, Davis KR, Roberson GH, Taveras JM (1979) Evaluation of mucoceles of the paranasal sinuses with computed tomography. Radiology 133:397

Hounsfield GN (1973) Computerized transverse axial scanning (tomography), Part I. Description of system. Brit J Radiol 46:1016

Hübner KH (1981) CT des Körperstammes. Thieme, Stuttgart

Klose KC, Elies W (1986) Die maligne Otitis externa im HR-CT. Im Druck in Fortschr Röntgenstr

Klose KC, Elies W, Sondermann U (1985) Zum Stellenwert der Nativradiologie bei vermuteten Erkrankungen der pneumatisierten Räume des Schädels: Objektivierung durch die Computertomographie. In: Verh Ber Dt Ges HNO-Heilk, Kopf- u Halschir, Teil II: Sitzungsbericht. Springer, Berlin Heidelberg New York Tokyo, S 247

Mann W (1980) Diagnostik der entzündlichen Nasennebenhöhlenerkrankungen. Laryngol Rhinol Otol (Stuttg) 59:1

Mann W (1984) Ultraschall im Kopf-Hals-Bereich. Springer, Berlin Heidelberg New York Tokyo

Matschke RG (unveröffentlicht) Die Signifikanz der Sonographie bei Erkrankungen der Nasennebenhöhlen. Vortrag 87. Tagung der Vereinigung Westdeutscher Hals- Nasen-, Ohrenärzte, Recklinghausen 16. 4. 1983

Mendez G, Quencer RM, Post MJD, Stokes NA (1979) Malignant external otitis: a radiographic-clinical correlation. Am J Radiology 132:957

Rettinger G, Kalender W (1981) Computertomographie bei Erkrankungen des HNO-Bereiches. II. Hochauflösungscomputertomographie des Gesichtsschädels. HNO 29:364

Rettinger G, Kalender W, Henschke F (1981) Hochauflösung-Computertomographie des Felsenbeines. Computertomographie 1:109

Samii M, Draf W (1978) Indikation und Versorgung der frontobasalen Liquorfistel aus HNO-chirurgischer und neurochirurgischer Sicht. Laryngol Rhinol Otol (Stuttg) 57:689

Schadel A, Wadynzki A (1985) Einsatz und Problematik der hochauflösenden Computertomographie des Felsenbeines. HNO 33:171

Schindler E (1982) Der Wert der Computertomographie in der Hals-Nasen-Ohrenheilkunde. Laryngol Rhinol Otol (Stuttg) 61:361

Schmelzer B, Greiner K, Elies W, Böcking A. Zur Aussagekraft der sonographisch kontrollierten Feinnadelbiopsie bei Kopf-Hals-Tumoren. 67. Jahrestagung der Nordwestdeutschen Vereinigung der Hals-Nasen-Ohrenärzte, Göttingen, 12.–14. 10. 1984

Schmelzer B, Lang U, Elies W, Böcking A (1985) In: Verh Ber Dt Ges HNO-Heilk, Kopf- u Halschir, Teil II: Sitzungsbericht. Springer, Berlin Heidelberg New York Tokyo, S 267

Sortland O (1979) Computed tomography combined with gas cisternography for the diagnosis of expanding lesions in the cerebellopontine angle. Neuroradiology 18:19

Thullen A (1979) Röntgenuntersuchungen des Ohres. In: Berendes J, Link R, Zöllner F (Hrsg) Hals-Nasen-Ohren-Heilkunde in Praxis und Klinik. Bd 5: Ohr I. Thieme, Stuttgart

Diagnose – Kein Tumor
Harmlose Erkrankungen mit primärem Tumoraspekt

H. Ganz

1. Einleitung

Der hier vorgelegte Artikel wurde angeregt durch die Lektüre eines kurzen Beitrages in der amerikanischen Praktikerzeitschrift Modern Medicine mit dem Titel "Don't be fooled by neck lump masqueraders" (Hardy 1982). In diesem Beitrag wird einprägsam auf einige anatomische Varianten am Hals hingewiesen, die der weniger Erfahrene für Lymphknotentumoren halten könnte: den Querfortsatz des 2. Halswirbelkörpers, das große Zungenbeinhorn, die Gl. submandibularis (bei alten Leuten) und die Karotisgabel (Abb. 1).

Tatsächlich gibt es sehr viel mehr Veränderungen, die absolut gutartigen Charakter haben, aber dennoch den Verdacht auf eine Tumorerkrankung erwecken können. Diese Veränderungen bzw. Erkrankungen lassen sich in 6 Gruppen einteilen:

1. Die bereits erwähnten anatomischen Varianten
2. Entwicklungsgeschichtlich bedingte Fehlformen und Hyperplasien. Eine wichtige Untergruppe besteht aus Veränderungen, die ich die **Mittelliniengruppe** nennen möchte. Sie soll im Folgenden ausführlich abgehandelt werden.

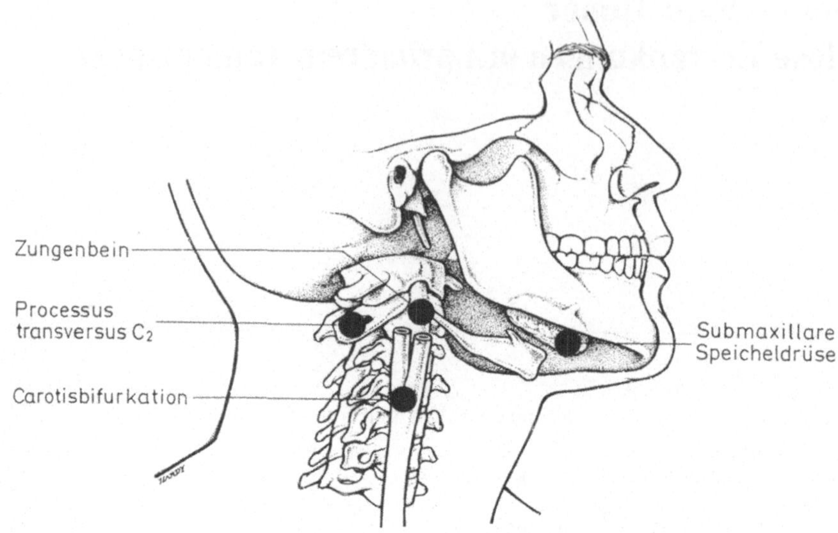

Abb. 1. Anatomische Varianten, die am Hals Tumoren vortäuschen können (aus Hardy 1982)

3. Zysten verschiedener Genese. Teilweise gehören diese zur Mittelliniengruppe.
4. Hyperplasien des Muskelgewebes.
5. Geschwulstähnliche Traumafolgen.
6. Sonstiges.

Bei den meisten dieser Veränderungen genügt — im Gegensatz zu den nicht tumorösen Lymphknotenschwellungen — schon die Kenntnis der suspekt aussehenden, aber harmlosen Veränderung als solcher, um den meist aufgeregten Patienten beruhigen zu können. Weitergehende diagnostische Maßnahmen wie Biopsien erübrigen sich oft.

Im Folgenden sollen die wichtigsten Veränderungen bzw. Erkrankungen der genannten Gruppen behandelt werden, ohne daß der Versuch gemacht wird, vollständig zu sein.

2. Anatomische Varianten

Der Querfortsatz des 2. Halswirbelkörpers ist nicht selten so stark ausgebildet, daß er ein- oder doppelseitig vor der Warzenfortsatzspitze tastbar wird. Neuralgische Beschwerden dieser Gegend lassen den Patienten einen — noch dazu etwas druckschmerzhaften — "Tumor" tasten. Tatsächlich könnte man einen tiefen Parotistumor oder Glomustumor vermuten. Bei einem meiner Patienten wurde in Unkenntnis der Anomalie von einem renommierten Otologen sogar operativ revidiert, aber natürlich kein Tumor gefunden. Das Röntgenbild beseitigt den letzten Zweifel.

Der **verlängerte Griffelfortsatz** kann sich in sehr seltenen Fällen als durchgehende Verknöcherung des ligamentum stylohyoideum manifestieren, was zur Immobilisierung des Kehlkopfes beim Schlucken führt. Ich hatte einen solchen Fall zu begutachten, wo die Schluckstörung – fälschlicherweise – auf Mißhandlungen im KZ zurückgeführt wurde. Häufiger ragt der verlängerte Fortsatz gebogen in die Gaumenmandel hinein und kann neuralgische Schmerzen machen. Kommt reaktive Entzündung mit Vernarbung hinzu, kann die Unterscheidung von einem Tonsillentumor klinisch schwierig sein. Erst bei der Tonsillektomie klärt sich die wahre Natur der Vorwölbung dann auf. Bei der Abtragung des Processus von der Tonsillennische aus beachte man die Nähe der A. carotis interna. Ich habe selbst nach einem derartigen Eingriff eine tödlich verlaufende Karotisthrombose erleben müssen (Ganz u. Lütcke 1980).

Die von Hardy (1982) weiter genannten "narrenden" Veränderungen **Ptosis der Submandibulardrüse**, vorstehendes **großes Zungenbeinhorn** und vorspringende **Karotisbifurkation** werden den HNO-Arzt kaum vor differentialdiagnostische Probleme stellen. Gelegentlich ist es schwierig, einen ängstlichen Patienten, der **kleine Lymphome** am Hals getastet hat, davon zu überzeugen, daß bei einem schlanken, fettarmen Hals solche kleinen Resistenzen noch keinen Krankheitswert besitzen.

Auch der übergroße "Adamsapfel" in Form einer stark vorspringenden **Schildknorpelinzisur** bei schlanken Männern ist wohl kaum geeignet, einen Arzt irrezuführen, wohl aber manche Patienten. Im Mittelalter galt diese Veränderung als Zeichen eines hohen Alkoholkonsums: "Weingürgelin".

Schwieriger wird es schon bei der sogenannten **Halsrippe**. Es handelt sich dabei um ein- oder doppelseitig überzählige, frei endende Rippenrudimente mit Artikulation am 7. Halswirbel. Die Anomalie ist relativ häufig, macht jedoch nur bei 5–10% der Patienten Beschwerden, und das auch vorwiegend erst im höheren Lebensalter. Da Plexus brachialis und A. subclavia über die zusätzliche Rippe verlaufen, bestehen die Beschwerden in sensiblen Störungen und Durchblutungsproblemen des Armes, vorwiegend *bei hängendem Arm* auftretend. Man sieht und tastet eine Asymmetrie des Nackenansatzes. Klarheit bringt das Röntgenbild (nach Garré et al. 1949).

Vor einer Verwechslung des narbig-straffen M. sternocleidomastoideus beim **muskulären Schiefhals** schützt die genaue Analyse von Kopfhaltung, Skoliose und Gesichtsasymmetrie des Kindes.

Knochenharte, wulstige Vorwölbungen über der Augenbraue erweisen sich bei näherer Untersuchung nicht als das erwartete Osteom, sondern als ein **Pneumosinus dilatans** der Stirnhöhle, eine ursächlich nicht eindeutig geklärte Exzeßbildung, die höchstens aus kosmetischen Gründen einer operativen Behandlung (Rückverlagerung der Vorderwand) bedarf.

3. Entwicklungsgeschichtlich bedingte Fehlformen und Hyperplasien

Bekannt sind die sogenannten **Aurikularanhänge** in Form gestielter, meist nur aus Haut und Bindegewebe bestehender Exzeßbildungen nahe dem äußeren Ohr. Selten kommen solche Exzeßbildungen auch an anderen Stellen vor, so im unteren Halsbereich, sogar mit Knorpeleinlagerungen (akzessorische "Ohrmuschel"). Im letzteren Falle kann der Verdacht auf ein Chondrom aufkommen. Die Entfernung ist aus kosmetischen Gründen ohnehin indiziert. Den letzten Zweifel beseitigt die histologische Untersuchung.

Besonders wichtig erscheinen mir in diesem Zusammenhang Veränderungen, deren Charakteristikum u.a. darin liegt, daß sie immer in der *Mittellinie* des Kopf-Hals-Bereiches zu finden sind (Mittelliniengruppe). Hierzu gehören:

a) Thornwaldt'sche Erkrankung
b) Torus palatinus
c) Zungengrundschilddrüse
d) Glossitis rhombica mediana
e) Zystenbildungen der Mittellinie (Dermoid von äußerer Nase und Septum, nasoalveoläre und nasopalatinale Zyste, Dermoid des Mundbodens, mediane Halszyste). Besprechung siehe Kap. 4.

Als Faustregel kann gelten: maligne Veränderungen entstehen nur sehr selten exakt in der Mittellinie des Körpers (Ausnahmen: maligne Septumtumoren, lethal midline granuloma, Metastase vor dem ligamentum conicum bei subglottischem Karzinom).

Die von G. L. **Thornwaldt** 1885 beschriebene, seltene **Nasen-Rachen-Erkrankung** setzt das Vorhandensein der sogenannten Sessel'schen Tasche voraus, die sich bei etwa 20% der Embryonen aus entodermalem Epithel mit Anheftung an der Chorda dorsalis bildet. Aus dieser Tasche kann eine Bursa entstehen, durch Nachbarschaftsinfektionen eine Infektion der Bursa. Obliteriert das Foramen, entsteht eine Zyste.

Symptom der offenen Bursitis ist die morgendliche Entleerung übelriechenden Schleims (fötor ex ore). Bei Zystenbildung resultieren behinderte Nasenatmung und pharyngitische Beschwerden.

Therapeutisch kommt nur die breite Eröffnung der Zyste bzw. die Erweiterung des Foramens in Frage, vorsichtshalber mit histologischer Untersuchung.

Als **Torus palatinus** bezeichnen wir eine knöcherne Exzeßbildung in der Mitte des harten Gaumens (Abb. 2). In geringer Ausprägung soll diese Veränderung bei 80% der Bevölkerung nachweisbar sein (Bhaskar 1971). Stark ausgebildet ist sie jedoch selten. Das Gebilde entsteht in der Regel vor dem 30. Lebensjahr und ist bei Frauen doppelt so häufig wie beim Manne. Beschwerden macht es keine. Ätiologisch handelt es sich nicht um eine Mißbildung und nicht um ein Osteom, sondern um eine Exostose.

Eine *operative Behandlung* ist nur dann angezeigt, wenn die Anpassung einer Zahnprothese durch die knochenharte Vorwölbung unmöglich gemacht wird. Rezidive nach Abtragung wurden bisher nicht beobachtet.

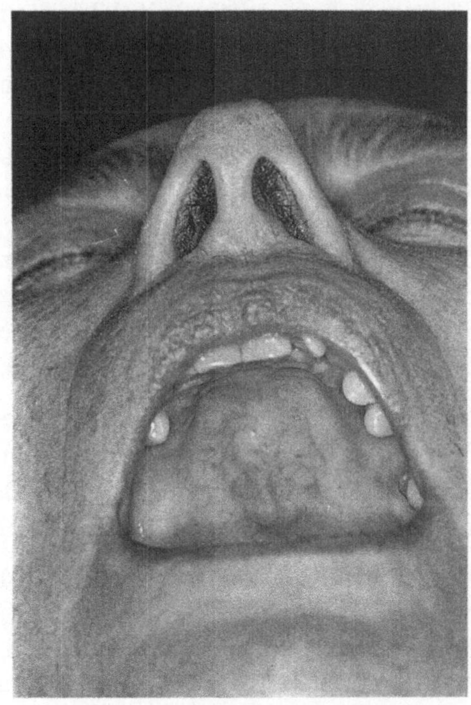

Abb. 2. Typischer torus palatinus

Die **Zungengrundschilddrüse** ist häufigste Lokalisation ektopischen Schilddrüsengewebes und histologisch in 10% der Bevölkerung nachweisbar. Als makroskopisch auffällige Veränderung kommt sie jedoch recht selten vor. Sehr wichtig erscheint, daß die Struma lingualis in 70–80% der Fälle das einzige funktionstüchtige Schilddrüsengewebe des betreffenden Individuums enthält (!).

Symptome sind: Kloßgefühl im Hals, Schluckbehinderung, auch Heiserkeit, Atemnot und Neigung zu Rachenblutungen. Typisch sind auch Klagen über Mattigkeit und Gewichtsabnahme bei Zungengrundtumor. Auffallenderweise bleibt die Zungengrundschilddrüse beim Manne häufig symptomlos. Ansonsten liegt der Beschwerdebeginn vorwiegend von der Pubertät bis zum mittleren Erwachsenenalter.

Befund: Bei der Kehlkopfspiegelung sieht man ein glattwandiges, von intakter Schleimhaut überzogenes, rundliches Gebilde der Mittellinie, das sich vom Foramen caecum des Zungengrundes bis zur Epiglottis erstrecken kann, mit oberflächlichen Gefäßen, eben mit dem Aspekt von Schilddrüsengewebe. Die Diagnose wird nicht durch Probeexzision gestellt (profuse Blutung!), sondern durch Szintigraphie mit ^{131}-Jod oder ^{99}-Technetium. Mit dieser Untersuchung wird gleichzeitig getestet, ob noch weiteres funktionstüchtiges Schilddrüsengewebe vorhanden ist.

Therapie: konservativ mit l-Thyroxin. Eine Operation kommt nur bei Versagen der konservativen Behandlung, Blutungsneigung, Ulzeration bzw. Malignitätsverdacht in Frage (siehe Elprana et al. 1984).

Als **Glossitis rhombica mediana** (Brocq u. Pautrier 1914) bezeichnen wir eine bei etwa 1% der Bevölkerung und überwiegend bei älteren Männern zu beobachtende, scharf abgegrenzte Veränderung der Zungenmittenoberfläche vor den Papillae circumvallatae. In einem rhombischen bis ovalären Bezirk imponiert klinisch meist eine deutliche lackartige Rötung, auch eine leukoplakie- oder papillomartige Veränderung, seltener eine versenkte Rötung (Abb. 3).

Histologisch fehlen in diesem Bereich die Geschmackspapillen. Das Epithel ist hyperplastisch, die subepithelialen Blutgefäße sind vermehrt. Die Veränderung macht fast nie Beschwerden und wird deshalb per Zufall entdeckt. Sie ist dann jedoch eine Quelle von Tumorangst.

Ätiologie: Die Glossitis rhombica soll Folge einer Fehlleistung während der Zungenentwicklung sein. Die Zunge entsteht während der 6. Embryonalwoche aus je zwei seitlichen Vorsprüngen des Mandibular- und Hyoidbogens sowie dem median gelegenen entodermalen Tuber-

Abb. 3. Glossitis rhombica mediana
(aus Ganz 1982)

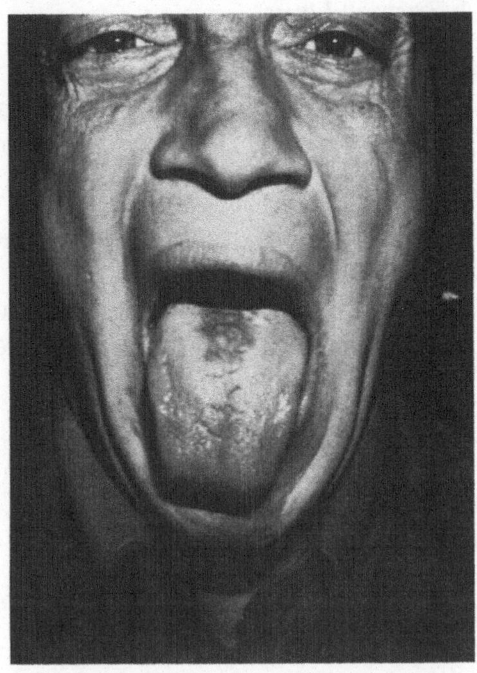

culum impar. Normalerweise atrophiert das Tuberculum nach der Vereinigung der vier paarigen Vorsprünge. Bleibt es jedoch bestehen, so haben wir die Glossitis rhombica vor uns. Es gibt aber auch Autoren, die nicht die Störung der Ontogenese, sondern eine chronische Candidainfektion als primäre Ursache der umschriebenen Zungenveränderung ansehen.

Unter 2000 Neuzugängen der eigenen Praxis fand ich 11 Patienten mit ausgeprägter Glossitis rhombica mediana. Es waren sieben Männer und vier Frauen, keine Kinder. Wesentlich häufiger als dieses Vollbild beobachtete ich jedoch geringgradige Veränderungen der Zungenmitte mit gut erkennbaren entwicklungsgeschichtlichen Trennungslinien. Dies und die Tatsache, daß das Vollbild bei Kindern kaum vorkommt, spricht gegen die Mißbildung als Alleinursache. Erst das Hinzutreten einer (unspezifischen) chronischen Entzündung läßt die Veränderung eindrucksvoller hervortreten.

Therapie: Ein Übergang der Glossitis mediana in eine Tumorkrankheit wurde bisher nie beobachtet. Die Behandlung sollte deshalb in der Regel in einem beruhigenden Gespräch bestehen. Stärkere papillomatöse Veränderungen kann man kryochirurgisch angehen. Nur bei permanenter Krebsangst oder Sekretverhaltung kommt die Exzision in Frage (Ganz 1982).

4. Zystenbildung

Unter den Zysten des HNO-Bereiches können wir unterscheiden zwischen entwicklungsgeschichtlich bedingten und erworbenen.

4.1 Entwicklungsgeschichtlich bedingte Zysten

Derartige Gebilde entstehen bevorzugt an ontogenetischen Verschmelzungsstellen und unter diesen wiederum bevorzugt in der Mittellinie. Wir kennen:

a) Dermoide und Epidermoide
b) das echte Cholesteatom (Stirn- und Felsenbein)
c) die nasoalveoläre Zyste
d) die Ductus-inzisivus-Zyste
e) die Ranula
f) mediale und laterale Halszysten
g) die angeborene Laryngozele.

Dermoidzysten sind dysontogenetische Bildungen infolge Versprengung ektodermaler Gewebeanteile im Bereich ontogenetischer Spalten. **Epidermoidzysten** können auch durch traumatische Epithelversprengung entstehen oder sich aus Haar-, Talg- und Schweißdrüsenepithel entwickeln. Dermoide enthalten Epidermislamellen, Haare und andere Hautanhangsgebilde, Epidermoide nur die grützbreiartigen Epithelabschilferungen. Im Prinzip hierher gehören auch die sogenannten echten, hamartomatösen, **Cholesteatome.** Sie entwickeln sich jedoch grundsätzlich in Knochen (Felsenbein, Stirnbein) oder an der Außenfläche der Dura mater. Ein Vordringen dieser Pseudotumoren nach außen bis zur Tastbarkeit unter dem Periost des Warzenfortsatzes ist extrem selten. Echte Cholesteatome sollen häufiger bei Ohrmißbildungen vorkommen, besonders bei Gehörgangsatresie (Mündnich u. Terrahe 1979).

Typisch für die (Epi-)Dermoide ist ihre Lokalisation innerhalb der Haut, genauer gesagt im Corium. Die Zysten sind mit der Haut in der Regel auf der Unterlage gut verschieblich. Bei Infektion können sie leicht mit einem Furunkel verwechselt werden. Den Irrtum merkt man bei der Inzision, wenn "Grützbrei" austritt.

Während die Epidermoidzysten wegen ihrer uneinheitlichen Ätiologie praktisch überall vorkommen können (Prädilektionsstellen hinter und unter dem Ohrläppchen, behaarte Kopfhaut), folgen die Dermoide den ontogenetischen Spalten. Bevorzugte Lokalisationen sind:

Äußere Nase: Derartige Dermoide sind Teil oder Pendant einer medianen Nasenfistel. In Einzelfällen wurde familiäres Vorkommen beschrieben. Die Lokalisation an der Nase ist nicht häufig (1/100 aller Dermoide). Müsebeck (1968) unterschied oberflächliche und tiefe mediane Nasenzysten. Letztere dringen als obere, mittlere und untere Septumzysten in die Scheidewand ein.

Die Diagnose ist bei Vorhandensein einer Fistelöffnung leicht, sonst nur histologisch möglich. Da die Zysten das Nasengerüst zerstören können, ist ihre operative Entfernung ohnehin angezeigt.

Seitliche Dermoide: Sie sind seltener als die medianen und liegen entsprechend der Lage der knöchernen Suturen über dem lateralen (häufiger) oder medialen Augenwinkel. Durch ihren Druck können sie eine Knochenresorption der Unterlage herbeiführen und sind dann schwer von einem Tumor oder einer Mukozele zu unterscheiden. Sie werden von äußerer Schnittführung aus operiert.

Dermoid des Mundbodens: Diese Lage der Dermoide kommt zwar selten vor, ist aber sehr typisch. Das Gebilde liegt in der Regel unterhalb der Mundbodenmuskulatur und wulstet dann die Haut unter dem Kinn auf (Abb. 4).

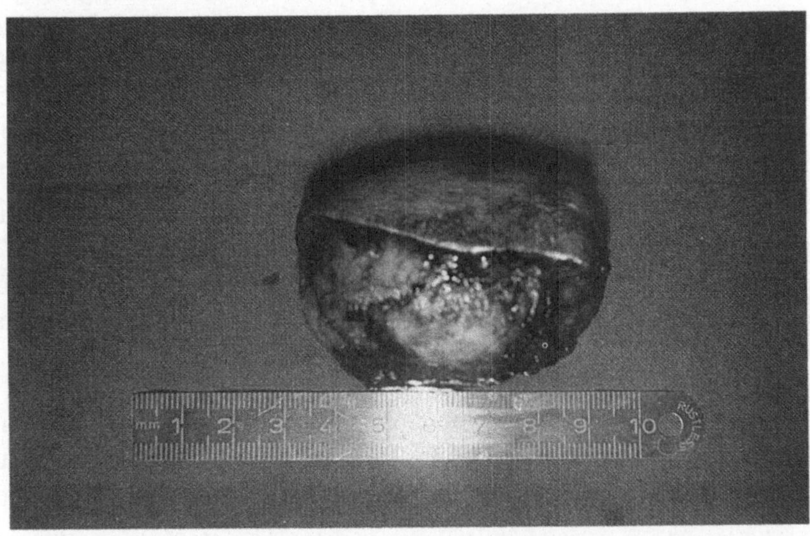

Abb. 4. Große Dermoidzyste des Mundbodens (Operationspräparat). Der Patient hatte das stark prominente Gebilde unter einem großen Vollbart jahrelang versteckt

Gelegentlich kommt Sanduhrform vor, mit einem über und unter der Bodenmuskulatur gelegenen Zystenanteil. Man operiert die Mundbodendermoide vom Hals her. (Weitere Einzelheiten über (Epi)-Dermoide siehe bei Ganz 1977, sowie Bünger 1982).

Nasoalveoläre Zysten entstehen vor dem Oberkieferknochen, nie im Knochen selbst, können jedoch eine Druckatrophie desselben bewirken. Sie heben den Nasenflügel an und verdrängen bei genügender Größe das Vorderende der unteren Muschel nach medial. Frauen werden deutlich häufiger befallen, Neger häufiger als Weiße. Bei Infektion kann die Zyste zur Nase rupturieren. – Die Operation erfolgt vom Mundvorhof aus, unter Schonung der Nasenbodenschleimhaut.

Die seltene **Ductus-inzisivuszyste** liegt immer im Knochen und drängt die Wurzeln der mittleren-oberen Schneidezähne auseinander. Das Gebilde ist nur röntgenologisch diagnostizierbar, dann aber sehr typisch. Die Entfernung ist Sache des Kieferchirurgen.

Die **Ranula** (Fröschleingeschwulst) ist eine jedem Ohrenarzt geläufige Erscheinung im Mundboden. Die bläuliche, sehr dünnwandige Zyste mit zähschleimigem Inhalt soll als Fehlbildung dann entstehen können, wenn die zunächst solide angelegten Ausführungsgänge der Gl. sublingualis (und submandibularis?) nicht durchgängig werden. Als erworbene Form entsteht die Ranula infolge von Gangverklebungen durch chronisch-indurierende Entzündung (Becker et al. 1978). Meist manifestiert sich die Zyste schon im Kindesalter, bei beiden Geschlechtern gleich häufig. Gelegentlich wird eine Zwerchsackranula beobachtet, mit Unterteilung durch die Mundbodenmuskulatur wie beim Dermoid.

Therapie: Die vollständige Ausschälung der Zyste vom Munde aus kann bei größerer Ausdehnung schwierig werden. Reißt dabei die Wand ein, kann man sich durch Ausstopfung des Balges mit einem Mülltupfer helfen. Nach Bhaskar (1971) ist der Exstirpation die Marsupialisation der Ranula durch "Entdeckelung" vorzuziehen.

Laterale Halszysten liegen meist im Trigonum caroticum unter dem M. sternocleidomastoideus. Die Mehrzahl von ihnen manifestiert sich um das 20. Lebensjahr, doch werden sie bis ins hohe Alter beobachtet.

Ätiologie: Die meisten Autoren nehmen an, daß diese Zysten durch Störungen der Umbildungsvorgänge an Kiemenfurchen und Schlundtaschen während der Ontogenese entstehen. Sie wären damit das Pendant der lateralen Halsfistel. Diskutiert wird aber auch die Entstehung aus dem lymphatischen Gewebe von Halslymphknoten (Stoll u. Hüttenbrink 1982).

Diagnose: Die Zyste kann sich weich-schwabbelig oder prall-elastisch bis hart anfühlen, ist also durch Palpation allein nicht immer zu erkennen. Für die Differentialdiagnostik gegenüber einem soliden Tumor hat sich neben der Punktion besonders die Ultraschalluntersuchung bewährt. Schon das einfache A-Scan-Gerät für die Nebenhöhlendiagnostik ist hilfreich. Man erhält bei der Zyste nur ein Rückwandecho, bei Tumoren multiple Echos.

Therapie: Totalexstirpation von seitlichem Halsschnitt aus. Man achte auf eventuelle zusätzliche Fistelgänge.

Mediane Halszysten leiten sich grundsätzlich von Resten des embryonalen Ductus thyreoglossus ab und können dementsprechend im ganzen Verlauf dieses Ganges zwischen foramen caecum des Zungengrundes und Schilddrüsenisthmus entstehen. Die meisten liegen jedoch unterhalb oder hinter dem Zungenbeinkörper (Abb. 5). Die Zysten manifestieren sich in ihrer Mehrzahl bei Kindern bzw. vor dem 40. Lebensjahr. Das weibliche Geschlecht ist etwas häufiger betroffen (Tillmann u. Wustrow 1982).

Diagnose: Die typische Lokalisation (Mittelliniengruppe) erlaubt eine Anhiebsdiagnose. Auszuschließen sind besonders Dermoide und Schilddrüsenknoten. In jedem Falle muß die Schilddrüsenszintigraphie durchgeführt werden, bevor man das Gebilde operativ angeht (Aplasie der eigentlichen Thyreoidea wie bei der Zungenschilddrüse?).

Therapie: Vollständige Entfernung vom queren Halsschnitt aus, gegebenenfalls unter sorgfältiger Mitnahme von Fistelanteilen, dann auch unter Resektion des Zungenbeinkörpers. Der erste Operateur hat es bei medianen Halsfisteln und -zysten immer am leichtesten! Rezidivoperationen werden desto diffiziler je öfter.

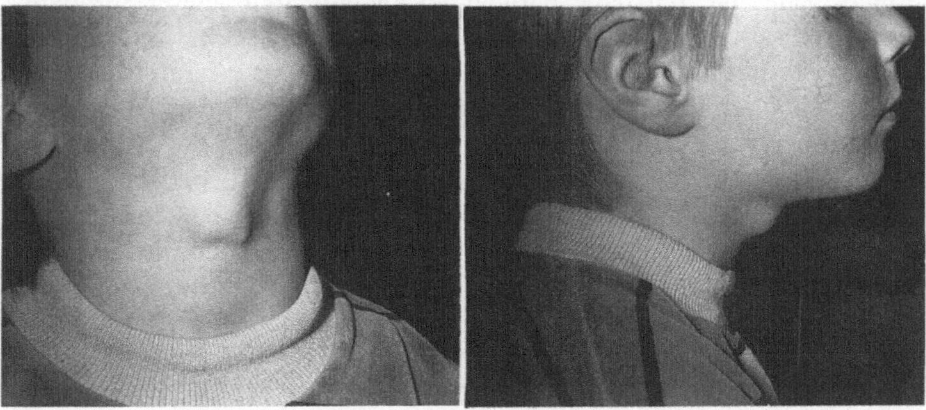

Abb. 5. Große, operativ verifizierte mediane Halszyste bei 4jährigem Jungen

Als **Laryngozele ventricularis** (Virchow) bezeichnen wir pathologisch starke ein- oder doppelseitige Erweiterungen der sogenannten Appendices des Morgagni'schen Kehlkopfventrikels. Infolge chronischen Überdruckes oder eines Ventilmechanismus entsteht ein ständig geblähter, mit Luft oder Schleim gefüllter Kehlsack (Neumann u. William 1981). Fehlt die Stielung zum Kehlkopflumen, sprechen wir nicht von einer Zele, sondern von einer sakkulären Zyste.

Ätiologie: Es gibt angeborene Laryngozelen, die schon beim Säugling auffallen, weil sie sich unter der Haut wie die Kehlblase des Frosches beim Schreien vorwölben, und erworbene Zelen mit Manifestation zwischen dem 50. und 60. Lebensjahr, überwiegend beim männlichen Geschlecht. Bei letzteren wird langdauernde Beatmung bei orotrachealer Intubation sowie die chronische Atemwegserkrankung als Ursache diskutiert (Neumann u. William 1981).

Diagnose: Innere Laryngozelen wölben Taschenband und/oder aryepiglottische Falte auf, *äußere* durchsetzen die Membrana hyothyreoidea und treiben seitlich die Halsweichteile auf. Bei Luftfüllung der Zele läßt sich diese gut auf dem Röntgenbild darstellen.

Therapie: Operative Entfernung der Zele von außen.

4.2 Erworbene Zystenbildungen

Bei der lateralen Halszyste und der Laryngozele wurde über deren erworbene Form schon referiert. Hier bleiben nachzutragen:

h)   die Mukozele der Nasennebenhöhlen
j)   dentogene Kieferzysten.

Unter einer **Mukozele** verstehen wir eine mit Schleim gefüllte dilatierte Nebenhöhle. Ich habe darüber an anderer Stelle dieser Serie ausführlich referiert (HNO-Praxis Heute 3, S. 24 ff. und 33 ff.). Hier sei nur nochmals betont, daß Mukozelen an der Stirnhöhle am häufigsten sind. Es folgt die Kieferhöhle. Bei der Stirnhöhle sind 80% der Zelen postoperativ, bei der Kieferhöhle alle. Nach etwa 12% der Stirnhöhlenradikaloperationen ist mit einer Mukozele zu rechnen. Bei der Kieferhöhle habe ich ein Zahlenverhältnis von 1:150 angegeben, das jedoch sicher zu niedrig liegt. Ich sehe heute in meiner Praxis jährlich mindestens eine Zele nach Caldwell-Luc-Operation, mit Zeitintervallen um 15 Jahre zwischen Eingriff und Zystenmanifestation.

Stirnhöhlenmukozelen entwickeln sich nahezu immer in Richtung Orbita. Jede andere Richtung bedeutet Malignomverdacht. Bei der Mukozele der Kieferhöhle dagegen sind vier Formen bekannt:

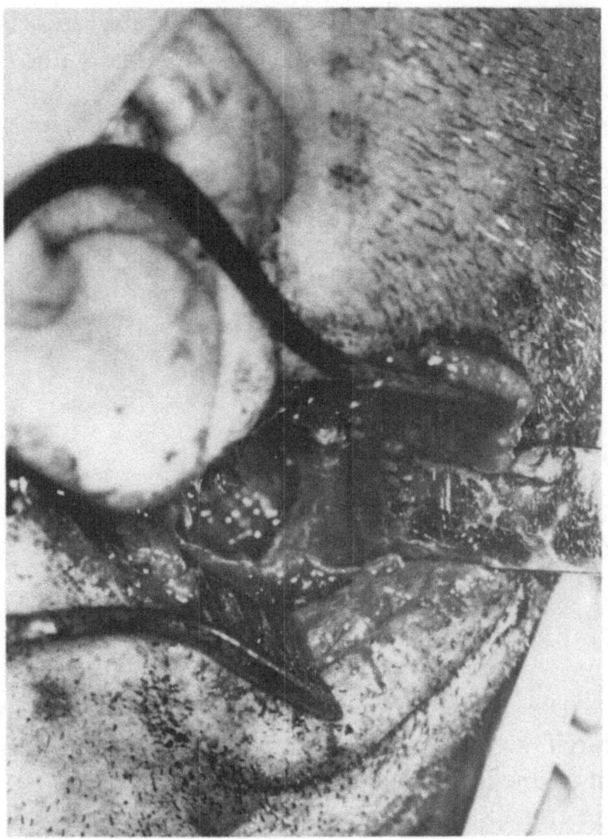

Abb. 6. Große Zyste des aufsteigenden Unterkieferastes, die sich nach außen vorwölbte und einen Parotistumor vortäuschte. Operationssitus. Die Speicheldrüse war schon bei der Voroperation entfernt worden (aus Ganz u. Niemeyer 1967)

a) die Antritis dilatans durch Fensterobliteration = Vorwölbung zum Mundvorhof hin
b) die laterale obere Zele mit Zerstörung des Orbitabodens = Verdrängung des Auges nach oben
c) Multiple Mukozelen, nur nach dislozierten Frakturen
d) Ausbreitung durch den harten Gaumen (extrem selten).

Die *Therapie* der Mukozele ist immer operativ = Nachoperation der betroffenen Nebenhöhle.

Dentogene Kieferzysten sind für den HNO-Arzt nur dann bedeutungsvoll, wenn sie sich in die Nase oder Kieferhöhle hinein entwickelt haben. Sie werden im kieferchirurgischen Beitrag abgehandelt. Besprochen werden soll hier lediglich die

Zyste des aufsteigenden Unterkieferastes. Bei entsprechender Größe zerstören derartige Zysten die Kortikalis und wölben sich nach lateral vor. Sie können mit einem Parotistumor verwechselt werden (Ganz u. Niemeyer 1967; Schätzle 1970).

Diagnose: Bei diffuser, relativ fester Schwellung der ganzen Ohrspeicheldrüse ohne abgrenzbaren Tumor sollte man an eine Unterkieferzyste denken und eine Röntgenaufnahme anfertigen. Man erspart sich im positiven Falle die – unnötige – Parotisrevision. Diese Kieferzysten lassen sich vom Munde aus operieren (Abb. 6).

5. Hypertrophien des Muskelgewebes

Zu besprechen sind

a) die Hypertrophie der Kaumuskulatur
b) die sogenannten Myogelosen.

Die **Masseterhypertrophie** ist nur selten angeboren. Meist wird sie durch zu intensive Kautätigkeit erworben, besonders durch psychisch-emotionelles Zusammenpressen der Kiefer (Bruxismus, Zähneknirschen). Sie entsteht häufiger doppelseitig und manifestiert sich vorwiegend nach der Pubertät. Bünger (1981) unterscheidet drei Stadien:

I. Die Muskelhypertrophie wird beim Zubeißen deutlich sichtbar.
II. Hypertrophie ständig sichtbar, Verkleinerung des Unterkieferwinkels.
III. Röntgenologisch zusätzliche Exostosenbildung am Muskelansatz nachweisbar.

Dem HNO-Arzt wird die Verwechslung der Masseterhypertrophie mit einem Parotistumor kaum widerfahren, denn letzterer liegt mit seiner Hauptmasse weiter hinten und verändert sich beim Zubeißen nicht. Vor einer Verwechslung mit Zysten des aufsteigenden Unterkieferastes (s. oben) schützt das Röntgenbild.

Während die Masseterhypertrophie ein sehr häufiges Ereignis ist, dürfte kaum bekannt sein, daß es entsprechend auch eine **Temporalishypertrophie** gibt, die isoliert und mit der Masseterveränderung kombiniert vorkommen kann. Die wulstige – auch doppelseitige – Verdickung der Schläfengegend sieht bedrohlich aus und läßt an einen malignen Weichteiltumor denken. Die typische Ausdehnung der Verdickung entsprechend dem Kaumuskel und die Verfestigung beim Zubeißen schützen vor dieser Fehldiagnose.

Die *Therapie* der Kaumuskelhypertrophie ist konservativ-prothetisch (Knirscherschiene u.a.). Die verschiedentlich angegebenen operativen Behandlungsmethoden wie Resektionen aus der Muskulatur und Nervendurchtrennungen haben, da an der Ursache vorbeigehend, keinen bleibenden Erfolg.

Myogelosen = Muskelhärten sind eigentlich keine Muskelhypertrophien, sondern "reflektorisch entstandene, strangförmige, kontrakte Inaktivitätszustände der Muskulatur" (Brügger 1977), die schmerzhaft sein können. Myogelosen lösen sich auch in Narkose nicht, im Gegensatz zum sogenannten **Hartspann** eines ganzen Muskels, bei dem es sich nur um eine reflektorische Tonussteigerung handelt. Ist es zu einer echten Narbenbildung gekommen, sprechen wir schließlich von **Muskelschwielen.**

Diagnose: Myogelosen imponieren klinisch als druckschmerzhafte, spindelförmige Verhärtungen in der Richtung der Muskelfasern, die mit Vorliebe in der Nähe von Ansatz und Ursprung sitzen. *Nacken und Schultergürtel sind Prädilektionsstellen der Muskelhärten.* Ihre Ursache ist in statischen Störungen zu suchen. So entstehen

a) bei Störungen der zervikalen Wirbelgelenke Myogelosen der Nackenmuskeln
b) beim Sternalsyndrom solche im M. levator scapulae und trapezius
c) bei Reizzustand des Sternoclaviculargelenkes Myogelosen außer in der Nackenmuskulatur besonders im M. sternocleidomastoideus nahe dem mastoidalen Ansatz (!) (siehe Brügger 1977).

Besonders typisch scheinen mir perlschnurartig gereihte Muskelhärten im Vorderrand des M. trapezius. Gerade diese werden gerne als Lymphome mißdeutet und zwecks feingeweblicher Untersuchung operativ revidiert. Wenn man Anamnese, Lokalisation und Schmerzhaftigkeit der kleinen Knoten beachtet, kann man sich den überflüssigen Eingriff sparen.

Therapie: Konservativ durch den Orthopäden (Beseitigung der zugrundeliegenden statischen Störung, Massagen).

6. Geschwulstähnliche Traumafolgen

Das **Othämatom** ist eine jedem Otologen wohlbekannte Pseudozyste der Ohrschmuschelaußenfläche im Bereich von Anthelix und Cavum conchae. Das Gebilde ist jedoch für Ärzte anderer Disziplinen — da diesen nicht geläufig – oft ein Rätsel, wird mehrfach punktiert und rezidiviert immer wieder. Hat man Pech, resultiert eine Perichondritis.

Ursache sind Schertraumen. Nach einem Makrotrauma ist der Erguß zwischen Knorpel und Perichondrium hämorrhagisch, nach Mikrotraumen (bei entsprechender Disposition) mehr serös.

Therapie: Sterile Revision, Wegnahme des entblößten Knorpels, Anfrischen des Perichondriums und Vernähen der beiden Perichondrialblätter mittels Matratzennaht über einem Tupfer (Eingriff nach Herrmann). Als kosmetisch besonders günstig hat sich der Hautschnitt entlang dem Helixrand erwiesen.

Keloide sind tumorartig aussehende Hypertrophien der Haut. Sie entwickeln sich auf dem Boden einer besonderen Disposition (bei manchen Kindern und Rothaarigen, häufig bei Negern) nach Verletzungen und Operationen, besonders nach Verätzungen und Verbrennungen. Heberer et al. (1977) geben an, es liege eine Störung im Prolinstoffwechsel zugrunde. Das Keloid ist zu unterscheiden von der **hypertrophischen Hautnarbe.** Letztere bleibt grundsätzlich auf die Narbengegend beschränkt. Sie entwickelt sich gerne, falls der Hautschnitt senkrecht zu den Spannungslinien der Haut gelegt wurde, auch ohne besondere Disposition des Trägers. Das Keloid löst benachbartes normales Gewebe auf und wuchert tumorartig weiter, bis es nach Erreichen einer gewissen Größe sein Wachstum spontan einstellt (Abb. 7).

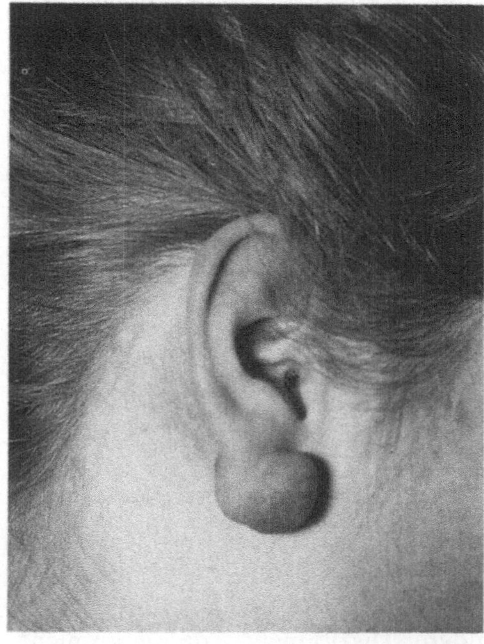

Abb. 7. Ausgeprägtes Keloid im Ohrläppchen bei 14jährigem Mädchen nach Ohrringdurchstechung

Therapie: Während sich hypertrophische Hautnarben durch einen plastischen Eingriff (meist Z-Plastiken) gut beseitigen lassen, ist die Behandlung der echten Keloide problematisch. Empfohlen wird die Exzision mit unmittelbar anschließender Röntgenbestrahlung, bei frischen Keloiden auch die Bestrahlung allein, weiterhin parenterale Vitamin-A-Behandlung sowie Kortisoninfiltration. Heberer et al. (1977) sahen auch bei Rezidiven Erfolge nach intrakeloidaler Kortisoninjektion mit dem Dermajet. Bei Keloidträgern soll man jede nicht unbedingt nötige Narbe vermeiden. Es gibt aber auch Fälle, wo die Pseudotumorneigung auf eine Körperregion beschränkt ist und andere Narben normal bleiben.

7. Sonstiges

Unter dieser Rubrik wären sicher noch eine Reihe mehr oder weniger seltener Erkrankungen zu besprechen, die dem Autor aber nicht eingefallen sind. Deshalb stehen hier nur zwei:

Das **Rhinophym** = Pfundnase ist eine seit Hippokrates bekannte typische Veränderung, die es außer an der äußeren Nase auch an Wangen, Kinn und Ohrmuscheln geben kann. Die knolligen, blauroten Gebilde entstehen fast nur bei älteren Männern. Früher hielt man die Erkrankung für ein drittes Stadium der Rosacea. Dem steht die Geschlechterverteilung entgegen. Die Rosacea bevorzugt Frauen im Verhältnis 3:1, während das Rhinophym beim Manne 15 bis 20 mal häufiger vorkommt.
Feingewebliches Substrat ist eine mächtige Talgdrüsenhyperplasie und Bindegewebsneubildung. Differentialdiagnostisch muß man u.a. auch an ein Paraffingranulom denken.

Die *Therapie* ist operativ. Am populärsten dürfte die schichtweise chirurgische Abtragung mit spontaner Epithelisierung von zurückgebliebenen Hautinseln her geblieben sein. Empfohlen wird auch die Totalentfernung mit Hautverpflanzung, die Elektroresektion und das Schreus'sche Schleifverfahren.

Das **Zenker'sche Pulsionsdivertikel** sieht nicht wie ein Tumor aus, aber es macht bei gehöriger Größe Symptome wie ein Tumor. Wichtigster *ätiologischer Faktor* ist die Achalasie, d.h. ein Ausbleiben des Öffnungsreflexes des Ösophaguseinganges beim Schlucken. Divertikelträger sind meist Schnellesser (Ungerecht 1978). Befallen werden vorwiegend ältere Männer. Es kommt oberhalb des Killian'schen Schleudermuskels zu einer Ausstülpung von Mukosa und Submukosa der Hypopharynxhinterwand, die über Jahre hinweg langsam größer wird.

Symptome und Diagnose: Geklagt wird zunächst über ein Fremdkörpergefühl, dann über Steckenbleiben größerer Speisebrocken im Hals an immer der gleichen Stelle, wiederkäuerartiges Regurgitieren unverdauter Speisen besonders im Liegen, Gluckern im Hals, Reizhusten. Bei größeren Divertikeln kommt es zu Unterernährung bis zur Kachexie (DD Hypopharynxkarzinom!), sowie Pneumonieneigung als Folge überlaufender Nahrungs- und Sekretanteile. — Bei der Palpation des Halses nach Leerschlucken fällt ein Glucksen auf, bei der Laryngoskopie schaumiger Speichel im Sinus piriformis. Die Diagnose wird durch Röntgenkontrastdarstellung und Ösophagoskopie gesichert.

Therapie: Operativ. Die meisten Autoren geben dem Eingriff von außen den Vorrang vor der endoskopischen Schwellendurchtrennung (Infektions- und Blutungsgefahr, Arteria lusoria!).

8. Schlußbetrachtung

Es war nicht beabsichtigt, in diesem Artikel alles zu besprechen, was geschwollen, aber kein Tumor ist. So sind die nicht tumorösen Lymphknotenerkrankungen bewußt weggelassen worden. Es sei hier auf den Handbuchbeitrag von Becker u. Herberhold (1978) verwiesen. Mein Ziel war, solche Veränderungen einmal im Zusammenhang zu bringen, bei denen die Abgrenzung von Tumoren schon aufgrund ihres typischen Erscheinungsbildes und/oder Sitzes gut möglich ist.

Der erfahrene und informierte Leser wird bei dem meisten abwinken. Aber vielleicht entdeckt er doch ein oder zwei Angaben, die ihn nachdenklich stimmen. Das hatte ich doch mal, und was habe ich damals diagnostiziert? Wenn dem so sein sollte, dann hat dieser Aufsatz seinen Zweck erfüllt.

Literatur

Becker W, Herberhold C (1978) Klinik der Krankheiten des zervikalen Lymphknotensystems. In: Berendes J, Link R, Zöllner F (Hrsg), HNO-Heilk in Praxis u Klinik, Bd 3, Kap 14. Thieme, Stuttgart
Becker W, Haubrich J, Seifert G (1978) Erkrankungen der Kopfspeicheldrüsen. In: Berendes J, Link R, Zöllner F (Hrsg), HNO-Heilk in Praxis u Klinik, Bd 3, Kap 12. Thieme, Stuttgart
Bhaskar SN (1971) Synposis der Mundkrankheiten. Medica, Stuttgart, Wien, Zürich, Amsterdam

Brocq L, Pautrier LM (1914) Glossitis rhombica mediana. Ann Dermatol Syph 5:1
Brügger A (1977) Die Erkrankungen des Bewegungsapparates und seines Nervensystems. Fischer, Stuttgart New York
Bünger B (1981) Masseterhypertrophie. HNO 29:2
Bünger B (1982) Dermoide und Epidermoide des Kiefer- und Gesichtsbereiches. HNO 30:319
Elprana D, Manni JJ, Smals AGH (1984) Lingual thyroid. Case report and review of the literature. ORL 46:147
Ganz H (1977) Dermatosen, Tumoren der äußeren Nase. In: Berendes J, Link R, Zöllner F (Hrsg), HNO-Heilk in Praxis u Klinik, Bd 1, Kap 7. Thieme Stuttgart
Ganz H (1982) Glossitis rhombica mediana — ein Beitrag zur Differentialdiagnose der Zungentumoren. Arch Ohr-Nas-u Kehlkopfheilk, 235:663
Ganz H (1983) Spätfolgen radikaler Nebenhöhlenoperationen und ihre therapeutischen Konsequenzen. HNO-Praxis Heute, Bd 3. Springer, Berlin Heidelberg New York Tokyo, S 19
Ganz H, Lütcke A (1980) Thrombose der Arteria carotis interna nach stumpfem Halstrauma. HNO 28:167
Ganz H, Niemeyer W (1967) Unterkieferhantelzyste. Ein Beitrag zur Differentialdiagnose der Parotistumoren. Arch klin exp Ohr-Nas-u Kehlkopfheilk, 188:515
Garré C, Stich R, Bauer K-H (1949) Lehrbuch der Chirurgie. 14.–15. Aufl, Springer, Berlin Göttingen Heidelberg
Hardy N (1982) Don't be fooled by neck lump masqueraders. Mod Medicine Nov, p 163
Heberer G, Köle W, Tscherne H (1977) Chirurgie. Springer, Berlin Heidelberg New York
Mündnich K, Terrahe K (1979) Mißbildungen des Ohres. In: Berendes J, Link R, Zöllner F (Hrsg) HNO-Heilk in Praxis u Klinik, Bd 5, Kap 18. Thieme, Stuttgart
Müsebeck K (1968) Die Therapie medianer Dermoidzysten des Nasenseptums. Z Laryngol Rhinol 47:70
Neumann OG, William H (1981) Untersuchungen über Klinik und Ätiologie menschlicher Laryngozelen. HNO 29:339
Schätzle W (1970) Zur Fehldiagnose "Parotistumor". HNO 18:11
Stoll W, Hüttenbrink KB (1982) Die laterale Halscyste — eine Lymphknotenerkrankung. Laryngol Rhinol Otol (Stuttg), 61:272
Thornwaldt GL (1885) Über die Bedeutung der Bursa pharyngea für die Erkrankung und Behandlung gewisser Nasenrachenkrankheiten. Bergmann, Wiesbaden
Tillmann B, Wustrow F (1982) Kehlkopf. In: Berendes J, Link R, Zöllner F (Hrsg), HNO-Heilk in Praxis u Klinik, Bd 4, Teil 1, Kap 1. Thieme, Stuttgart
Ungerecht K (1978) Ösophagus. In: Berendes J, Link R, Zöllner F (Hrsg), HNO-Heilk in Praxis u Klinik. Bd 3, Kap 15. Thieme, Stuttgart

Das adenoid-zystische Karzinom der Kopf-Halsregion

J. Wilke

1. Einleitung

1856 beschrieb Billroth in seiner Arbeit "Untersuchungen über die Entwicklung der Blutgefäße" erstmalig einen neuen Tumor und prägte den Namen "Cylindrom". Dieser von ihm beschriebene Tumor hatte sich im Sinus maxillaris entwickelt und war in die Orbita durchgebrochen. Etwa gleichzeitig hat diese eigenartige Geschwulst Meckel entdeckt, genau beschrieben wurde sie aber von Billroth und von Volkmann in den Jahren 1856 und 1857.

Um die Bösartigkeit des Tumors besonders hervorzuheben, wird die Bezeichnung "Zylindrom" heute nur noch selten verwendet und stattdessen der Name "adenoid-zystisches Karzinom" (AZK) gewählt. Diese Bezeichnung hat sich besonders nach den Arbeiten von Spies (1930), Ewing (1939) bzw. Foote u. Frazell (1953) durchgesetzt.

2. Vorkommen

Das adenoid-zystische Karzinom, wohl einer der bösartigsten Tumoren überhaupt, kommt aber selten vor, nach Berdal et al. (1970) 1,15 $^{o}/oo$ aller bösartigen Tumoren.

3. Lokalisation

Der Anteil der adenoid-zystischen Karzinome an allen Speicheldrüsengeschwülsten beträgt etwa 3–4%, davon an den großen Speicheldrüsen ca. 3–4% und 14–25% an den kleinen Speicheldrüsen. Nur reichlich 2% aller Parotistumoren sind adenoid-zystische Karzinome (Gläser 1979, Eneroth 1966).

In den Jahren 1965 bis 1974 wurde an der Universitätsklinik in Helsinki in 25 Fällen die Diagnose "Carcinoma adenoides cysticum" im Kopf- und Halsbereich gestellt (Grahne et al. 1977).

Ausgangspunkte waren:

Cavum nasi	= 4
Sinus maxillaris	= 2
Gaumen	= 5
Zungengrund	= 3 und
Hypopharynx	= 2

Bei 8 Patienten ging die Geschwulst von den großen Speicheldrüsen aus:

4 mal Glandula parotis
3 mal Glandula submandibularis und
1 mal Glandula sublingualis
Bei einem Patienten war die Tränendrüse befallen.

Nach Naumann (1958) besteht heute weitgehend Übereinstimmung darin, daß es sich bei diesen Geschwülsten um Tumoren handelt, die sich von den Speichel- und Schleimdrüsen, vor allem des Respirations- und des oberen Digestionstraktes ableiten lassen. Seröse, muköse und gemischte Drüsen können den Mutterboden darstellen (Berdal u. Mylius 1954).

Die Annahme, daß dieser Tumor aus Drüsengewebe hervorgeht, wird durch die Beobachtung gestützt, daß der Inhalt der Hohlräume des Tumors eine positive Muzikarmin-Reaktion zeigt und PAS-positiv ist. Der Tumorkomplex selber setzt sich durch eine Toluidin-Metachromasie von dem umgebenden Drüsengewebe ab.

Naumann (1958) fand Zylindrome außer in den bereits angegebenen Regionen noch in der Trachea, im Bronchialsystem, in der Zunge und im Gehörgang.

Oltersdorf (1949) vertritt die Auffassung, daß Zylindrome auch an den Partien des Körpers, die mit Schweißdrüsen ausgestattet sind, entstehen können.

Es ist sicher interessant, aus Literaturangaben der letzten Jahrzehnte die Verteilung des adenoid-zystischen Karzinoms zu den einzelnen Lokalisationen genau zu studieren, weil, wie noch weiter auszuführen sein wird, die Überlebensrate in einem unmittelbaren Zusammenhang mit der Tumorlokalisation steht (Eneroth 1966).

Dazu sollen einige tabellarische Zusammenstellungen von Schweissinger (1958) sowie Ganzer (1974), Conley u. Dingman (1974), Chilla et al. (1980) wiedergegeben werden (Tabellen 1 u. 2).

Eneroth et al. (1968) klassifizierten 383 primäre Gaumentumoren um. Diese Umklassifizierung ergab in 37 Fällen ein adenoid-zystisches

Tabelle 1. Geschwulstsitz bei 66 Zylindromerkrankungen nach Schweissinger (1958)

Trachea und Bronchien	14 Fälle	= 21,2 Prozent
Harter und weicher Gaumen	12 Fälle	= 18,1 Prozent
Nase und Nasennebenhöhlen	10 Fälle	= 15,0 Prozent
Zunge	7 Fälle	= 10,6 Prozent
Oberkiefer	7 Fälle	= 10,6 Prozent
Ohren	3 Fälle	= 4,5 Prozent
Unterkiefer	2 Fälle	= 3,0 Prozent
Nasenrücken	2 Fälle	= 3,0 Prozent
Wange	2 Fälle	= 3,0 Prozent
Oberlippe	2 Fälle	= 3,0 Prozent
Ösophagus	2 Fälle	= 3,0 Prozent
Larynx	1 Fall	= 1,5 Prozent
Parotis	1 Fall	= 1,5 Prozent
Orbita	1 Fall	= 1,5 Prozent

Tabelle 2. Literaturzusammenstellung von Lokalisationen des adenoid-zystischen Karzinoms. Nach Ganzer (1974), Conley u. Dingman (1974) und Chilla et al. (1980)

Autor	Anzahl der Patienten	Große Speicheldrüsen	Kleine Speicheldrüsen	
Ganzer	n = 47	13	34	
			davon: Oberkiefer, Nase, NNH	15
			Mund, Rachen, Unterkiefer	10
			Epipharynx	4
			Gesichtsweichteile	2
			Kehlkopf, Trachea	2
			Gehörgang	1
Conley u. Dingman	n = 134	56	78	
			davon: Nase und NNH	19
			Gaumen	16
			Wangenschleimhaut	14
			Zunge	7
			Epipharynx	5
			Gehörgang	5
			Alveolus	5
			Lippe	4
			Trachea	3
Chilla, Schroth, Eysholdt u. Droese	n = 49	28	21	
			davon: NNH und Epipharynx	11
			Mundhöhle, Trachea und äußerer Gehörgang	10

Karzinom. Sie stellten fest, daß damit das relative Vorkommen dieses Tumortyps im Gaumen bedeutend höher als in der Gl. submandibularis und der Gl. parotis sei (auch mit besserer Prognose!).

4. Alter und Geschlecht

Einige Angaben aus dem Schrifttum:

Conley und Dingman (1974): Der Anteil der Frauen zeigt ein leichtes Überwiegen (57%), welches besonders durch die Altersklassen zwischen dem 30. und 60. Lebensjahr hervorgerufen wird. Hier beträgt der Anteil der Frauen am Gesamtkrankengut 61,9%, bei Männern und Frauen zusammen ist das Erkrankungsalter ziemlich gleichmäßig zwischen dem 30. und 70. Lebensjahr verteilt.

Kein Tumor wurde bei Conley u. Dingman vor dem 20. Lebensjahr nachgewiesen.

Naumann (1958) meint, daß das bevorzugte Lebensalter nach den Literaturangaben zwischen dem 5. und 7. Lebensjahrzehnt läge, das männliche Geschlecht sei statistisch etwa genauso häufig befallen wie das weibliche.

Dies deckt sich mit den Angaben von Chilla et al. (1980), wonach die Diagnose im Durchschnitt zwischen dem 50. und 70. Lebensjahr gestellt wurde. Interessant ist, daß die Autoren 2 Patienten im 20. bzw. vor dem 20. Lebensjahr beobachteten!

Eine Bevorzugung des weiblichens Geschlechtes sahen sie beim primären Sitz des Tumors in den großen Speicheldrüsen (♂ 6, ♀ 22). Die Angaben von Gläser (1979) decken sich in etwa mit denen von Conley u. Dingman (1974). Bei seinem Krankengut liegt der Altersgipfel in der 5. und 6. Dekade mit einer Schwankungsbreite bis zum 20. und bis zum 80. Lebensjahr. Er beobachtete keine Geschlechtsprävalenz, räumt aber ein, daß nach einigen Autoren der Frauenanteil, besonders bei den Zylindromen der Gl. submandibularis, leicht überwiegen soll (Spiro et al.; Foote u. Frazell 1953).

Über Erkrankungen im Jugend-, Kindes- und Säuglingsalter liegen nur Einzelbeobachtungen vor (z.B. Kaufmann u. Stout 1963; Danziger 1969).

5. Klassifizierung

Zur Systematisierung der Befundbeschreibung und damit zur Schaffung von Vergleichsmöglichkeiten bei der Beurteilung von Therapieergebnissen hat Schettler (1972) den Versuch unternommen, das adenoid-zystische Karzinom für die TNM-Klassifizierung paßfähig zu machen, wobei er sich an die Empfehlungen von Spies (1930) und der UICC anlehnte. Als Kriterium für die T-Kategorien wurden der Tumordurch-

T_1 = Tumor bis 2 cm Größe, verschieblich.

T_2 = Tumor bis 2 cm Größe, auf der Unterlage fixiert; *ohne* Knochendestruktion.

T_3 = Tumor zwischen 2 und 3 cm Größe, *oder* T_1, T_2 *mit* Knochendestruktion.

T_4 = Tumor mit 3 cm Größe *mit* Knochendestruktion und Übergreifen auf Nachbarorgane bzw. Nachbaretage.

Abb. 1. Einteilung des adenoid-zystischen Karzinoms nach T-Kategorien (nach Schettler 1972)

messer, die röntgenologisch feststellbare Knochenzerstörung, die Organgrenzen und die von Fries (1968) zur Klassifizierung von Mundhöhlenkrebsen vorgeschlagenen Etagen des Schädels im Schnittbild gewählt.

Die Abbildung 1 zeigt den Vorschlag zur Klassifzierung des Primärtumors bei Schettler (1972).

Dazu kommt die Klassifizierung der Lymphknotenmetastasen nach dem TNM-System.

6. Histogenese

Mit lichtmikroskopischen, elektronenmikroskopischen und histochemischen Befunden haben u.a. Kleinsasser et al. (1969) versucht, Aussagen zur Histogenese der Zylindrome zu machen. Die Autoren kommen zu dem Schluß, daß die Mehrzahl der Zellen eines Zylindroms sich in einem primitiven Differenzierungsstadium befindet. Nur zu einem relativ kleinen Teil sind Zellen schon so weit entwickelt, daß sie eindeutig als drüsig oder epithelial identifiziert werden können. Nach dem Grad seiner Differenzierungen entspricht das Zylindrom demnach einer primitiven fetalen Adenomere, in welcher die Entwicklung in drüsige und myoepitheliale Zellen einsetzt.

Da in Zylindromen nie eine Ausdifferenzierung zu mukösen oder serösen Acini erkennbar sei, würde dieser Tumor vermutlich vom Schaltstückbereich der Speicheldrüsen stammen, denn nur dort fänden sich noch Epithelien und Myoepithelien nebeneinander.

Das häufige Vorkommen von Zylindromen in kleinen Speicheldrüsen könnte man damit erklären, daß in den kleinen Speicheldrüsen und Schleimdrüsen die Myoepithelien besonders dicht um die Schaltstücke der Epithelien angeordnet sind (Rauch 1959; Seifert 1972).

Nach Kleinsasser et al. (1969) bleibt der Zellverband in den epithelialen Bezirken weitgehend erhalten, die Absonderung des basalmembranartigen Materials durch vorwiegend myoepithelial differenzierte Zellen ist auf die basalen Abschnitte beschränkt.

Ob dieser Vorgang der Absonderung von hyalinen Substanzen aus einem basalmembranähnlichen Material Ausdruck einer immunologischen Reaktion darstellt, wie von Eneroth et al. (1968) vermutet, lassen die Autoren dahingestellt. Eine reichliche Ausscheidung deutet vielleicht auf eine weniger hohe Malignität hin.

Histophotometrische DNS-Bestimmungen am adenoid-zystischen Karzinom führten Kraus et al. (1972) durch. Sie fanden beim AZK DNS-Stammlinien im hyperdiploiden Bereich, wobei diese Meßwerte einen aneuploiden Karyotyp beweisen und damit gestatten, das sogenannte Zylindrom als Karzinom zu werten.

7. Histologie

Genau so oft, wie in den letzten Jahrzehnten die histologische Klassifizierung bzw. histologische Deutung der Befunde beim adenoid-zystischen Karzinom gewechselt hat, genau so oft wechselte die Einschätzung des Malignitätsgrades dieses Tumors, bis zu der heutigen Feststellung, daß dieser Tumor, wie bereits weiter oben ausgeführt, *wohl eine der bösartigsten Geschwülste überhaupt* ist.

Das adenoid-zystische Karzinom ist aufgebaut aus uniformen kleinen Zellen mit dunklen Kernen, mit wenig Plasma und mit unscharfen Zellgrenzen. Die oft nur wenigen Zellreihen ordnen sich zu Bändern und Girlanden, die dann drüsige oder solide bis trabekuläre Formen annehmen.

Die Tumorzellen sollen sich von Myoepithelien ableiten. Sie produzieren als Interzellularsubstanz sowohl den schleimigen Inhalt der zylinderartigen Hohlräume, der sich histochemisch wie mesenchymaler Schleim verhält, wie auch hyaline Massen zwischen den einzelnen Zellsträngen (Gläser 1979, Eneroth et al. 1968).

Je nach dem Verhältnis von Epithel zu den ein schleimiges Sekret enthaltenden Hohlräumen unterscheidet man beim adenoid-zystischen Karzinom zwei Haupttypen:

- Den am häufigsten vorkommenden sogenannten **cribriformen Typ**, bei welchem die Epithelverbände siebartig durchlöchert erscheinen (Schweizer Käse-Muster). Gläser (1979) bezeichnete diese Struktur als *"alveolär-cribriform"*. Er deutet damit die Drüsenähnlichkeit an (Abb. 2).

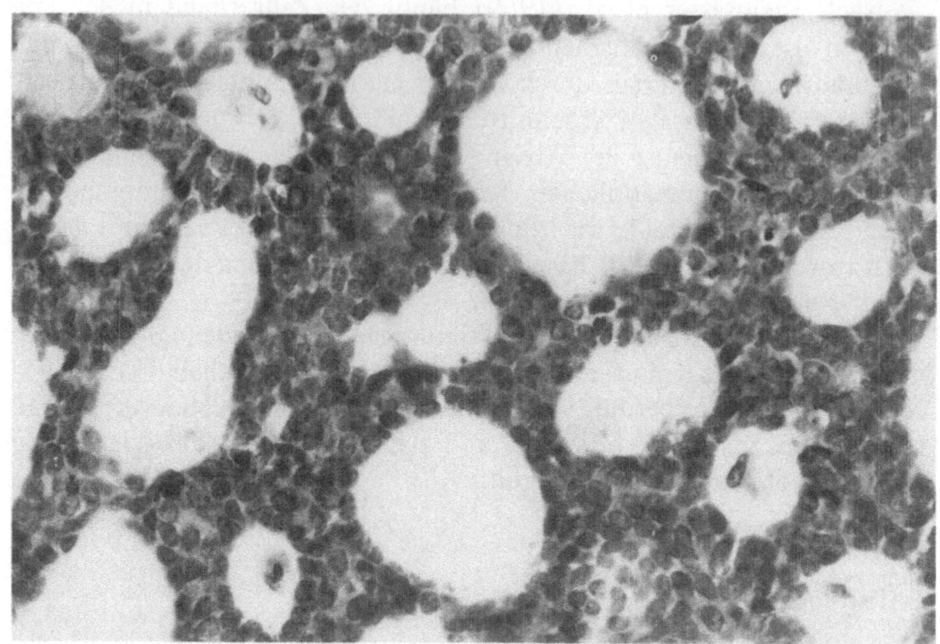

Abb. 2. Cribriformer Typ des adenoid-zystischen Karzinoms. H.E.-Färbung 440-fache Vergrößerung

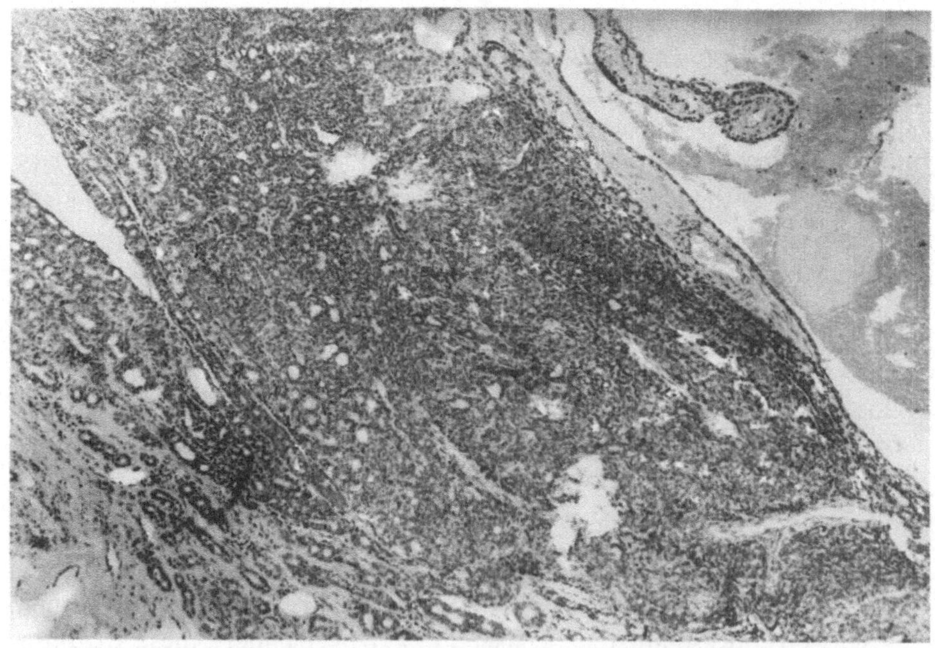

Abb. 3. Solider Typ des adenoid-zystischen Karzinoms. H.E.-Färbung 70-fache Vergrößerung

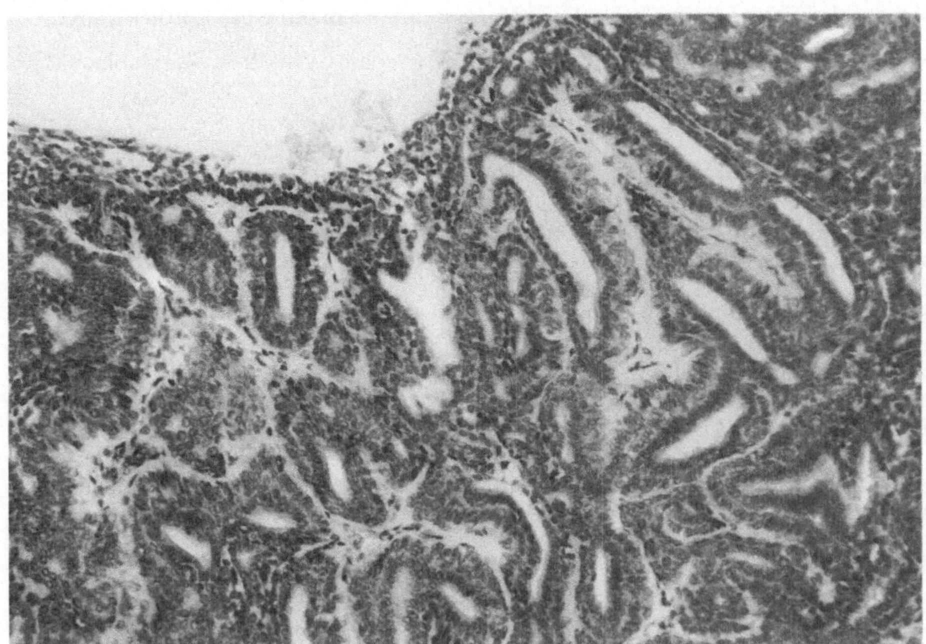

Abb. 4. Tubulärer Typ des adenoid-zystischen Karzinoms. H.E.-Färbung 175-fache Vergrößerung

— Den sogenannten **soliden Typ**, welcher wenig differenziert aus soliden Zellverbänden besteht (Abb. 3).

Vom cribriformen Tumor trennen Perzin et al. (1978) noch das sogenannte **tubuläre adenoid-zystische Karzinom** ab. Hier überwiegen die zellarmen hyalinen Bezirke, in denen die Zellverbände oft nur zu schmalen Streifen zusammengedrückt sind oder fast völlig fehlen (Abb. 4).

Es ist sicher besser, von einem vorwiegend cribriformen, soliden bzw. tubulären Tumor zu sprechen, da oft alle drei Zellbezirke in einem Tumor vorkommen, sich aber in unterschiedlicher Größe verteilen.

Das azelluläre hyaline Stroma ist ein epitheliales Produkt. Die "Zylindrome" sind somit histologisch eindeutig und ohne Einschränkung in die Gruppe der epithelialen Geschwülste einzureihen (Seifert 1972).

Den Tumoren ist ein infiltratives Wachstum mit charakteristischer Ausbreitung in die perineuralen Lymphbahnen, in das perivaskuläre Bindegewebe, in kleine Venenäste und in kleine Knochenkanälchen eigen. Dieses Wachstum gilt für alle 3 Formen.

Günnel (1956) charakterisiert die "Zylindrome" wie folgt:
Histologisch sind diese Geschwülste gekennzeichnet durch mehr oder weniger stark ausgeprägtes bindegewebiges Stroma. In diesem liegen Epithelstränge, die in eigenartiger Weise vielfach siebartig unterbrochen sind.

Typisch für die Zylindrome ist die Verschleimung des Stromas und die Ablagerung einer schleimigen oder mehr hyalinen Masse in die Hohlräume der Epithelstränge.

Kleinsasser et al. (1969) unterscheiden in adenoid-zystischen Karzinomen zwei unterschiedliche Hohlraumsysteme:

Drüsen- bzw. *gangartige Räume*, und rundliche oder langgestreckte *interstitielle oder azelluläre Räume*, gefüllt mit schleimig-hyalinen Ausscheidungen. Die gangartigen Hohlräume findet man vor allem in schmalen Tumorzellsträngen, welche meist von zwei deutlich unterscheidbaren Zellarten begrenzt sind. Die innere Zellschicht besteht aus radiär angeordneten zylindrischen Zellen mit basal gelegenen, ovalen Kernen, blaß eosinophilem Zytoplasma und manchmal bereits lichtmikroskopisch erkennbarem Bürstensaum. Die äußere Zellschicht wird meist von einer normal dicken Basalmembran begrenzt. Ihre Zellen haben rundliche bis ovale, vereinzelt auch mehr dreieckige, relativ große Kerne und ein wabig-schaumiges Zytoplasma. Die innere Zellreihe produziert sehr spärlich Schleimsubstanzen, die gangartigen Strukturen sind dementsprechend entweder leer oder *enthalten ein eingedicktes mit Eosin deutlich anfärbbares Sekret.*

Die interstitiellen Räume enthalten ein basophiles Sekret. Sie sind meist von einer zirkulär angeordneten Schicht dunkler, plasmaarmer Zellen ausgekleidet, die dem Anschein nach durch den Druck des Sekretes abgeflacht werden. Daneben gibt es noch rosettenartige Zellanordnungen um einen kleinen, oft leeren Hohlraum, scheinbar Vorstadien der interstitiellen Räume.

Der Schleim in den Gängen färbt sich im H.E.-Präparat stets eosinophil, im van Gieson-Präparat bleibt er blaß gelblich, im PAS-Präparat zeigt er eine stark positive, im Alzianblau-Präparat eine schwächer positive Reaktion. Eine Metachromasie im Toluidinblau-Präparat bleibt aus.

Die Abscheidungen in den interstitiellen Räumen verhalten sich färberisch anders, so daß eine Abgrenzung möglich ist. Sie sind im H.E.-Präparat basophil, bei van Gieson-Färbung rosa bis leuchtend rot, im PAS-Präparat schwächer positiv als im Alzianblau-Präparat und bei Anwendung von Toluidinblau tritt eine deutliche Metachromasie auf.

Kleinsasser et al. (1968) konnten an formolfixierten Schnitten auch Lipoide und Glykogen in adenoid-zystischen Karzinomen nachweisen.

Als einzige in der neueren Literatur unterscheiden Grahne et al. (1977) 4 histologische Gruppen des adenoid-zystischen Karzinoms:

Ihre Gruppe 1 ist dadurch charakterisiert, daß flaches ein- bis dreireihiges Epithel rings um die Zysten vorherrscht. Keine Mitosen, normale Zellkerne.

Die histologische Gruppe 2 zeigt geschichtetes Epithel in den Zysten. Einzelne Zellinseln sind bereits solide, aber noch hohe Differenzierung des Tumors, keine Mitosen, kein Zellpolymorphismus.

In der histologischen Gruppe 3 sind weitgehend solide Zellinseln vorhanden, die adenoid-zystische Struktur ist noch zu erkennen, Mitosen sind leicht auffindbar, es besteht Polymorphismus der Zellkerne.

In der histologischen Gruppe 4 sind schließlich die meisten Zellinseln solid, aber der Tumor kann noch aufgrund der Zysten identifiziert werden. Tumor anaplastisch, Zellpolymorphismus und zahlreiche Mitosen.

8. Elektronenmikroskopische Untersuchungen

In Verbindung mit der Diskussion zur Histogenese der Zylindrome geben bereits 1969 Kleinsasser et al. eine ausführliche elektronenmikroskopische Beschreibung des Tumors.

In den zentralen Geschwulstabschnitten liegen Zellen mit runden, ovalen oder eingekerbten Kernen, wobei sich in ihrem Zytoplasma nur wenig Mitochondrien, dagegen zahlreiche freie Ribosomen sowie gelegentlich Glykogenkörnchen finden.

Die Tumorzellen sind durch Desmosomen miteinander verbunden, weichen aber vielfach auseinander, so daß interzelluläre Hohlräume gebildet werden, die elektronenmikroskopisch leer erscheinen. Die an der Geschwulstzapfenbasis gelegenen abgeplatteten Zellen sind gegen das Interzellularmaterial durch eine Basalmembran abgegrenzt. Im Interzellularmaterial selbst liegen parallel zu den Geschwulstzapfen Zellen, die häufig bipolar aufgebaut sind. Während in der einen Zellhälfte von den Autoren reichlich Ergastoplasma nachgewiesen wurde, entsenden die Zellen nach der anderen Seite einen lang ausgezogenen Fortsatz, der von zahlreichen parallel verlaufenden Fibrillen nach Art der Myofibrillen ausgefüllt ist. Die Zellen sind häufig an beiden Seiten von Lamina densa-artigem Material bedeckt, histol: glasklare Grenzschicht ("Glashaut" aus Gitterfasern und mukopolysaccharidhaltiger Kittsubstanz zwischen (Schleimhaut-)Epithelien und Kollagenbindegewebe.

Es ist das Verdienst von Kleinsasser et al. (1969), zum ersten Male elektronenoptisch nachgewiesen zu haben, daß die schleimig-hyalinen Absonderungen (im adenoid-zystischen Karzinom) von myoepithelial differenzierten Zellen mit Myofilamenten stammen, und nach Art der Bildung einer Basalmembran durch "basale Sekretion" entstehen, wobei die von Myoepithelien gebildeten Mukopolysaccharide wie mesenchymaler Schleim reagieren.

Diese Befunde stehen im Gegensatz zu den elektronenoptischen Beschreibungen von Markert (1965) u. Friborsky (1966), welche die Abscheidungen in die Interzellularräume einer mesenchymalen Herkunft zuordnen.

9. Enzymhistochemie

Kaufmann u. Stiebitz (1969) fiel auf, daß die Enzymaktivitäten in diesem Tumor gleichmäßiger verteilt waren als beispielsweise im Parotismischtumor.

Diese Aktivitäten reichten besonders bei den oxydierenden Fermenten an die Werte in den Ausführungsgängen normaler Mundspeicheldrüsen heran. Als auffälligster Befund aber wurde eine herdförmige *hohe Aktivität der alkalischen Phosphatase* registriert. Dabei kamen vorwiegend die Zellränder und die leeren Zwischenräume zur Darstellung, so daß sich ein netzförmiges bzw. spinnenartiges Muster darstellte.

Tabelle 3. Enzymaktivitäten im adenoid-zystischen Karzinom nach Kaufmann u. Stiebitz (1969)

Saure Phosphatase (SP-ase)	+ − bis +
Alkalische Phosphatase (AP-ase)	− bis +++
Adenosintriphosphatase (ATP-ase)	+ − bis +++
Leucinaminopeptidase (LAP)	− bis +
reduziertes Diphosphopyridinnucleotid (DPNH-Diaphorase)	+ bis +
Succinatdehydrogenase (SDH)	+ bis +++
Glucose-6-Phosphatdehydrogenase (G-6-PDH)	+ bis +++
Monoaminooxydase (MAO)	+ − bis ++

− = keine Aktivität; + − = schwache Aktivität
+ = mäßiggradige Aktivität; ++ = starke Aktivität
+++ = sehr starke Aktivität; ++++ = höchstgradige Aktivität

Enzymaktive Stellen waren auch im Zentrum der soliden Zellstränge und Zellhaufen zu sehen. Beim Nachweis der ATP-Aktivitäten ergaben sich ähnliche, aber weniger eindrucksvolle Bilder (Tabelle 3).

Die fermenthistochemischen Untersuchungen von Kleinsasser und Mitarbeitern ordnen die Succinodehydrogenase (SDH) und die unspezifische Esterase den weniger gut ausdifferenzierten Tumorzellen zu. Die alkalische und saure Phosphatase waren in abgesprengten Zellen inmitten der Interzellularsubstanz, aber nicht in der Mehrzahl der Tumorzellen, erkennbar.

10. Symptomatologie und Klinik

Die Symptome, die ein adenoid-zystisches Karzinom verursacht, sind wie bei anderen Tumoren auch, in erster Linie von der primären Lokalisation abhängig.

Typisch ist ein langsames Wachstum, wobei solche Tumoren jahrelang fast stationär bleiben können, ehe das weitere Wachstum dann rasch voranschreitet.

Es gibt keine spezifischen Zeichen oder Symptome (Conley u. Dingman 1974)!

Jeder nicht ulzerierende submuköse Tumor in einer großen oder kleinen Speicheldrüse, der über eine Periode von Monaten oder Jahren beobachtet wird, und zunächst nur leichte Schmerzen oder Unbehagen verursacht, läßt an ein adenoid-zystisches Karzinom denken. Kommen dann noch Parästhesien oder Lähmungen im Kopf-Halsbereich dazu, dann ist der Verdacht fast bestätigt und müßte Veranlassung zu einer sofortigen Biopsie geben.

Das adenoid-zystische Karzinom macht solange keine weiteren Symptome, bis es eine Größe erreicht hat, die zu Beeinträchtigungen in der Orbita, den Nasen- und Nasennebenhöhlen, den Ohren, der Mundhöhle bzw. dem Halse führt. Der "Ruin des Individuums" (Günnel 1956) wird offenbar, wenn schwer therapierbare Schmerzzustände auftreten, die ihre Erklärung in der Ausbreitungstendenz des Tumors entlang der Nervenscheiden finden.

Die folgenden Abbildungen von Conley u. Dingman (1974) zeigen deutlich, welche Strukturelemente in der Umgebung der Primärlokalisation eines adenoid-zystischen Karzinoms mit Größerwerden des Tumors erreicht werden können und wie sich durch diesen Vorgang zwangsläufig eine spezielle Symptomatik entwickelt (Abb. 5−10).

Eine **Fazialisparese** soll in 25−30% bei einem Primärtumor in der Parotis auftreten (Gläser 1975), der N. hypoglossus dagegen ist seltener betroffen (Gl. submandibularis). Dagegen kann eine Infiltration des N. trigeminus jahrelang unerträgliche Schmerzen verursachen, ehe die Geschwulst als ursächlich entdeckt wird (Berdal et al. 1970).

Die Anzahl der Patienten, die schon bei Behandlungsbeginn Schmerzen angeben, beträgt nach Moran et al. (1961) bis zu 50%.

Auf den folgenden Abbildungen wird auch der Befall der Schädelbasis beim weiteren Fortschreiten des Tumors deutlich.

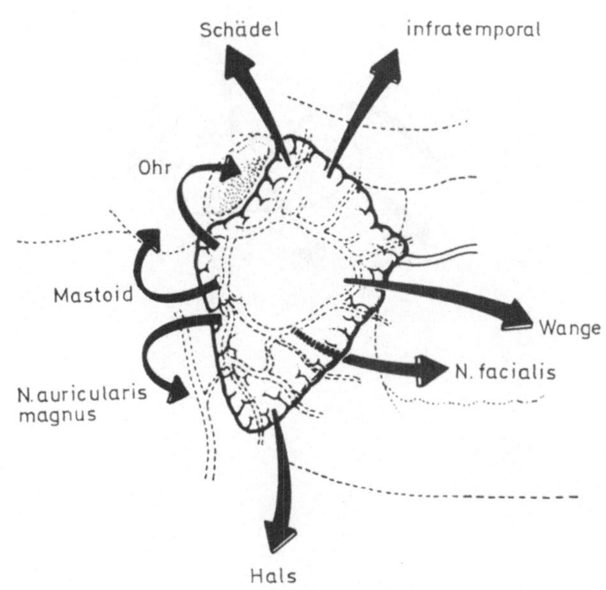

Abb. 5. Ausbreitungsweg des AZK der Gl. parotis (nach Conley u. Dingman 1974)

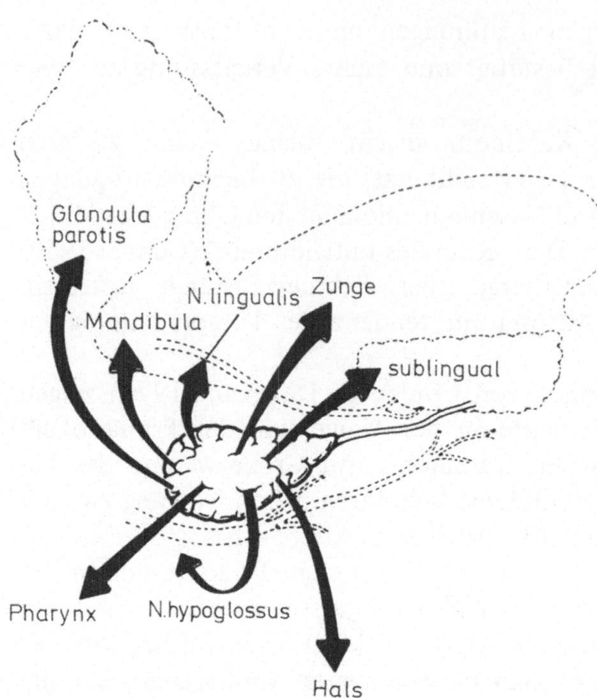

Abb. 6. Ausbreitungsweg des AZK der Gl. submandibularis (nach Conley u. Dingman 1974)

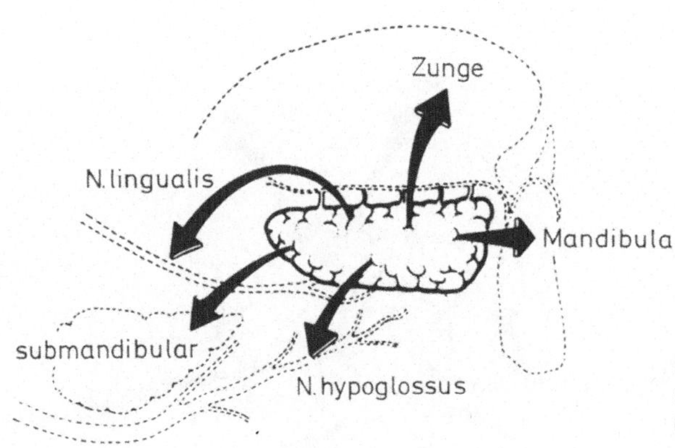

Abb. 7. Ausbreitungsweg des AZK der Gl. sublingualis (nach Conley u. Dingman 1974)

Abb. 8. Ausbreitungsweg
des AZK vom Gaumen
(nach Conley u. Dingman
1974)

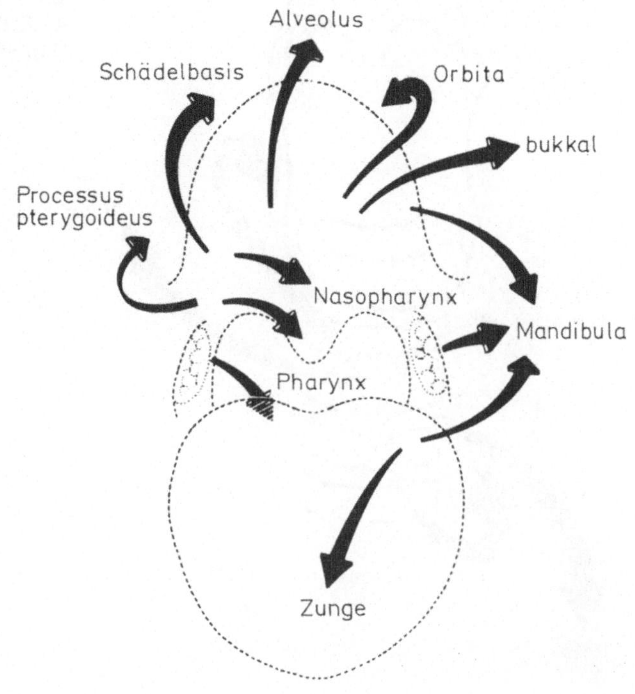

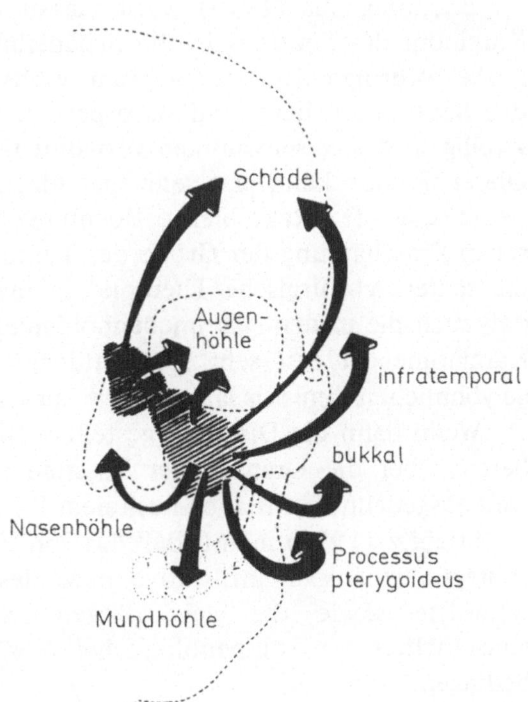

Abb. 9. Ausbreitungsweg des
AZK der Nase und der Nasennebenhöhlen
(nach Conley u. Dingman 1974)

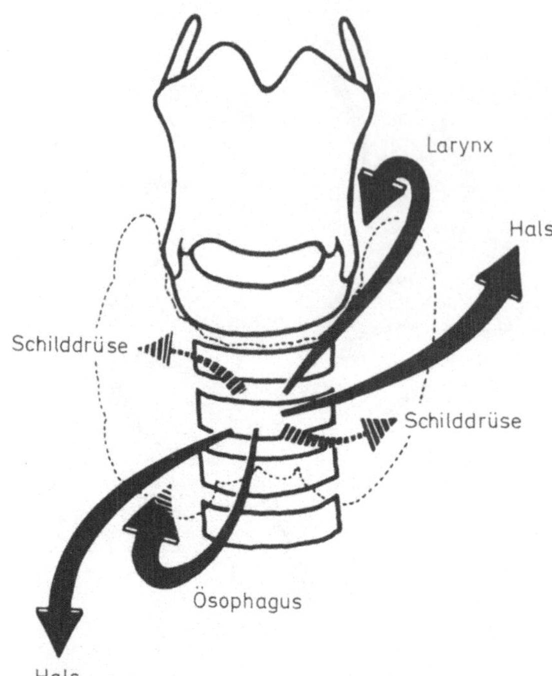

Abb. 10. Ausbreitungsweg des AZK der Trachea (nach Conley u. Dingman 1974)

Boenninghaus (1974) weist darauf hin, daß das adenoid-zystische Karzinom des Septums in die Schädelbasis und in die vordere Schädelgrube vordringen und der langsam wachsende Tumor dabei bereits Teile des Septumknochens und -knorpels zerstört haben kann, ehe er sich knollig in das Nasenvolumen vorwölbt und die Nasenatmung behindert. Dieser Tumor kann erst sehr spät ulzerieren, so daß die Schleimhautbedeckung oft intakt bleibt. Boenninghaus (1974) warnt vor einer falschen Einschätzung der Größe des Tumors, ganz speziell in Hinsicht auf die spätere chirurgische Therapie! Er macht ferner darauf aufmerksam, daß auch die in den Nasennebenhöhlen entstehenden adenoid-zystischen Karzinome oft erst sehr spät entdeckt und unter der Annahme einer gewöhnlichen Sinusitis längere Zeit konservativ behandelt werden.

Wenn dann die Diagnose gestellt wird, ist der Tumor im allgemeinen bereits über die Grenzen der Nasennebenhöhlen hinausgewachsen und weit ausgedehnter, als auch nach dem Röntgenbefund zu vermuten ist.

Stiebitz (1972) meint, daß das von Fall zu Fall unterschiedlich ausgeprägte expansive, infiltrative bzw. destruktive Wachstum dieser Geschwülste sowie die gleichzeitigen reaktiven Knochenneubildungen eine Vielfalt von röntgenologischen Veränderungen bei der Diagnostik bedingen.

Derselbe Autor hat versucht, diese **röntgenologischen Knochenver-änderungen**, die zu erwarten sind, zu schematisieren:

Im Oberkiefer:

— Verschattung der Kieferhöhle mit gleichzeitiger Destruktion der Wände, wie allgemein bei malignen Tumoren;
— alleinige wandständige Verschattung der Kieferhöhle oder zysten-ähnliche Ausbuchtungen der Kieferhöhlenwand bzw. fleckförmige oder wurmstichartige Destruktionen des Maxillarknochens;
— kugelförmige Verschattung der alveolaren Bucht der Kieferhöhlen, scheinbar ohne oder nur mit geringfügigen Knochendestruktionen (Psennersches Zeichen).

Im Unterkiefer:

— Muldenförmige Knochendestruktionen mit unscharfem Rand, wie bei anderen malignen Tumoren;
— fleckförmige, oft wie wurmstichige Knochendestruktionen bei er-haltenem normalen Umriß der Mandibula; solche Bilder sollen meist auf intraossale Tumorausbreitung zurückgehen;
— ziemlich scharf begrenzte, "zystenähnliche" Knochendestruktions-herde.

Selbstverständlich gibt es zwischen diesen Bildern fließende Über-gänge.

Der frühzeitige Befall des N. facialis ist ein prognostisch ungünstiges Zeichen (Eneroth 1976).

11. Therapie

Nach Chilla et al. (1981) muß bei der Beurteilung der therapeutischen Beeinflußbarkeit der adenoid-zystischen Karzinome **zwei Faktoren** Rechnung getragen werden:
Solchen, die ärztlicherseits nicht beeinflußbar sind, wie z.B. Lokali-sation, histologischer Typ, und solchen, die ärztlicherseits durch ent-sprechende therapeutische Methoden angegangen werden können.

Die Durchsicht der Literatur nach Therapieempfehlungen zeigt, daß alle derzeit modernen Methoden vorgeschlagen werden:

Operation, Bestrahlung, Chemotherapie und Kortikosteroidverabrei-chung.

Die am meisten empfohlene Behandlung ist die *Kombination von radi-kaler Operation und Radiotherapie*, wobei nach moderner Sicht die

Tumoren zwar *radiosensitiv, aber nicht radiokurabel* sein sollen. Das bedeutet, daß die Bestrahlung zwar die Größe des Tumors reduzieren kann, aber nicht in der Lage ist, den Tumor komplett zu zerstören und/ oder Rezidive zu verhindern (Berdal et al. 1970; Conley u. Dingman 1974; Eneroth 1970; Grahne et al. 1977; Scherer et al. 1972).

Falls noch operabel, soll nach Conley u. Dingman (1974) die Operation so umfassend, aber auch so rationell als möglich, durchgeführt werden. Große inoperable Tumoren können durch eine palliative Operation angegangen werden, allerdings ist hier unbedingt eine auch unter palliativen Gesichtspunkten durchführbare Bestrahlung notwendig. Eine radikale neck-dissection braucht nicht in das primäre Operationsprogramm einbezogen zu werden, es sei denn, es bestehen große Halslymphknotenmetastasen.

Was die **operative Therapie** insgesamt angeht, so kann man sicher Wustrow (1977) ohne Einschränkung folgen, wenn er meint, daß der erste Operateur mit seinem Eingriff über das Schicksal des Patienten entscheidet. Es kommen in den meisten Fällen nur sehr radikale Eingriffe in Frage. Boenninghaus (1974) ergänzt, daß vor allem bei Ausdehnung des Tumors in Richtung Schädelbasis bewußt großzügig vorgegangen werden muß, bevor die Geschwulst die Schädelbasis durchbrochen hat, in die vordere und mittlere Schädelgrube eingewachsen und inoperabel geworden ist. Der vom Tumor erfaßte Knochen der Rhinobasis muß radikal entfernt werden.

Bei Durabefall fordert der Autor, das betroffene Gebiet zu resezieren und eine Duraplastik durchzuführen.

Es ist für den Patienten oft schwer zu verstehen, daß bei einem äußerlich gering sichtbaren Befund, unter Umständen kaum mit Beschwerden, ein solch umfangreicher Eingriff notwendig wird. Hier bedarf es der guten psychologischen Führung durch den Operateur. Ganzer (1974), Gabka u. Beyer (1972), sowie Schettler (1972) bevorzugen bei der Therapie des adenoid-zystischen Karzinoms die alleinige ausgedehnte operative Resektion. Sie benutzen die radiologische Behandlung ausschließlich für die primär nicht operablen Kranken oder für das inoperable Endstadium des Patienten.

Auch Gläser (1979) fordert eine radikale operative Behandlung: Ohne Rücksicht auf die Nerven sollten die Schnittränder weit im Gesunden liegen. Wegen des neurotopen Tumorwachstums, welches sich nicht immer in einer präoperativen Fazialislähmung äußert, sollte der Gesichtsnerv stets möglichst dicht an seiner Austrittsstelle zur Schädelbasis reseziert werden, dabei haben auch örtliche Rezidive, wenn sie radikal operiert werden, noch Aussicht auf Heilung (Schettler 1972). Man hält eine zusätzliche Strahlentherapie unter palliativen Gesichtspunkten für sinnvoll.

Wie bereits ausgeführt, wird der **Wert der Strahlentherapie** von den einzelnen Autoren unterschiedlich eingeschätzt. Neben der totalen Ablehnung schlagen einige Autoren einen Kompromiß in Form der prä- und postoperativen Bestrahlung vor, ohne daß in der Literatur aussagefähige Statistiken über den Erfolg einer solchen Therapie vorliegen.

Chilla et al. stellten 1981 in einer retrospektiven Studie fest, daß ihre Patienten, die postoperativ mit vollen Tumordosen nachbestrahlt wurden, eine deutliche *geringere Lebenserwartung* aufwiesen, als die ohne Nachbestrahlung.

Deswegen kann eine Bestrahlungsentscheidung nur eine individuelle Entscheidung sein, wobei die unterschiedliche prätherapeutische Progredienz des Tumors, der histologische Subtyp und natürlich die Lokalisation eine wichtige Rolle spielen. Es ist bekannt, daß Parotistumoren von vornherein eine etwas günstigere *Prognose* besitzen, auch die Prognose der histologisch tubulären Geschwulst ist erheblich besser als z.B. die der cribriformen oder etwa der soliden adenoid-zystischen Karzinome (Perzin et al. 1978).

Die vom Arzt nicht beeinflußbaren Faktoren bestimmen also weitestgehend die Therapie und die Prognose mit, auch eine größere Radikalität und die verschiedensten neuen Therapiestrategien können u.E. an dieser Tatsache z. Zt. nichts ändern.

Über die **Chemotherapie** der adenoid-zystischen Karzinome gibt es in der Weltliteratur keine hinreichenden Erfahrungen. Die veröffentlichte Zahl von Behandlungen ist zu gering, um daraus an dieser Stelle verbindliche Schlußfolgerungen ziehen zu können. Die meiste Wirksamkeit wird dem Cisplatin, dem Adriamycin und dem 5-Fluoruracil zugeschrieben (Suen u. Johns 1982).

Nach Sessions et al. (1982), sowie v. Scheel u. Kastenbauer (1981) ist in der Chemotherapie die *intraarterielle Verabreichung* von Cisplatin favorisiert. Die Fallzahlen sind aber zu klein, als daß man Empfehlungen ableiten könnte, auch wenn v. Scheel u. Kastenbauer (1981) anhand des Beispieles eines Patienten mit AZK des Oberkiefers, bei dem eine komplette Remission erreicht wurde (Beobachtungszeit 9 Monate) fordern, daß je nach Rückbildungstendenz des Tumors der radiotherapeutischen oder der chirurgischen Therapie die Chemotherapie folgen sollte.

12. Lokalrezidive und Metastasen

Ausführliche katamnestische Untersuchungen sind bei Schärer und Zollinger (1975) nachzulesen. Diese Autoren fanden **Lokalrezidive** bei 66% der Patienten, und damit wird deutlich, daß lokale Tumorrezidive für ein adenoid-zystisches Karzinom fast charakteristisch sind. Die Anzahl der Lokalrezidive war bei Chilla et al. (1981) noch höher, sie betrug 80% von 49 Patienten, wobei besonders die Nasennebenhöhlenregionen zu Lokalrezidiven neigen. Diese Tatsache wird mit einer unvollständigen Tumorausräumung aufgrund der Nähe der Schädelbasis erklärt (siehe Boenninghaus 1974).

Ausgehend von der Histologie zeigt bei den genannten Autoren die Gruppe der tubulären adenoid-zystischen Karzinome die relativ geringste Anzahl von Lokalrezidiven. Ganzer (1974) gibt 40% Lokalrezidive an.

Das *erneute Tumorwachstum* wurde *zwischen zwei Monaten und 8 Jahren nach der Erstbehandlung* beobachtet.

Leafstedt et al. (1971) sahen ein Erstrezidiv noch nach 16 Jahren, es konnte erfolgreich behandelt werden.

Bei allen Patienten von Strobel (1966) kam es zu einem Ortsrezidiv, lediglich eine Patientin (Zylindrom der Gl. submandibularis) blieb über 7 Jahre rezidivfrei, wobei alle Patienten zum Teil mehrfach operiert und fast alle nachbestrahlt wurden.

Die Arbeitsgruppe um Eneroth (1968) gibt Lokalrezidive nach der Erstbehandlung in 12 von 32 Fällen an. Das Intervall zwischen Erstbehandlung und erstem Lokalrezidiv betrug zwischen einem Jahr und über 10 Jahre. Metastasen traten bei 11 dieser 32 Patienten auf, und nur bei 3 Patienten wurden diese Metastasen bereits während der Erstuntersuchung festgestellt.

Das Auftreten von Lokalrezidiven korreliert nicht mit dem Auftreten von Fernmetastasen, welche 7 mal in der Lunge, 3 mal im Skelett und 1 mal in der Leber und in der Niere gefunden wurden.

Bei 3 Patienten kam es zu einer mehrfachen Metastasierung.

Die Variationsbreite des *Intervalles* zwischen dem *ersten Tumorsymptom* und dem *Auftreten von Metastasen* war sehr groß. Sie betrug *bis zu 20 Jahre.*

Fast alle Autoren sind der Ansicht, daß die **Metastasierung** *ausschließlich auf hämatogenem Wege* erfolgt.

Ganzer (1974) hat bei seinen 47 Patienten mit adenoid-zystischem Karzinom keine einzige lymphogene Aussaat gefunden. Bei 13 Kranken, die einer zusätzlichen neck-dissection unterzogen wurden, ließ sich histologisch in keinem Lymphknoten Tumorgewebe nachweisen.

Im gesamten Krankengut konnte er nur dreimal bei Nachoperationen Tumorgewebe in Lymphbahnen oder Lymphknoten feststellen und nimmt an, daß es sich dabei eher um ein Einwachsen der Geschwulst per continuitatem als um eine echte lymphogene Aussaat gehandelt hat. Analytische Angaben zur Frage der Metastasierung und der Lokalrezidive beim adenoid-zystischen Karzinom sind in der Literatur bis auf geringfügige Abweichungen recht einheitlich, so daß wir die Analyse von Conley aus dem Jahre 1974 an einem Krankengut von immerhin 134 Patienten als repräsentativ ansehen möchten.

Conley und Dingman (1974) beobachteten bei 3% der Patienten Metastasen wie auch Ortsrezidive innerhalb der ersten 5 Jahre der Nachbeobachtungszeit. Weitere 3% hatten nur ein Lokalrezidiv und 18% hatten Metastasen und kein Ortsrezidiv!

Nach 10 Jahren hatten 25% der Patienten sowohl Metastasen wie auch Lokalrezidive, 25% alleinige Lokalrezidive und 18% hatten Metastasen ohne Lokalrezidive.

Nur 20% der 134 beschriebenen Patienten waren nach 20 Jahren tumorfrei, wobei der Zeitraum vom 5.–10. postoperativen Jahr die kritischste Periode darstellte.

Die Metastasen verteilten sich wie folgt:

41% in den Lungen,
22% im Gehirn und
16% in den zervikalen Lymphknoten,
wobei bei den beiden letzteren Lokalisationen eine direkte Ausbreitung nicht auszuschließen war.
13% wiesen Metastasen im Knochen und 4% in anderen Organen auf.

In Anbetracht des langen Krankheitsverlaufes des adenoid-zystischen Karzinoms variieren die Angaben über die Häufigkeit und das Auftreten von Metastasen im Schrifftum ganz erheblich.

Nach Gläser (1979) werden von vielen Autoren in 20 bis 60% hämatogene Metastasen, meist erst nach mehrfachen Lokalrezidiven, angegeben! Der Tumor der Gl. submandibularis soll in 73%, der in der Gl. parotis in 43% metastasieren (Eneroth 1970).

Gläser (1979) beschreibt den Krankheitsverlauf eines Patienten, welcher 28 Jahre nach der ersten Operation eines adenoid-zystischen Karzinoms einer Tränendrüse verstarb, er lebte 14 Jahre mit röntgenologisch nachgewiesenen Lungenmetastasen.

Schärer u. Zollinger (1973) geben Fernmetastasen in einer Frequenz von 27% an, wobei die hauptsächlichste Lokalisation in der Lunge gesehen wird.

Chilla et al. (1980) stellten fest, daß bevorzugt das adenoid-zystische Karzinom der Gl. submandibularis zur Fernmetastasierung neigt, wobei Eneroth (1970) eine Inzidenz von 73% angibt.

Metastasen wurden auch in der Leber und im Knochengewebe gefunden, aus dem Schrifttum ergibt sich aber eine eindeutige Dominanz der Lungenmetastasen. Nach Chilla et al. (1981) soll das tubuläre adenoid-zystische Karzinom weniger Fernmetastasen machen (28,6%) als das cribriforme oder solide (54,2%).

Die geringe Beteiligung von Lymphknoten stimmt mit der Beobachtung überein, daß die Geschwulst hauptsächlich auf hämatogenem Wege metastasiert, aber wohl eine lymphogene Aussaat nicht ausgeschlossen ist.

13. Prognose

Aus dem bisher Aufgeführten ergibt sich zusammenfassend die Prognose der adenoid-zystischen Karzinome:
Man kann mit Einschränkung Gläser (1979) zustimmen, wenn er folgende 5 Faktoren für die Prognose dieser Geschwulst verantwortlich macht:

— *Tumorlokalisation*
  Zylindrome im Bereich der kleinen Drüsen des Gaumens und der Nasennebenhöhlen sollen einen ungünstigeren Verlauf haben als die der Mundhöhle und der großen Speicheldrüsen. Eine bessere Prognose als im Durchschnitt besitzen die Tumoren des Larynx und der Trachea (Leafstedt et al. 1971).

— *Radikalität der Erstoperation*
  Nicht radikal genug operierte Tumoren sollen zu 100% rezidivieren. Die seit einigen Jahren geübten radikalen Operationstechniken sollen die günstigsten 5-Jahres-Überlebensquoten von 67% bedingen.

— *Tumorgröße und Ausdehnung*
  Die kritische Grenze soll bei einem Durchmesser des Tumors von 2 cm liegen (T1 nach Schettler 1972). Bei über 2 cm Größendurchmesser (T2—T4) sei die Prognose wesentlich ungünstiger.

— *Histologischer Aufbau*
  In der Studie von Chilla et al. (1981) zeigten 6 Patienten einen soliden, 14 Patienten einen tubulären und 24 Patienten einen cribriformen Aufbau des Tumors. Die beste Heilungsrate hatten die Patienten mit einem tubulären, die schlechteste diejenigen mit einem soliden Aufbau der Geschwulst. Die cribriformen Tumoren nahmen eine dazwischenliegende Position ein.

— *Klinische Symptome*

Eine Nerveninfiltration mit daraus resultierenden Schmerzen und besonders eine spontane Fazialisparese sind Ausdruck eines fortgeschrittenen Wachstums und zeigen damit eine besonders ungünstige Prognose an. Nach Gläser (1979) verstarben alle Patienten mit einer Fazialislähmung, desgleichen waren 80% der Patienten mit dem histologischen Nachweis einer Nerveninfiltration innerhalb von 5 Jahren tot (Eneroth 1966).

Aufgrund des biologischen Verhaltens des adenoid-zystischen Karzinoms ist es notwendig, das Tumorwachstum, wie es auch Conley u. Dingman (1974) taten, nicht nur über 5 Jahre, sondern mindestens über 20 Jahre zu beurteilen, wobei man die Überlebensrate nach Lokalisation und Histologie des Tumors, abhängig von der Behandlung, getrennt errechnen sollte.

Ganzer (1974) betont, daß zwei Drittel aller Kranken innerhalb der ersten 5 Jahre starben, jedoch auch nach diesem Zeitraum nimmt die Zahl der Überlebenden weiterhin ab, so daß von einer 5-Jahresheilung, wie bei anderen Tumoren, nicht gesprochen werden kann. Es erscheint somit notwendig, wie es auch Schettler (1972) tut, die Prognose der adenoid-zystischen Karzinome mittels getrennter Überlebensraten festzustellen.

Somit sollte die Beurteilung der Behandlungsergebnisse nach dem international immer häufiger angewandten Begriff der sogenannten "feststellbaren Überlebensrate" (determinate survival rate = D.S.R.) erfolgen.

Schettler (1972) veröffentlichte zwei vergleichende Kurven von Überlebensraten aus der Klinik für Kiefer- und Gesichtschirurgie Düsseldorf und der HNO-Klinik und Radiumhemmet Stockholm (Eneroth et al.

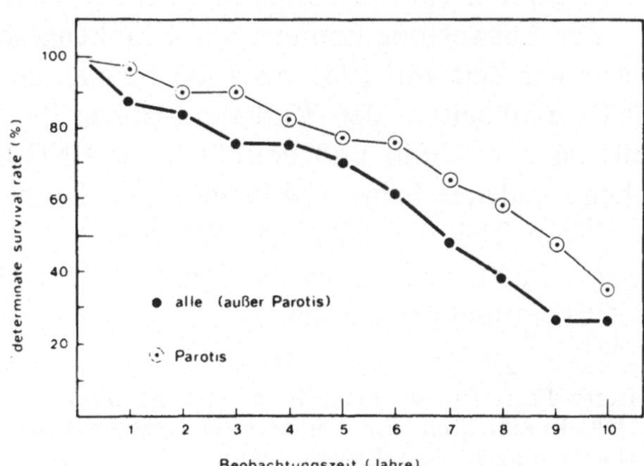

Abb. 11. D.S.R. im Vergleich der Lokalisation des AZK (nach Chilla et al. 1981)

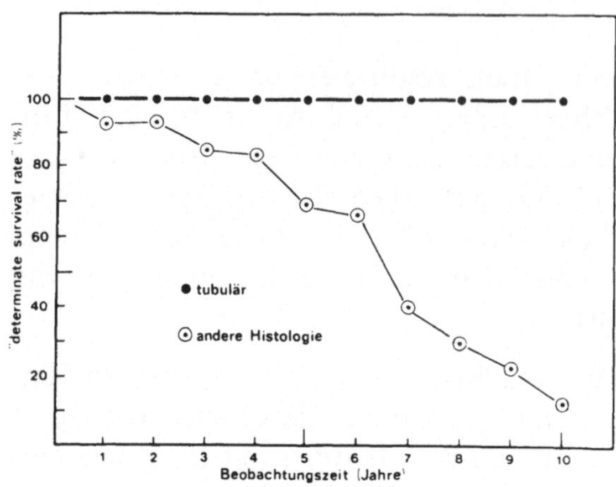

Abb. 12. D.S.R. abhängig
vom histologischen Typ
des AZK
(nach Chilla et al. 1981)

1968). Aus diesem Vergleich ergibt sich, daß die Patienten von Eneroth, die kombiniert chirurgisch und strahlentherapeutisch behandelt wurden, eine niedrigere Überlebensrate aufwiesen als die nur operierten Fälle von Schettler. Letzterer meint, dieses Ergebnis aus einer unterschiedlichen Radikalität der Operationen erklären zu können. Auch die "feststellbare Überlebensrate" im Vergleich zur Tumorgröße ist von Schettler errechnet worden.

Wie sehr die Lokalisation und die Histologie die D.S.R. mitbestimmen, zeigen die beiden der Arbeit von Chilla et al. (1981) entnommenen Abbildungen (Abb. 11 und 12).

14. Eigene Erhebungen

Nach Abhandlung der wichtigsten theoretischen Erkenntnisse zum adenoid-zystischen Karzinom sollen die eigenen Resultate knapp und vorwiegend in Tabellenform dargestellt werden.

Zur Auswertung kommen die Krankengeschichten von 62 Patienten, die in der Zeit von 1945 bis 1985 teils an der Klinik und Poliklinik für HNO-Krankheiten der Karl-Marx-Universität Leipzig (38 Patienten), teils an der Klinik und Poliklinik für HNO-Krankheiten der Medizinischen Akademie Erfurt (24 Patienten) behandelt wurden.[1]

Einen Teil der Leipziger Patienten kennt der Verfasser noch aus eigener Sicht, viele Angaben konnten einer Diplomarbeit von Semmler (1976) entnommen werden.

---

[1] Herrn Prof. Dr. sc. med. F.-W. Oeken, Direktor der Klinik und Poliklinik für HNO-Krankheiten der Karl-Marx-Universität Leipzig danke ich herzlich für die Überlassung der Krankengeschichten.

14.1 Geschlechtsverteilung

Die Geschlechtsverteilung weist keine großen Unterschiede auf, 33 weiblichen Erkrankten stehen 29 männliche Patienten gegenüber.

14.2 Alter zum Zeitpunkt der Diagnosestellung

Aus der Tabelle wird deutlich ersichtlich, daß die meisten Patienten mit einem adenoid-zystischen Karzinom zwischen dem 40. und dem 70. Lebensjahr den Arzt aufsuchten. Vor dem 30. Lebensjahr sind, abgesehen von einigen Ausnahmen, kaum bzw. sehr selten Erkrankungsfälle zu erwarten (Tabelle 4).

Tabelle 4. Altersverteilung zum Zeitpunkt der Diagnosestellung (eigenes Krankengut)

Alter	n Patienten
20–29	2
30–39	–
40–49	15
50–59	16
60–69	16
70–79	13
	n = 62

14.3 Anamnesedauer

Angaben zur Anamnesedauer stehen uns nur von den 24 Patienten der Erfurter HNO-Klinik zur Verfügung.

Die Anamnesedauer reicht von wenigen Wochen bei einem Zungengrundbefund bis zu 13 Jahren bei einem adenoid-zystischen Karzinom der Gl. parotis.

Nach unserer Erhebung scheint es so zu sein, daß die adenoid-zystischen Karzinome des Zungengrundes am schnellsten diagnostiziert werden, während die längste Anamnesedauer die Oberkiefer- bzw. die Parotistumoren haben. Auch ein adenoid-zystisches Karzinom der Tonsille wurde in relativ kurzer Zeit (1/2 Jahr) diagnostiziert. Die *mittlere Anamnesedauer* für alle an der Erfurter HNO-Klinik diagnostizierten adenoid-zystischen Karzinome *lag bei 3,9 Jahren.* Zusammenfassend ist dazu festzustellen, daß besonders zeitig die Patienten mit Tumoren am Zungengrund, welche Schluckbeschwerden verursachten,

und mit Tumoren der Nase, die äußerlich sichtbar waren zum Arzt
kamen, so daß durch solche Patienten der Durchschnitt der Anamnesedauer erheblich gesenkt wurde.

14.4 Diagnose und Differentialdiagnose

Auf die Klinik unserer 62 Patienten einzugehen erscheint nicht notwendig, da alle Symptome und Hinweiszeichen beobachtet wurden,
die schon im theoretischen Teil abgehandelt wurden.

Differentialdiagnostisch gab es präoperativ besondere Probleme
bei der Abgrenzung eines malignen Tumorwachstums zur Entzündung
der Gl. submandibularis bzw. zum pleomorphen Adenom der Parotis.
Zwei Kasuistiken sollen dies unterstreichen:

1. 52jährige Patientin, die seit 5 Jahren über eine derbe Schwellung im Bereich der
    Gl. submandibularis rechts klagte. Keine Schmerzen, keine Größenzunahme.
    Der konsultierte Hausarzt hielt eine Therapie nicht für erforderlich. Erst seit
    1985 bemerkte die Patientin eine Größenzunahme und ein Druckgefühl mit
    Spannungsschmerz beim Essen. Sie suchte daraufhin einen Facharzt auf, der sie
    an die Klinik überwies. Der Lokalbefund stellte sich als eine walnußgroße, gut
    abgrenzbare, derbe Schwellung im Bereich der Gl. submandibularis dar, welche
    bei Druck sehr schmerzempfindlich reagierte.
    Ein Sialogramm war nicht durchführbar, da der Ausführungsgang nicht zu
    sondieren war. Die Patientin wurde unter dem Verdacht einer Sialadenitis
    operiert. Der Operationsbefund bestätigte vom makroskopischen Bild her diese
    Diagnose. Die Histologie ergab überraschend ein adenoid-zystisches Karzinom.
    Daraufhin ausgedehnte Nachoperation.
2. 65jährige Patientin, die seit Januar 1985 über eine derbe Schwellung im Bereich
    der Ohrspeicheldrüse rechts klagte. Es bestanden keine Beschwerden. Über-
    weisung an die Klinik unter dem Verdacht eines pleomorphen Adenoms. Der
    Lokalbefund stellte sich als einen bohnengroßen, gut abgrenzbaren Tumor,
    welcher gut verschieblich war, dar.
    Im Sialogramm keine Gangabbrüche, sondern nur Verdrängung des Gangsystems
    in dem klinisch feststellbaren Bereich.
    Daraufhin partielle Parotidektomie unter dem Verdacht eines pleomorphen
    Adenoms. Auch unter der Operation schien sich die Diagnose voll zu bestätigen.
    Der obere Parotislappen ließ sich bei einwandfreier Darstellung des N. facialis
    mitsamt dem Tumor gut auslösen.
    Histologie: Adenoid-zystisches Karzinom.
    Die Patientin steht z. Zt. unter Beobachtung.

14.5 Primäre Lokalisation

Unter Einbeziehung des Krankengutes beider Klinken ergaben sich
folgende primäre Lokalisationen des adenoid-zystischen Karzinoms:

Gl. parotis   12 Patienten
Gl. submandibularis   6 ”
Gl. sublingualis   1 ”
Gl. lacrimalis   1 ”
Zungengrund   3 ”
Zunge   2 ”
Nase   5 ”

Oberkiefer einschl. Nasennebenhöhlen   14 ”
Nasenrachen   4 ”

Tonsille, einschl. paratonsilläres Gewebe   2 ”
Larynx   1 ”
Trachea   7 ”
äußerer Gehörgang   2 ”
Orbita   2 ”

$$\text{Gesamtzahl} \quad n = \quad 62 \text{ Patienten}$$

14.6 Histologie

In Vorbereitung dieser retrospektiven Erhebung haben wir die 24 Patienten der Erfurter Klinik in Hinsicht auf den speziellen histologischen Typ des adenoid-zystischen Karzinoms reklassifiziert.
Die Verteilung ist der nachfolgenden Tabelle zu entnehmen: Es überwiegt in unserem Krankengut eindeutig der cribriforme Typ (Tabelle 5).

Tabelle 5. Reklassifizierte adenoid-zystische Karzinome der Erfurter HNO-Klinik, Anzahl der einzelnen Typen

cribriform	13
solide	8
tubulär	1
solid/tubulär	1
solid/cribriform	1
	n = 24

14.7 Regionäre Metastasierung und Fernmetastasen
bei der Erstuntersuchung

Bei 62 Patienten wurden bei der Erstuntersuchung 6mal Lymphknoten im Halsgebiet nachgewiesen, die klinisch tumorverdächtig erschienen, die bei der Operation nicht verbacken waren und bei denen histologisch auch ein adenoid-zystisches Karzinom gesichert wurde (9,68%). Dieser Befund spricht dafür, daß die lymphogene Metastasierung doch nicht so selten ist, wie beispielsweise Ganzer (1974) behauptet.

Fernmetastasen bei der Erstuntersuchung wurden bei 3 Patienten = 4,8% nachgewiesen (Leber und Lunge).

14.8 Therapie

Unter Berücksichtigung aller Meinungen im Schrifttum über die Art der Behandlung eines adenoid-zystischen Karzinoms kommt man doch nicht umhin, bei jedem Patienten gesondert zu entscheiden, welche Therapie vorgenommen werden soll. Die Entscheidung ist abhängig vom histologischen Typ des Tumors, vom Allgemeinzustand und Alter des Patienten und natürlich auch von der Ausdehnung der Geschwulst. Unter Berücksichtigung dieser Gesichtspunkte hat es sich zwangsläufig ergeben, daß sowohl an der Erfurter HNO-Klinik wie auch an der Leipziger Klinik 3 Methoden der Behandlung des adenoid-zystischen Karzinoms zur Anwendung kamen, nämlich die umfassende radikale Operation des Tumors mit bzw. ohne Nachbestrahlung und die alleinige Röntgentherapie.

Mit der Chemotherapie des adenoid-zystischen Karzinoms haben wir keine solchen Erfahrungen, um diese entsprechend in der Therapie einsetzen zu können.

Der Begriff "radikale Operation" beinhaltet, daß wir, wo möglich, die Ausdehnungsrichtungen, wie sie Conley u. Dingman (1974) angaben, berücksichtigt und versucht haben, den Sicherheitsabstand so groß wie möglich zu halten, wobei wir jeweils Grenzschnitte aus den fraglichen Randgebieten entnahmen. Dies soll der Operationsbericht eines Tumors des äußeren Gehörganges verdeutlichen:

Zirkuläre Umschneidung des äußeren Gehörganges in ca. 6x6 cm Abstand. Eröffnung der oberen Gefäßscheide mit Entfernung von großen Lymphknoten am Kieferwinkel. Histologie: adenoid-zystisches Karzinom!
Darstellung der V. jugularis int. bis zum Foramen jugulare. Ausmeißeln des Warzenfortsatzes en-bloc zusammen mit dem Tumor.
Er erreicht die temporale Duraschale, die in einer Ausdehnung von 3x3 cm entfernt wird. Die Dura selbst ist makroskopisch frei von Geschwulst. Die Zellen des Warzenfortsatzes sind von weichen Massen ausgefüllt, die sich später histologisch als Tumor-

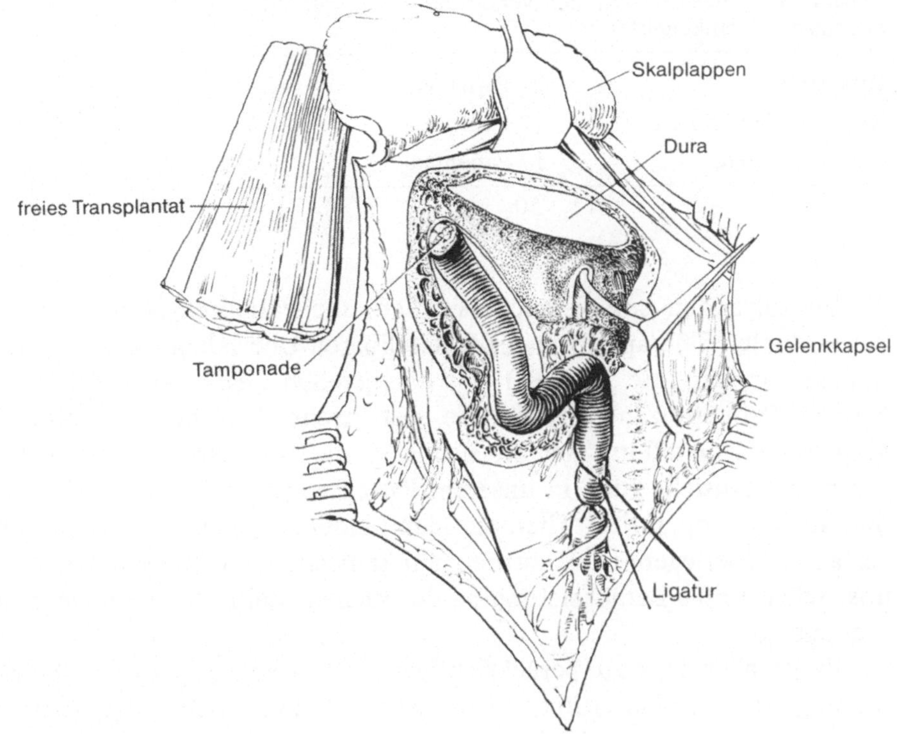

Abb. 13. Operationsskizze unmittelbar nach der oben beschriebenen Operation

gewebe erweisen. Der Paukeninhalt wird ebenfalls entfernt und auch eine Labyrinth-
resektion vorgenommen (vorher Schnellschnitt).
Nach ventral wird die gesamte Gl. parotis mit dem N. facialis entfernt. Wegen der
immer noch fraglichen Radikalität wird von einem kompletten Primärverschluß
Abstand genommen und nur die Dura mit einem Skalplappen bedeckt (Abb. 13).
Die spätere Deckung des Operationsdefektes erfolgte mit einem akromiopektoralen
Insellappen.

14.9 Resultate

Zur Auswertung von den 62 Patienten kamen nur 60. Ein Patient verstarb durch Herzinfarkt, einer durch Suizid.

Zur Zeit leben noch 10 Patienten = 16,7%. Tabelle 6 zeigt die Todesursachen der verstorbenen 50 Patienten.

17 Patienten verstarben im Verlaufe der Nachbeobachtung an Fernmetastasen vornehmlich in der Lunge und in der Leber.

Eine Metastase wurde in der Hypophyse festgestellt, einmal bestand
eine Karzinose der Dura. Der längste Zeitraum vom Auftreten der
Primärgeschwulst bis zur Fernmetastasierung betrug in unserem Krankengut 12,2 Jahre (adenoid-zystisches Karzinom der Orbita).

Tabelle 6. Todesursachen der verstorbenen 50 Patienten
des eigenen Krankengutes

Ortsrezidive	21 Patienten	(42%)
Regionäre Metastasen	12 Patienten	(24%)
Fernmetastasen	17 Patienten	(34%)

$$n = 50$$

Im folgenden soll versucht werden, für Patientengruppen mit der
zugeordneten Therapieform die feststellbaren Überlebenskurven – determinate survival rate (D.S.R.) – darzustellen (Abb. 14–16). Bei der
kleinen Patientenzahl entfällt die statistische Absicherung, durch die
graphische Darstellung scheint sich aber die von den meisten Autoren
vertretene Ansicht auch in unserem Patientengut zu bestätigen, wonach
die alleinige operative Therapie den anderen gängigen Behandlungs-
verfahren überlegen ist. Deutlich am schlechtesten schneidet auch bei
uns, selbst unter Berücksichtigung der kleinen Zahl, die alleinige Radiotherapie ab.

Es ist allerdings zu berücksichtigen, daß keine gezielte Indikationsstellung nach Lokalisation, histologischem Typ, Alter des Patienten
u.a. vorgenommen wurde, hier kommt ein Gesamttrend zum Ausdruck,
der sich möglicherweise in Bezug auf o.g. Faktoren noch geringfügig
verschieben kann. An der Gesamtaussage wird sich u.E. allerdings wenig
ändern.

Die regionären Lymphknotenmetastasen wurden immer zunächst
operativ entfernt und die entsprechende Region nachbestrahlt. Solche
Verlaufsbeobachtungen werden natürlich in der Gesamtdarstellung der
Überlebensrate nicht deutlich.

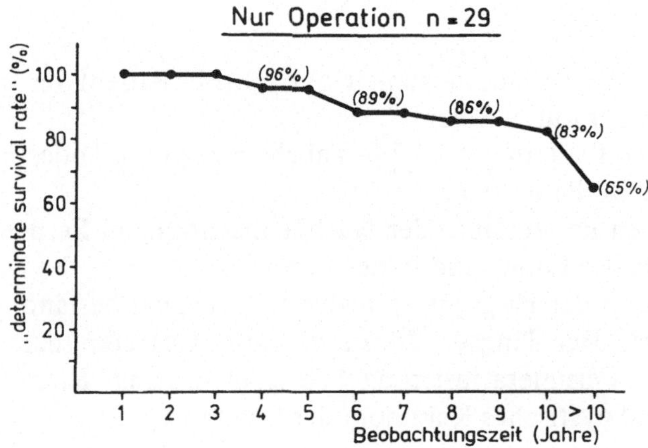

Abb. 14. D.S.R. der nur
operierten Patienten
(eigenes Patientengut)

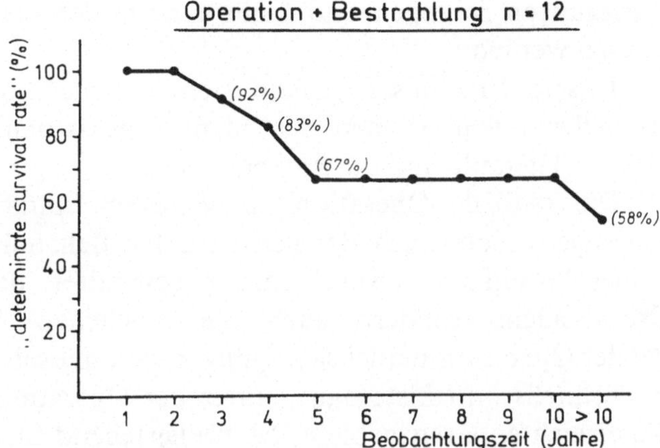

Abb. 15. D.S.R. der durch Operation und Bestrahlung behandelten Patienten (eigenes Patientengut)

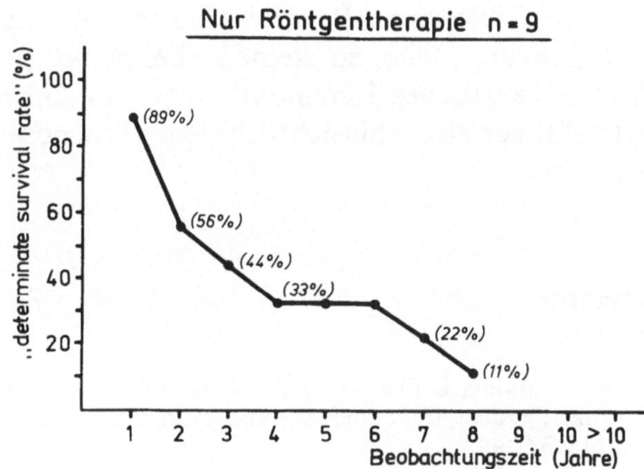

Abb. 16. D.S.R. der nur bestrahlten Patienten (eigenes Patientengut)

14.10 Schlußbetrachtung

Wir haben versucht herauszuarbeiten, daß das adenoid-zystische Karzinom wohl zu den problemreichsten Tumoren im Kopf-Hals-Bereich zählt. Jeder Patient muß, sowohl was die Therapie als auch die Prognose angeht, unter speziellen Aspekten betrachtet werden. Unsere Angaben aus dem Patientenkreis der Leipziger und der Erfurter Klinik können nicht verallgemeinert werden, da sie die gesamten adenoid-zystischen Karzinomlokalisationen im Kopf-Hals-Bereich in ihrer Gesamtheit betreffen.

Sie müßten für die einzelnen Lokalisationen, für den einzelnen histologischen Typ und für die jeweils dazu angewandte Therapie weiter aufgeschlüsselt werden. Dies würde aber bei weitem den Rahmen dieser

Darlegungen sprengen und kann auch in der angebenen Literatur nachgelesen werden.

Unsere Ergebnisse decken sich in vielem mit den Einzelanalysen spezieller Lokalisationen des adenoid-zystischen Karzinoms, besonders was die Therapie und die Prognose angeht.

Die radikale Operation im weitesten Sinne scheint allen anderen Therapieformen, auch der kombinierten Behandlung, überlegen zu sein, wobei "Radikaloperation" immer beinhaltet, daß nicht das befallene Organ allein, sondern auch die möglichen Ausbreitungsrichtungen bei der Operation Berücksichtigung finden müssen.

Schnellschnitthistologien unter der Operation geben Auskunft über die erreichten Grenzgebiete. Ausschlaggebend für einen relativ günstigen Verlauf der Erkrankung ist immer die frühzeitige Diagnosestellung.

Ist einmal ein Rezidiv aufgetreten, wird der Zeitabstand zum nächsten immer kürzer, und der Patient kommt unaufhaltsam in einen Zustand sich ablösender Rezidivierungen, die schließlich zum Tode führen. Dies bedeutet, daß zu keinem Zeitpunkt nach der Diagnosestellung "adenoid-zystisches Karzinom" irgendein Anlaß zu einer optimistischen Betrachtungweise, hinsichtlich der Prognose dieser Erkrankung gegeben ist!

Literatur

Berdal P, Mylius E (1954) Cylindromas of the respiratory tract, the upper part of the digestive tract and adjoining organs. Acta [Suppl] Otolaryngol (Stockh) 118:32–44

Berdal P, Bresche A de, Mylius E (1970) Cylindroma of salivary glands. Acta Otolaryngol (Stockh) 263:170–173

Billroth Th (1856) Untersuchungen über die Entwicklung der Blutgefäße. Reiner, Berlin

Boenninghaus H-G (1974) Rhinochirurgische Aufgaben bei der Chirurgie des an die Schädelbasis angrenzenden Gesichtsschädels. Acta Otolaryngol (Stockh) (Kongreßbericht) 1–228

Chilla R, Schroth R, Eysholdt U, Droese M (1980) Adenoid cystic carcinoma of the head and neck, controllable and uncontrollable factors in treatment und prognosis. ORL 42:346–367

Chilla R, Schroth R, Eysholdt U, Droese M (1981) Über die therapeutische Beeinflußbarkeit adenoid-zystischer Karzinome im Parotisbereich. HNO 29:118–123

Conley J, Dingman DL (1974) Adenoid cystic carcinoma in the head and neck (Cylindroma). Arch Otolaryngol 100:81–90

Danziger H (1969) Adenoid cystic carcinoma of the submaxillary gland in a eight month infant. Can Med Assoc J 91:759

Eneroth C-M (1966) Zur Prognose des adenoid-zystischen Karzinoms der großen Speicheldrüsen. Arch Klin exper Ohren-, Nasen- und Kehlkopfhk 186:309

Eneroth C-M (1970) Incidence and prognosis of salivary-gland tumours at different sites. Acta Otolaryngol (Stockh) 263:174–178

Eneroth C-M (1976) Die Klinik der Kopfspeicheldrüsentumoren. Arch Otorhinolaryngol (NY) 213:61–110

Eneroth C-M, Hjtertman L, Moberger G (1968) Adenoid cystic carcinoma of the palate. Acta Otolaryngol (Stockh) 66:248–260

Eneroth C-M, Hjertman L, Moberger G, Wersäll J (1968) Ultrastructural characteristics of adenoidcystic carzinoma of salivary glands. Arch klin exp Ohr-, Nas- u Kehlk Heilk 192:358–368

Ewing J (1972) Zit. nach Spiessl B u Schuchardt K. In: Schuchardt K (Hrsg) Fortschritte der Kiefer und Gesichtschirurgie, Bd 15. Thieme, Stuttgart

Foote FW, Frazell EL (1953) Tumors of the major salivary glands. Cancer 6: 1065–1133

Foote FW, Frazell EL (1954) Tumors of the major salivary glands. Atlas of Tumorpathology. IV. Washington, Armed Forces Institute of Pathology

Friborsky V (1966) Submicroscopical structure of adenoid cystic carcinoma of salivary glands. Acta Morphol Acad Sci Hung 14:105–115

Fries R (1968) Zur Frage der Abhängigkeit der Prognose von der Lokalisation des Primärtumors bei Karzinomen des Viscerocraniums. Öst Z Stomat 65:202

Gabka J, Beyer U (1972) Pathologie und Therapie der Zylindrome. In: Schuchardt K (Hrsg) Fortschritte der Kiefer- und Gesichtschirurgie, Bd 15. Thieme, Stuttgart, S 69–76

Ganzer U (1974) Behandlung und Prognose des adenoid-zystischen Karzinoms. Z Laryngol Rhinol 53:901–909

Gläser A (1979) Geschwülste der Kopfspeicheldrüsen. In: Gläser A (Hrsg) Klinische Pathologie der Geschwülste. Thieme, Leipzig, S 85–289

Grahne B, Lauren Ch, Holsti L (1977) Carcinoma adenoides cysticum im Kopf- und Halsbereich. HNO-Praxis 2:181–184

Günnel G (1956) Zur fakultativen Malignität der Cylindrome und Parotismischtumoren. Arch Ohren-, Nasen- und Kehlkopfhk 170:1–32

Kaufmann K, Stiebitz R (1969) Zur Enzymhistochemie der Speicheldrüsentumoren. Acta Histochem (Jena) 32:221–243

Kaufman SL, Stout AP (1963) Tumors of the major salivary glands in children. Cancer 16:1317

Kleinsasser O, Hübner G, Klein H (1969/70) Zur Histogenese der Cylindrome. Arch klin exp Ohr-, Nas- u Kehlk Heilk 195:192–206

Kraus H, Vallee K, Hoppe G (1972) Histophotometrische DNS-Bestimmungen an verschiedenen menschlichen Speicheldrüsengeschwülsten als Parameter der Malignität. In: Schuchardt K (Hrsg) Fortschritte der Kiefer- und Gesichtschirurgie, Bd 15. Thieme, Stuttgart, S 76–81

Leafstedt SW, Gaeta JF, Sako K, Marchetta FC, Shedd DW (1971) Adenoid-cystic carcinoma of major and minor salivary glands. Am J Surg 122:756–762

Markert J (1965) Zur Ultrastruktur des Cylindroms. Arch Ohrenheilk 184:496–505

Meckel H (1856) Über Knorpelentwicklung. Charité Annalen 7:96

Moran JJ, Becker SM, Brady W, Rambo VB (1961) Adenoid cystic carcinoma. Cancer 14:1235

Naumann HH (1958) Über Zylindrome. Z Laryngol Rhinol 37:92–97

Oltersdorf U (1949) Morphologie und Klinik der sog. Cylindrome. Arch Ohren-, Nas- u Kehlkopfheilkd 155:365–395

Perzin KH, Gullane P, Clairmont AC (1978) Adenoid cycstic carcinomas arising in salivary glands, a correlation of histological features and clinical course. Cancer 42:265–282

Rauch S (1959) Die Speicheldrüsen des Menschen. Thieme, Stuttgart

Schärer HU, Zollinger HU (1973) Katamnestische Untersuchungen über das klinische Verhalten der Zylindrome. Schweiz Med Wochenschr 103:599–604

Scheel J v, Kastenbauer ER (1981) Intraarterielle Cisplatin-Therapie beim adenoid-zystischen Karzinom. HNO 29:308–311

Scherer E, Lehmann G, John M (1972) Beitrag zur Strahlentherapie der Zylindrome im Kopf- und Halsbereich. Strahlentherapie. 143:361–365

Schettler D (1972) Ergebnisse der Zylindromtherapie. In: Schuchardt K (Hrsg) Fortschritte der Kiefer- und Gesichtstherapie, Bd 15. Thieme, Stuttgart, S 84–89

Schweissinger I (1958) Klinische Betrachtungen über Zylindrome in der Hals-, Nasen- und Ohrenheilkunde. Z Laryngol Rhinol 37:21–27

Seifert G (1965) Die pathologische Anatomie der Speicheldrüsenerkrankungen (Sialadenitis, Sialadenose, Sialome, Syndrome). HNO 13:1–11

Seifert G (1972) Die epithelialen Tumoren der Speicheldrüsen. In: Schuchardt K (Hrsg) Fortschritte der Kiefer- und Gesichtschirurgie, Bd 15. Thieme, Stuttgart, S 2

Semmler RM (1976) Klinik, Prognose und Therapie der Zylindrome. Diplomarbeit am Bereich Medizin der Karl-Marx-Universität Leipzig

Sessions RB, Lehane DH, Smith RJH, Bryan RN, Suen J-Y (1982) Intra-arterial cisplatin treatment of adenoid cystic carcinoma. Arch Otolaryngol 108:221–224

Spies JW (1930) Adenoid cystic carcinoma: generalized metastases in 3 cases of basal cell type. Arch Surg 21:365–404

Spiro RH, Koss LG, Hajdu SJ, Strong EW (1973) Tumors of the minor salivary origin. Cancer 31:117

Stiebitz R (1972) Die Zylindrome des Kiefer-Gesichtsbereichs. In: Schuchardt K (Hrsg) Fortschritte der Kiefer- und Gesichtschirurgie, Bd 15. Thieme, Stuttgart S 60–64

Strobel H (1966) Zur Prognose der Zylindrome. Z Laryngol Rhinol 45:33–40

Suen JY, Johns ME (1982) Chemotherapy for salivary gland cancer. Laryngoscope 92:235–239

Volkmann R (1857) Ein neuer Fall von Cylindergeschwulst. Virchows Arch 12:293

Wustrow S (1977) Bösartige Tumoren der Nase und Nasennebenhöhlen. In: Berendes J, Link R, Zöllner F (Hrsg) HNO-Heilkunde in Praxis und Klinik, Bd 2/II, 21.13. Thieme, Stuttgart

Fragensammlung zur Selbstkontrolle

Zusammengestellt von H. Ganz

Zur Beachtung: Es können mehrere Lösungen – oder gar keine – richtig sein.

1. Welche speziellen Vorteile hat die Elektronystagmographie?
   a) Dokumentierbarkeit der Befunde
   b) Quantifizierbarkeit von Meßwerten
   c) Ermöglichung zusätzlicher Teiluntersuchungen
   d) Ausschaltung von Willkürartefakten.
2. Ein Spontannystagmus unter der Frenzel-Brille
   a) kann auch bei Normalpersonen vorkommen
   b) ist immer pathologisch
   c) ist immer peripher-vestibulär verursacht.
3. Ein regelmäßiger Blickrichtungsnystagmus
   a) wird unter der Leuchtbrille geprüft
   b) ist ein zentral-vestibuläres Zeichen
   c) schlägt in die jeweilige Blickrichtung
   d) kommt bei Alkoholintoxikation vor.
4. Der benigne paroxysmale Lagerungsnystagmus zeichnet sich durch folgende Parameter aus:
   a) Dauer unter 30 Sekunden
   b) keine Latenz
   c) Richtungsänderung beim Hinlegen und Aufrichten
   d) zuverlässige Reproduzierbarkeit.
5. Der Unterberger'sche Tretversuch ist
   a) ab 45 Grad Drehung pathologisch
   b) bei akuten vestibulären Störungen meist zur kranken Seite drehend
   c) ein unzuverlässiges Kriterium
   d) ein vestibulospinaler Test.
6. Kalt-Warm-Dissoziation (Richtungsüberwiegen des Nystagmus) bei der calorischen Prüfung bedeutet Folgendes
   a) kann peripher oder zentral bedingt sein
   b) ist ein zentrales Symptom
   c) kann auch bei Normalpersonen vorkommen
   d) deutet auf einen Spontannystagmus hin.

7. Unter den Schwindelpatienten der HNO-Sprechstunde beträgt der Anteil HWS-bedingter Beschwerden
   a) weniger als 5%
   b) etwa 15%
   c) mehr als 30%
   d) über die Hälfte.

8. Die Untersuchung auf propriozeptiven Zervikalnystagmus erfolgt
   a) durch Drehung und Reklination des Kopfes für 3 Minuten
   b) durch Körperdrehung bei fixiertem Kopf
   c) durch Körperpendelung bei fixiertem Kopf
   d) durch Kalorisation bei seitgedrehtem Kopf

9. Ordne die Eigenschaften Decrescendo-Charakter (a) und Crescendo-Charakter (b) dem vaskulären (1) oder propriozeptiven zervikalen Nystagmus (2) richtig zu.

10. Welche anamnestischen Daten sprechen für zervikal bedingte Gleichgewichtsstörung?
    a) durchgemachtes HWS-Schleudertrauma
    b) Schwindel als Autofahrer beim Rückwärtsfahren
    c) Schwindel bei raschem Aufstehen
    d) Zustand nach Felsenbeinquerbruch.

11. Ein nur einseitiger Nystagmus bei der Penduntersuchung auf zervikalen Nystagmus ist
    a) Zeichen einer Gefäßanomalie
    b) verdächtig auf einen latenten vestibulären Spontannystagmus
    c) nicht möglich.

12. Welche der nachfolgenden statements sind falsch? Das Globusgefühl
    a) ist eine Mißempfindung im Versorgungsgebiet des N. IX
    b) kann durch organische Veränderungen ausgelöst werden
    c) ist immer ein hysterisches Stigma
    d) kann sich in Schluckbehinderung bis -schmerz äußern.

13. Funktionsstörungen des pharyngo-ösophagealen Überganges können bestehen in
    a) Spasmus des M. cricopharyngeus
    b) zu später Öffnung des Sphinkters
    c) unvollständiger Öffnung desselben
    d) zu frühem Verschluß des Sphinkters
    e) ständigem Klaffen des Schließmuskels.

14. Die B-Lymphozyten haben folgende Aufgaben:
    a) Antikörpersynthese
    b) Allergie vom Spättyp
    c) Transplantatabstoßung
    d) Allergie vom Soforttyp.

15. Welche der nachfolgenden statements zum Thema TE beim Kinde
sind falsch?
a) Eine nachhaltige Schädigung des Immunsystems durch den
Eingriff ist nicht bewiesen
b) die TE ist beim kleinen Kinde eine nicht wieder gutzumachende
Schwächung der Immunabwehr
c) Wegen des Lernprozesses des lymphatischen Systems im Kindesalter ist mit der TE während der ersten 4—5 Lebensjahre Zurückhaltung zu empfehlen.
d) Die Hyperplasie der Gaumenmandeln für sich alleine ist in der
Regel noch keine Operationsindikation.
16. Stimmlippenknötchen werden bei Männern (a), Kindern (b), jungen
Frauen (c), Sängern beider Geschlechter (d) in welcher Häufigkeits-
reihenfolge beobachtet?
17. Die Abtragung von Stimmlippenknötchen bei Kindern vor der
Pubertät ist
a) immer erforderlich
b) nur bei erheblicher Ausdehnung nötig
c) in der Regel nicht indiziert.
18. Stimmlippenknötchen bei Sängern sind
a) vorwiegend weich und unter konservativer Behandlung meist
rückbildungsfähig
b) operationsbedürftig, wenn sie nach 4- bis 6-wöchiger Gesangspause nicht zurückgehen
c) bei hohen Stimmgattungen häufiger
19. Hyperfunktionelle Euphonie ist
a) für den Sänger typisch
b) ein wichtiger Parameter für eine Knötchenentstehung
c) häufig bei kleinen Mädchen mit Knötchen.
20. Männliches Pendant des Stimmbandknötchens ist das
a) Kontaktgranulom
b) Reinke-Oedem
c) Papillom
d) der Ventrikelprolaps.
21. Die Lokalisation von Stimmlippenknötchen
a) liegt fest
b) ist bei Kindern mehr die Glottismitte
c) entspricht bei Erwachsenen der Mitte der pars ligamentosa.
22. Welche der nachstehenden HNO-Spiegelbefunde können als Stigmata
der Atopie gelten?
a) reichliche Mandelpfröpfe
b) Exfoliatio areata linguae

   c) Pharyngitis granularis

   d) Glossitis rhombica mediana.

23. Was bedeutet Idiosynkrasie?

   a) Autoimmunerkrankung

   b) Unverträglichkeitsreaktion gegen Nahrungsmittel

   c) anderes Wort für Allergie

   d) Magersucht junger Frauen.

24. Beim Pollenallergiker besteht häufig auch Sensibilisierung gegen

   a) Kamille

   b) Pfefferminz

   c) Knoblauch

   d) Anis.

25. Bei Milcheiweißallergie ist ein häufiges Symptom im Nasen-Rachen-
bereich

   a) Globusgefühl

   b) Hypersekretion

   c) trockene Schleimhaut

   d) Muschelhyperplasie der Nase.

26. Welche der nachstehenden statements können Hinweise auf eine
pseudoallergische Reaktion sein?

   a) Es handelt sich nur selten um einen Atopiker

   b) Der Patient ist meist älter als 35 Jahre

   c) Es besteht ausgeprägte Blut- und Sekreteosinophilie

   d) Man findet eine Rhinosinusitis polyposa.

27. Wichtigste diagnostische Maßnahmen sind bei Nahrungsmittelallergie

   a) die Anamnese

   b) Intracutantests

   c) Provokationstests (nasal und oral)

   d) der RAST

   e) Gesamt-IgE-Bestimmung im Serum.

28. Mit modernen Computertomographen sind heute Gewebsschichten
bis zu einer Dicke von

   a) 1 mm

   b) 2 mm

   c) 5 mm

   d) 10 mm untersuchbar.

29. Die Hounsfield-Einheit ist ein Maß der Gewebsdichte. Wieviele HE
liegen beim hochauflösenden CT zwischen der Dichte kompakten
Knochens und des Wassers?

   a) 500

   b) 1000

   c) 2000.

30. Die Linsenexposition beim cranialen CT liegt
    a) höher als bei Nativröntgenuntersuchung
    b) um 6 R
    c) niedriger als bei Nativtomographie.
31. Bei Otitis externa maligna ist das Computertomogramm
    a) entbehrlich
    b) wichtiges Kriterium für das Erkrankungsstadium
    c) für die Verlaufskontrolle entscheidend.
32. Im Bereich der Halsweichteile ist das CT
    a) Methode der Wahl bei Entzündungen und Tumoren
    b) durch die Sonographie meist ersetzbar
    c) indiziert bei großen Tumoren zur Bestimmung von Gefäßver-
        sorgung und Randinfiltration
    d) bei Schilddrüsenerkrankungen das überlegene Verfahren.
33. Die Kernspinresonanztomographie ist
    a) ein Untersuchungsverfahren ohne Strahlenbelastung
    b) universell einsetzbar
    c) zeitaufwendig
    d) wahrscheinlich die baldige "Ablösung" des CT.
34. Vor der Warzenfortsatzspitze ist in der Tiefe eine umschriebene
    etwas druckschmerzhafte Resistenz tastbar; Sie denken an
    a) einen tiefen Parotistumor
    b) einen Glomus jugulare Tumor
    c) einen vorspringenden HW-Querfortsatz
    d) eine Lymphadenitis.
35. Welche der nachfolgenden statements zum Thema Zungengrund-
    schilddrüse sind falsch?
    a) Das Vollbild der Veränderung ist selten
    b) Meist fehlt die eigentliche Schilddrüse
    c) Die Diagnose wird durch Probeexzision gestellt
    d) Das Gebilde neigt zu maligner Entartung und muß auf jeden Fall
        operativ angegangen werden.
36. Woran denken Sie, wenn Sie in der Mitte des Zungenrückens vor den
    papillae circumvallatae einen stark auffälligen Schleimhautbezirk
    entdecken?
    a) Tumorverdacht. PE nötig
    b) sehr wahrscheinlich harmlose Veränderung
    c) am ehesten Glossitis rhombica mediana
    d) wohl Narbe nach Verätzung.
37. Epidermoidzysten können entstehen
    a) entwicklungsgeschichtlich bedingt
    b) durch traumatische Keimversprengung von Epithel

    c) durch Gangverlegung von Hautdrüsen

    d) durch Degeneration von Lymphknoten.

38. Was ist typisch für die nasovalveoläre (1) und Ductus-inzisivus-Cyste (2)?

    a) 1 liegt immer im Knochen

    b) 2 liegt immer im Knochen

    c) 1 entsteht immer vor dem Knochen

    d) 2 entsteht immer vor dem Knochen.

39. Was ist eine sacculäre Cyste des Larynx?

    a) eine schlaffe Taschenfaltencyste

    b) anderer Ausdruck für Stimmlippencyste bei Frauen

    c) Laryngozele ohne Verbindung zum Kehlkopflumen

    d) Brüllsackäquivalent beim Menschen.

40. Mukozelen der Nasennebenhöhlen sind häufigkeitsmäßig wie folgt zu ordnen: Keilbeinhöhle (1), hinteres Siebbein (2), Stirnhöhle (3), Kieferhöhle (4). Stimmt das? Ordne ggf. richtig.

41. Was ist eine Temporalishypertrophie?

    a) stark vorspringende Schläfenarterie

    b) anderer Ausdruck für Arteriitis temporalis

    c) vorspringende Schläfenpartie bei M. Crouzon

    d) Pendant der Masseterhypertrophie.

42. Ordne den Begriffen Muskelhartspann (a), Myogelose (b) und Muskelschwiele (c) von den nachstehenden Kriterien das richtige zu:

    1. Narbenbildung

    2. reflektorische Tonussteigerung, löst sich in Narkose

    3. reflektorische Kontraktur, löst sich in Narkose nicht.

43. Ein Narbenkeloid

    a) tritt nur auf, wenn die Spannungslinien der Haut nicht beachtet wurden

    b) löst benachbartes normales Gewebe auf

    c) wuchert ohne Ende weiter

    d) ist sehr rezidivfreudig.

44. Der Anteil des adenoid-zystischen Karzinoms an den Speicheldrüsentumoren beträgt

    a) 1%

    b) 3%

    c) 10%

    d) über 20%.

45. Häufigste Ausgangsorte der "Zylindrome" sind

    a) Nasennebenhöhlen

    b) Gaumen

    c) Gl. submandibularis

    d) Gl. parotis.   Ordne in die richtige Reihenfolge.

46. Unter einem T2-Zylindrom versteht man
    a) Tumor bis 2 cm Durchmesser, verschieblich
    b) Tumor bis 2 cm Durchmesser, fixiert
    c) Tumor bis 2 cm Durchmesser, mit Knochenbefall.
47. Die Prognose des adenoid-zystischen Karzinoms ist am schlechtesten beim
    a) cribriformen
    b) soliden
    c) tubulären Typ.
48. Das adenoid-zystische Karzinom wächst bevorzugt in
    a) perineuralen Lymphbahnen
    b) perivaskulärem Bindegewebe
    c) kleinen Knochenkanälchen
    d) präformierten Hohlräumen.
49. Für das "Zylindrom" typische Erscheinungen sind
    a) Fazialislähmung
    b) Trigeminusneuralgie
    c) frühe Ulceration
    d) prallelastische Konsistenz.
50. Die Metastasierung des Zylindroms erfolgt vorwiegend
    a) lymphogen
    b) hämatogen
    c) in Form von Impfmetastasen.

Antworten zur Fragensammlung

1. a, b, c	18. a. b. c	35. c, d
2. b	19. a	36. b, c
3. b, c, d	20. a	37. a, b, c
4. a, c	21. b, c	38. b2, d1
5. a, b, d	22. b, c	39. c
6. a, c, d	23. b	40. 3, 4, 2, 1
7. b	24. a, c, d	41. d
8. c	25. b	42. a2, b3, c1
9. a, 2 b, 1	26. a, b, c, d	43. b, d
10. a, b	27. a, b, c	44. b
11. b	28. b	45. a, b, c, d
12. c	29. c	46. b
13. a, b, c, d	30. b, c	47. b
14. a, d	31. b, c	48. a, b, c
15. b	32. b, c	49. a, b
16. c, b, d, a	33. a, c, d	50. b
17. c	34. c	

Sachverzeichnis

W. J. Mann

Ultraschall im Kopf-Hals-Bereich

Mit Beiträgen von T. Frank, W. v. Kalckreuth,
J. Pirschel, R.-P. Pohl, G.-M. v. Reutern, H. Schmidt

1984. 142 Abbildungen. XIII, 120 Seiten
Gebunden DM 98,–. ISBN 3-540-12658-9

Die Ultraschalldiagnostik hat sich heute in der klinischen Routine durchgesetzt und konnte dabei andere invasive oder strahlenbelastende bildgebende Verfahren ablösen. Im Kopf-Hals-Bereich hat die Ultraschalldiagnostik der Nasennebenhöhlen zu einer Verbesserung der Befunderhebung, Reduzierung überflüssiger Röntgenaufnahmen und Verringerung invasiver diagnostischer Maßnahmen geführt.

Dies ist das erste Buch, das sich mit der breiten Anwendung der Ultraschalldiagnostik im Kopf-Hals-Bereich insbesondere der Nasennebenhöhlen beschäftigt. Anwendungsbereich und Untersuchungstechnik werden beschrieben. Die verschiedenen Krankheitsbilder werden anhand zahlreicher Ultrasonogramme und Skizzen anschaulich dargestellt.

Das Buch macht den Anfänger mit der Methode vertraut. Dem erfahrenen Ultraschalldiagnostiker bietet es die Möglichkeit, anhand des reichhaltigen Bildmaterials seine eigenen Befunde zu überprüfen.

Springer-Verlag
Berlin Heidelberg
New York Tokyo

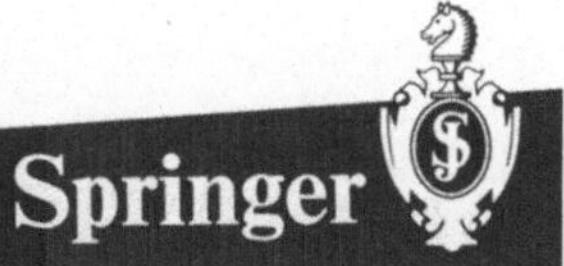